新 一 代 人 的 思 想

IF OUR BODIES COULD TALK

假如身体会说话

酒窝、癌症和亲密接触，有关人体与健康的趣味说明书

A Guide to
Operating and Maintaining a Human Body

James Hamblin

[美]詹姆斯·汉布林 著

吴勐 译

中信出版集团 | 北京

图书在版编目（CIP）数据

假如身体会说话：酒窝、癌症和亲密接触，有关人体与健康的趣味说明书 /（美）詹姆斯·汉布林著；吴勐译 . -- 北京：中信出版社，2023.1

书名原文：If Our Bodies Could Talk: A Guide to Operating and Maintaining a Human Body

ISBN 978-7-5217-4774-4

Ⅰ . ①假… Ⅱ . ①詹… ②吴… Ⅲ . ①医学－普及读物 Ⅳ . ① R-49

中国版本图书馆 CIP 数据核字 (2022) 第 173358 号

假如身体会说话——酒窝、癌症和亲密接触，有关人体与健康的趣味说明书
著者： 　　[美] 詹姆斯·汉布林
译者： 　　吴勐
出版发行：中信出版集团股份有限公司
　　　　　（北京市朝阳区惠新东街甲 4 号富盛大厦 2 座　邮编　100029）
承印者： 　　宝蕾元仁浩（天津）印刷有限公司

开本：880mm×1230mm　1/32　　印张：12　　　　字数：312 千字
版次：2023 年 1 月第 1 版　　　印次：2023 年 1 月第 1 次印刷
京权图字：01–2020–3345　　　　书号：ISBN 978-7-5217-4774-4
定价：69.80 元

致莎拉·耶格尔、约翰·古尔德，

和《大西洋月刊》的各位

目 录

第二部分　感知：关于感受的一切

第三部分　进食：关于维系身体的一切

第四部分　饮水：关于水分吸收的一切

第五部分　连接：关于性的一切

第六部分　衰竭：关于死亡的一切

前　言

我在医学院的室友毕业后成了一名眼科医生，然后搬到了得克萨斯州。人们在知道他的职业后最喜欢问这么一个问题，他让我在这里写写：

如果隐形眼镜卡在眼睛里了，它会跑进脑子里去吗？

我笑了，他没有。这个问题对他来说已经不好笑了。

与其问这个，人们还不如向他咨询一些更常见、更严重的疾病，比如黄斑变性、夜盲症，或者青光眼什么的。到 2040 年，全球的青光眼患者预计将达到 1.12 亿，其中许多患者终将失明。[1]

在上述这些疾病里，青光眼是我最有体会的，因为我也深受其害——我的眼压高于正常值。我的眼球并不会爆炸（虽然这荒诞的一幕常常浮现在我的脑海中）。多数情况下，青光眼带来的危害都很隐蔽。医生告诉我，说我甚至可能根本注意不到自己的视力正在日渐“衰退”。“衰退”，我们医生最喜欢不假思索地跟病人说这个词，直到哪天我们自己身上的某个部位也不行了才会意识到。说得再准确一点儿，由于我的眼压过高，视网膜上密集的神经会逐渐受损，我将从视野边缘开始逐渐丧失视力，直至彻底失明。

但短期内还不会。

说这么多，我想说的是我们每个人都有理由关心自己的眼睛以及身体的其他部位，每个人都是如此。有时候，看看别人身体出的问题，看看某种病能有多严重，会有助于保护我们自己，但另一些时候则不会。

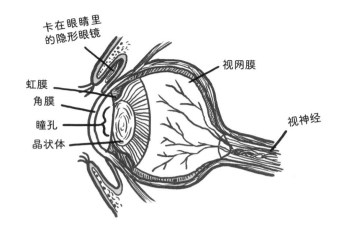

让我们回到上面的那个问题。我们眼皮底下的空间并没有与大脑直接相连，对于隐形眼镜来说，那是个死胡同，在半路上就封死了，因此隐形眼镜是伤不到大脑的。

"人体世界"（Body Worlds）是历史上最受欢迎的博物馆巡展，总参观人数足足有 4 000 万。如果你也是这 4 000 万人中的一员，或许你已经见过上面这幅图中的解剖结构了。不过如果你太过着迷于那两具摆成做爱姿势的尸体，你可能就会错过那些人类头颅的横截面标本。无论是这些展品，还是"人体世界"展品来源可疑的传言，都令大批参观者震惊不已。不过最为震惊的大概还是艺术圈，因为这个人流量巨大且一直很受欢迎的展览展出的居然是一堆如假包换的尸体。

在历史上的诸多艺术展中，"人体世界"不过是一个戴上光环的生物学实验室罢了，它为什么能如此成功、如此受人欢迎？尤其是在现实世界中，大多数人明明并不喜欢过多地讨论自己的身体，也不喜欢思考死亡。

"人体世界"展览是德国解剖学家贡特尔·冯·哈根斯（Gunther von Hagens）创办的。他发明了生物塑化技术，使尸体能永不腐化，得以长期保存。虽然大多数展览开了又关，但"人体世界"却能连续20多年在全世界巡展，甚至在周五晚上都开放，就为了满足想一起约会看展的情侣。

怀俄明大学的市场营销学教授肯特·德拉蒙德（Kent Drummond）猜测，公众之所以能从"人体世界"展览中找到共鸣，是因为它把人们对死亡的厌恶和对永生的渴望结合在了一起。展览表现出了有限生命的崇高，却又不会让参观者感到压力。德拉蒙德不仅研究过这些展品，还分析了穿梭在展品之间的人。他在观察笔记中写道："人们在看展时常会出现这样一种互动模式：一个男的指着展柜中的某个人体器官，然后又指指那个器官在自己身上的位置，给一同看展的女性解释那个器官的功能。"[2]

这种男性的表现欲可能比尸体展品本身还要引人注目，这倒是与冯·哈根斯的宏伟愿景不谋而合。哈根斯自诩是一名"医学社会主义者"，坚持认为有关健康的信息应当由全社会共享并有益于社会。举个例子，人们在点燃一支香烟前会考虑一系列因素，其中也应该包括熟知吸烟后肺的样子——黑乎乎、组织坏死、出现了肺气肿的肺。这些知识不应该只存在于医学教科书和停尸房里。在"人体世界"展览中，我们能清楚地看到器官的样子，还能思考它们有限的生命，哪怕这发生在与恋人的约会之夜也好。展馆各处还摆放着许多标语牌，上面的标语催人自省，比如诗人哈利勒·纪伯伦（Kahlil Gibran）的名句："你的身体是灵魂的竖琴。"

我没看出这句话中有什么深意，但显然冯·哈根斯的哲学却有些意义。如今，普及有关健康的信息在展览外的世界中也成了主流。过去，医疗知识只由医生群体掌握，医生的工作主要就是发出指令，但那个时代已经过去了。今天，大多数人被海量的信息所"包围"，信息实在太多了，以至于有时候我们常常感到无所适从。

　　但去网上搜索有关健康的问题并不一定会有帮助。总有匿名用户在网站论坛上讨论各种问题，比如那些关于隐形眼镜的经典问题：它能从眼睛跑到大脑里去并造成危害吗？要是它顺着脊柱跑到我鞋里怎么办？还能再戴它吗？而且就算你找到了一个看似可靠的医疗信息来源，也总会有人用充满激情却道听途说的笔法写好了阴谋论等着你，叫你不要去相信你查到的信息。在网络论坛上，这种人常常会给自己起名叫吉恩。据这位吉恩说，前前后后已经有 500 片隐形眼镜跑到他的脑子里去了，他只能通过手术取出这些镜片。那些被取出来的镜片干巴巴的，都被他保存在桌上的一个容器里。

　　虽然隐形眼镜不会进入我们的大脑，但在一些罕见的情况下却能卡在眼球上下的"死胡同"里。和所有卡在体内的异物一样，隐形眼镜也会引发感染。镜片周围的脓液会流进鼻窦，进而将感染扩散到咽部。这种事情就在我身上发生过，当时我以为我的隐形眼镜掉出来了，但其实并没有，6 天之后它才出来。在那段时间里，我病得很重。

　　因此，如果你的隐形眼镜卡在眼睛里出不来，请一定去看医生（希望每个人都看完我的回答，而不是只看一半）。

　　斯坦福大学的罗伯特·普罗克特（Robert Proctor）教授身材瘦削，戴着一副眼镜，开设了一门名叫"无知史"（History of Ignorance）的课。如果普罗克特认为无知只是缺乏知识，通过传授知识就能得到纠正，那他的课会相当无聊。相反，他认为无知是培养出来的，可以通过营销活动和流言传播，而且传播比真正的知识更容易。

　　普罗克特将自己的研究领域命名为"比较无知学"（agnotology），与认识论（epistemology）——对获取知识的研究——相对。这个单词还没有被收录进《牛津英语词典》，不过它和该词典 2015 年选出的年度词汇"😂"有些异曲同工之妙。

1977 年，天真的普罗克特离开家乡印第安纳州，前往哈佛大学攻读科学史的研究生学位。在学校里，他发现教授们对"普通人的想法"表现出了一种冷漠，这让他感到"既不安又困惑"。教授们的冷漠一部分源自精英的优越感，一部分则源自一种黯然的徒劳感。"那时候，美国有一半的人认为地球只有 6 000 年的历史。"普罗克特回忆道。这离真实数值差了 46 亿年！但比知识匮乏更让普罗克特感到困惑的，是他学术界的许多同行所表现出的冷漠。因此，他决定投身于"研究人们不知道哪些东西，以及为什么会不知道"。

主动无知（purposeful ignorance）的一个经典案例来自烟草行业。20 世纪 60 年代，科学家的研究明确表明吸烟会引发肺癌。自那以后，烟草行业就一直在引导民众怀疑科学。他们无法否认吸烟能够致癌的科学事实，因此开始挑唆民众怀疑科学本身。任何事物真的都能被人所知吗？

这一招很厉害。普罗克特将其称为"另一类因果关系"（alternative causation），或者简单地说，就叫"专家不同意"。香烟制造商根本不需要辩驳吸烟致癌的事实，他们只需要向民众暗示有些"专家"不同意这个观点，这个问题还有"争议"就行了，然后再站在道德制高点上说每个人都有权拥有自己的观点。这个策略十分有效，为烟草行业赢得了几十年的时间继续赚钱，并且甚至导致一些理智的民众也无法确定吸烟到底会不会致癌。

用普罗克特的话说："烟草行业知道，各种癌症中有三分之一是由吸烟引起的，所以他们就这样进行营销，宣传说专家总想把癌症归罪于某些东西，抱子甘蓝啊，性行为啊，污染啊，下星期他们就又该有新目标了。"

一旦你注意到这种伎俩，就会发现它在日常生活中随处可见，在与身体健康相关的产业中尤其如此。普罗克特举了几个例子，我们有疫苗无知学、阴蒂无知学、食物无知学、牛奶无知学等等。他常说我们生活在一个"无知学的黄金时代"，因为如今各种信息的传播非常迅速，"有权势的机构能创造无知，然后通过很多渠道散布谣言，渠道种类之多前所未见"。

持这种观点的不止普罗克特一人。无可否认的是，如今，有误导性的"科学信息"和商家为了营销而编造出来的有关健康的"事实"扑面而来，我们每天接触到的这类信息的数量比上一代人一生接触到的还要多。普罗克特还表示，随着我们越来越倾向于只读自己邮箱里收到的和社交网络推送来的内容，"我们越来越容易深陷于无知之中"。

允许别人质疑我们，欢迎别人的质疑并积极应对，是防止陷入主动无知的方法。今天，做一名医生的要义可能更接近医生"doctor"这个单词的拉丁词根"docere"的原意"教授"，我认为这就意味着与病人分享思维习惯。医生和病人都面临着类似的挑战：区分商家营销和真正的科学；找到已知和未知的界限；在有人想要重新定义"健康"和"正常"时，看清他们的意图。如果我们都拥有这样的能力，或许就可以应对扑面而来的有关健康的信息，并对自己的身体保持充分的了解了。这样，我们就能有效地与别人保持联系，过上更加通透而快乐的生活。

因此，这本书是一个帮助你了解自己身体的实用工具，它的核心要义是，死记硬背科学事实远不如培养观点重要。这也是我转行不再行医的原因。在医学预科班和医学院学习的那几年，还有我在医院做住院医师的 3 年里，我背诵过大量的知识点。那时，很多教过我的老师都说，只要把所有的东西——所有氨基酸的结构，给手肘供血的所有小动脉的名称，每种药物的任何微弱副作用，等等——都背下来并通过考试就行了。他们还说，在现实中，没有医生真能把所有这些东西都记到脑子里。这些东西随时都可以很轻松地查到，但你得通过考试才能在这一行里取得成功，而在考试中，决定成败的就是这些细碎的东西。

死记硬背的那几年把我折磨得身心俱疲。我的导师告诉我，如果我不能享受过程，很可能也不会喜欢最终的结果，所以我在2012年向加利福尼亚大学洛杉矶分校请假，暂时离开了放射科住院医师的岗位，并碰巧应聘上了《大西洋月刊》电子杂志健康版的编辑。这是一个我一直都很喜欢的杂志。在这里，我工作更快乐、更积极了，学习新知的方式也很适合我。

因此我从学校辞职了。医生这个岗位很稳定，收入也好，但我离开了，进入了一个很不稳定的行业。我给自己的理由是专注于公共卫生领域的科学记者和医生太少了。我想抓住问题的根源，而不是只去治疗问题带来的表面症状；我想去质疑教科书，而不是只去背诵知识点。如果方式得当，或许还能给人们带去欢笑。新闻工作使我能为提高公众的科学素养做一些贡献，而这或许是追求健康和幸福的道路上最有价值的工具。这也正是我写这本书的目的。

我至今从未后悔过我的决定。

这本书是对一系列常见健康问题的直白解答。不管是在工作中还是在私底下，总有人问我很多这样的问题。但在解答之余，我也深挖了这些问题背后的意义——为什么我们会在意（或不在意）自己身体工作的方式，我们对自己身体的理解又在如何塑造我们对待自己身体的方式。无论是最致命疾病的致病性，还是人与人之间的暴力相向，根源都是无知，而无知在很大程度上始于我们对自己和他人之间差异的根本性误解，这种误解正是从我们的身体开始的。乍一看，这本书中的问题无非是源自对身体机能的好奇，但仔细看，这些好奇并不是微不足道的。

在书中，我给出的许多解答与其说是答案，倒不如说是在讲故事解释为什么我们给不出准确的答案。有时最有意思的反而是去了解为什么我们不知道，最重要的是思考问题的方式，以及接受我们还有很多东西没有搞懂这个事实。健康就是在接受和控制之间找到平衡。

何谓 " 正常 "?

我们的身体应该摄入哪些东西？每一天，我们要做太多这样的决定了。摄入什么？怎么摄入？摄入到哪儿？身体容纳满这些东西之后，我们又该怎么办？这些疑惑使我们对一切事物都会进行一种模糊的判断：什么是好的，什么是坏的，什么是健康的，什么是不健康的，自然的、不自然的，自体的、异体的……这个世界太过复杂，所以我们会本能地试图用这种非黑即白的标准来对一切事物进行归类。

美国宾夕法尼亚大学的心理学家保罗·罗津（Paul Rozin）认为，人们进行这样的判断是为了维持一种秩序感。他将这种本能称为 "单调思维"。[3] 尽管我们明知道在一定的条件或剂量下，大多数事物都可能对身体有益，而在其他条件下则会对身体有害，但我们依然倾向于将一个事物单纯地认定为是 "好的" 或者 "坏的"，是应该喜欢还是应该避免。毕竟，这样想简单多了。

在这种寻求秩序感或者掌控感的倾向的影响下，人们常常会争论的一个关于身体的问题是：何谓 "正常"？科学家常常把这个词挂在嘴边，但他们在使用时想的都是统计偏差，而普通人则喜欢把这个词当作一种评判。

我的手指可以掰到手背上，这正常吗？从统计学上来讲，不正常，但这并不是说这个特征意味着你的健康出了什么问题。

也许比这种能力正不正常更重要的是，你知道虽然你有能力这么做，但大家并不想看到这一幕。加拿大心理学家马克·夏勒（Mark Schaller）指出，人们天生就不喜欢看到他人把眼睑翻开——更别说骨折或者流血了——这样的场景，因为我们有一套"行为免疫系统"。我们不喜欢这些场景，因为我们认为这些事情对自己的健康多少是一种威胁。

很明显，行为免疫系统并不完美，识别出的"威胁"不一定都是真正的威胁，你在看别人翻眼睑和掰手指时的反应就是实例。夏勒认为这种有缺陷的自我保护意识在各种行为中都有体现，并最终使人们根据外貌和身体特征聚集成小圈子和小群体，彼此隔离。

往大的方面说，世界上很多根本性的分歧（种族歧视、年龄歧视、排外主义）都少不了行为免疫系统的作用。这种免疫系统源自我们对自我的理解，而这种理解首先是从对我们身体的理解开始的。视自己为"不同寻常"，既可以是一种解放，也可以是一种压迫。

有时，"正常"这个概念也可能被某些群体彻底摒弃。比如，聋人群体有一条根本原则，那就是耳聋不应该被视为一种需要治疗的疾病。这个群体不认为其成员的听力是"有障碍的"，更拒绝一切"失去"听力的说法。其他很多因身体原因长期被边缘化的群体中也有类似的现象。

不过，虽然"正常"是一个很复杂的概念，但它有时也是一个很必要的概念，有助于我们理解疾病，减轻痛苦。无论是在研究机体还是在改善健康的过程中，学会识别"异常"都是非常关键的。在科学研究中，"正常"是一个回避不开的概念，这本书中也一样，但我会尽量用统计学上的意义来诠释"正常"，而不是从价值观上去做判断。我不评判对错，也不去表达哪种处世、感受和存在的方式更加理想。

何谓"健康"？

1948 年，世界卫生组织成立。其组织章程给"健康"下了一个完

影响健康的因素

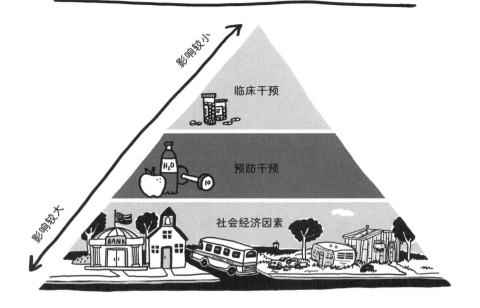

整而明确的定义："健康不仅为疾病或羸弱之消除，而系体格、精神与社会之完全健康状态。"[1]

　　通过这个定义，世界卫生组织希望赋予"健康"这个医学概念更广泛的意义。

　　但这种努力还没有见效。直到今天，在全世界的大部分地区，医疗系统聚焦的依然只是祛除疾病或身体异常，说得更准确一些，就是在疾病出现后开展治疗。不过在最近几年，人们的观点已经开始转变。

　　2015 年春，维韦克·穆尔蒂（Vivek Murthy）走马上任美国公共卫

---

① 译法引自《世界卫生组织组织法》。——译者注

生服务军官团团长①，但很快，他就成了美国历史上担任这一职务最具争议的人之一。保守派政客们想尽办法阻止他的任命，就因为他 3 年前在推特上发表的一条言论。穆尔蒂在这条推文中写道："我真是厌倦了政客们在枪支问题上玩弄权术。他们害怕全国步枪协会的势力，因而宁愿将民众的生命置于危险之中。枪支问题也是一种形式的医疗问题。"

这条推文本身其实并没什么大不了的。谋杀和自杀一直以来都是美国人的两大死因，正因为如此，美国医学会和其他一些医生团体才会建议医生们把询问患者家中是否有枪作为一项问诊时的标准化流程，就像询问他们开车时系不系安全带或者家里有没有灭火器一样。但穆尔蒂的这种言论却足以让一个人无法在政坛立足，因为在美国，全国步枪协会及其官员势力庞大，大到可以向美国疾病控制与预防中心施加压力，禁止其研究枪支暴力问题。

尽管政坛不太欢迎他，但穆尔蒂最终还是就任了美国公共卫生服务军官团团长这一职务。在宣誓就职时，穆尔蒂几乎没花什么时间讨论一名传统医生的日常工作，比如治治胰腺炎啊，切除个结肠啊，或者做个心脏射频消融术什么的。事实上，他一点儿都没提这些。穆尔蒂强调的是可预防的疾病是如何影响教育、就业、环境和经济的，同时又是如何被这些因素影响的。他呼吁建立"伟大的美国社区"（The Great American Community），将"健康"作为人们共同追求的目标。

当时，美国医学界正在兴起一场运动，穆尔蒂的理念就是在此基础上提出的。虽然美国的人均医疗花销是全世界最多的，但美国人的平均寿命仅排在全球第 43 位。比寿命排名更惨的是，美国人的个人健康状

---

① 美国公共卫生服务军官团团长是美国公共卫生服务军官团（United States Public Health Service Commissioned Corps）的执行长官，后者隶属于美国公共卫生署（United States Public Health Service）。公共卫生服务军官团的主要职责是保护、提高和促进公众的健康与安全。因此，军官团团长一定程度上担任着联邦政府公共卫生问题"首席发言人"的角色，所以也被称为"全国的医生"（the Nation's Doctor）。——译者注

况在发达国家中接近垫底。在《新英格兰医学杂志》2007 年的一篇重要论文中，史蒂文·施罗德（Steven Schroeder）医生指出，在决定一个人是否"早逝"（premature death）①的诸多因素中，医疗水平的影响只占 10%，遗传因素可能占 30% 左右，剩下的 60% 则是社会状况、环境状况和个人行为因素。这些数字当然都只是粗略的估算，但足以让我们在以后想到改善健康这个问题时，不只是想到上医院、吃药和做手术。施罗德在论文中写道："就算所有美国人都能获得顶级的医疗服务，[过早] 死亡的病例也只会减少很少一部分。"

当然，我并不是说现代医疗在治疗疾病方面无所建树，我也会在后文中提到一些这方面的话题。我只是说我们被一种思维定式束缚住了，总认为医疗系统就是用来解决问题的，而没有去努力打造一个将问题"扼杀"在出现之前的系统。

最近几十年间，医生的专业越分越细，不但分专科，还分亚专科甚至亚亚专科，不同科的医生治疗不同器官系统的疾病，比如有皮肤肿瘤科、儿童自身免疫性肠病科、神经肿瘤科等。随着科学的进步，相关的医学知识在以海量的规模积累，这样细分科室是很有必要的。但这种方式也让人们失去了对一些导致大量人患病甚至死亡的病症的整体感知，首当其冲的就是我们泛称为"代谢综合征"的疾病。代谢综合征表现为一系列病征的组合，包括肥胖、糖尿病和心源性猝死，从本质上讲，这种病主要源自社会、源自生活方式。

作为患者，这意味着一种自由：我们控制自己健康的能力其实很强，更有趣的是，我们增进他人健康的能力也很强。

时至今日，传统的解剖学和生理学教科书依然是按器官系统来划分章节的，依据是人体的结构。但健康与疾病通常不是只谈单个器官系

---

① 即一个人在所在群体的平均寿命之前"过早"死亡，各国有不同的标准，根据美国疾病控制与预防中心的资料，在美国是指在 80 岁前去世。——译者注

影响寿命的因素

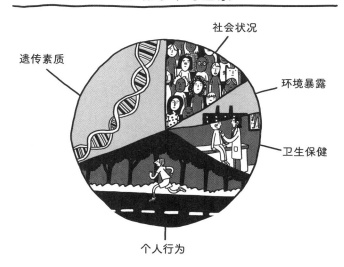

统就能说明白的问题。从麦片包装盒到电视广告再到医院排名，像"心脏健康""大脑健康"这样的概念在今天仍然无处不在，但实际上已经过时了。因此，在这本书中，我划分章节的方式不是按照传统的器官系统，而是按照身体部位的用途。大多数章节你都可以挑出来单独阅读，但按顺序阅读，联系上下文，你会得到最好的阅读体验。

总的来说，我想让这本书中的"健康"更贴近人们在 1948 年时给"健康"下的定义。书的内容源自我做医生和记者时的经历，我在职业生涯中有幸遇到的每一个人，以及我从他们身上获得的人生智慧。

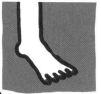
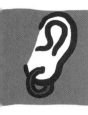
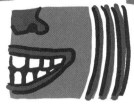

第一部分

外貌

关于体表的一切

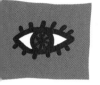

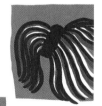
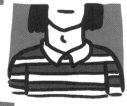

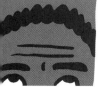
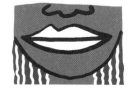
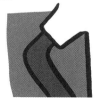

　　"蝴蝶宝贝"，顾名思义，指的是皮肤状态很像蝴蝶翅膀的孩子，他们的皮肤非常容易破损。不过，我们之所以会觉得蝴蝶翅膀很脆弱，无非是因为人类的体型比蝴蝶要大上约 10 万倍罢了。从生物力学的角度来看，蝴蝶翅膀堪称高效的典范——它们非常轻盈，体积只有其几分之一的昆虫也能驾驭；它们还足够强韧，即便在强风暴雨的巨大剪力下也能支撑得住。要知道，蝴蝶在风雨之中飞行，可以说和我们站在尼亚加拉瀑布下面差不多。

　　然而，"蝴蝶宝贝"们的皮肤却极不符合生物力学的要求。这些孩子所患的病的全称是营养不良型大疱性表皮松解症（Dystrophic Epidermolysis Bullosa，简称 DEB），一般被认定为一种皮肤异常，属于皮肤科的领域。这种病会让患者的皮肤变得像被太阳暴晒过的纸巾，只要轻轻一碰就会破碎。DEB 无法治疗，在你从未听说过的疾病中，这是最糟的那一种（我甚至都不用预设你听说过哪些病，没听说过哪些病）。DEB 研究协会（DEB Research Association）使用了"你闻所未闻的最恐怖疾病"来描述这种病，这句话是协会的现任执行主席布雷特·科佩兰（Brett Kopelan）情真意切地创造出来的，充分展现了 DEB 的特点。

　　2007 年 11 月 19 日，科佩兰夫妇的女儿拉菲（Rafi）出生在曼哈顿的一家医院。拉菲刚一出生，母亲杰姬（Jackie）就很担心，因为她发现女儿出现了手脚脱皮的症状。拉菲比预产期晚出生了两周。起初，医生还安慰科佩兰夫妇，说他们的女儿只是"'火候'过了些"。但后来证明，这句抚慰显得有点儿太不走心了——没过几小时，拉菲竟然开始出血了。护士迅速将她转移到了重症监护病房。在监护病房中，拉菲在完全隔离的状态下度过了她生命中的第一个月，接受了一系列的检查，连父母都无法触摸她的身体。两周后，医生得出了可能的诊断。他们找到科佩兰夫妇，告诉了夫妇俩一个将困扰他们一生的疾病的名字。

"医生说那个病叫什么大疱……表皮松解症？"布雷特还记得当时他急匆匆地给弟弟打了个电话，在电话里如此说道。他的弟弟是另一家医院的外科主任，医院位于与曼哈顿一河之隔的新泽西。弟弟听到这之后只说了两个字："完了。"布雷特赶紧去网上搜索了一下 DEB 的资料，他的第一印象是这是一种"你闻所未闻的最恐怖疾病"。

你有 23 对染色体，在第三对染色体的短臂上有一个名叫 COL7A1 的基因。这个基因负责编码一种参与组装 VII 型胶原（collagen VII）的蛋白质。胶原蛋白是人体结缔组织的主要组成物质，约占人体全部蛋白质含量的三分之一。胶原蛋白的英文"collagen"源自希腊语，是"胶"的意思，它把我们的皮肤、韧带和肌腱等身体的各个部分连接在一起。胶原蛋白有好几种类型，VII 型胶原是其中之一。

从很多方面看，大疱性表皮松解症（Epidermolysis Bullosa，简称EB）都是一种罕见病，其罕见之处尤其表现在这么严重的一种病竟然最终能归结到一个基因上。大多数疾病通常都更复杂，不是一个基因能解释得了的，而 DEB 的 3 种主要类型似乎都是 COL7A1 基因的突变导致的，拉菲罹患的是其中最严重的一种。

VII 型胶原将皮肤的最外层（表皮层）固定在其下方的真皮层上。如果 VII 型胶原缺乏，那么即使最轻微的摩擦也会引起两个皮层的分离，使皮肤起皱、起水疱。就算只是下意识地挠痒痒，拉菲都会抓伤自己，衬衫上的针脚也会让她的皮肤起水疱。在无数个早晨，当拉菲醒来时，干燥的血已经把睡衣的很多地方与皮肤粘连在了一起，很难将两者

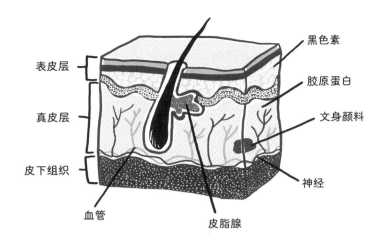

表皮层

真皮层

皮下组织

血管　　　　　　　　皮脂腺

黑色素

胶原蛋白

文身颜料

神经

分离开。

　　由于 VII 型胶原是全身各器官的必需物质，所以拉菲的病影响的并不只有皮肤，还有体内的许多器官。首先，她口腔和食道内的水疱会造成咀嚼和吞咽困难。其次，她有眼部炎症，未来可能致盲。第三，她在年轻时就患上一种恶性皮肤癌的概率非常高。同时，她还有骨质疏松症、并指畸形（2 个以上的手指先天性的病理相连）和轻微的心力衰竭。

　　拉菲罹患的这种 EB 的发病率不到一百万分之一，患者就算能活下来，在生活中也无法再与其他人进行太多互动，因此这是一种我们不太可能接触到的疾病。也正因为如此，与这些 EB 患者的体会不同，大多数人都会觉得日常生活中皮肤上的那些粉刺暗疮再正常不过了。要不是这样，或许我们更能体会到自己皮肤的重要性，感恩于它能好好地附着在我们的身体上。

　　一个人的皮肤大约有 3 千克重。和其他大多数（并非全部）器官一样，皮肤对生命也必不可少。如果你有一天起床发现自己的皮肤突然都消失了，那么你离死也不远了。即使是在剩下的短暂生命中，你也会遇到各种交际上的问题。皮肤是人体最大、最活跃的器官，一直在周转和再生。此外，皮肤和毛发还有一点与其他器官的不同之处，那就是它们携带的是死细胞。在其他器官中，死细胞会立刻被清除掉，但皮肤和毛发的死细胞还会陪伴我们一段时间，并发挥重要的作用，其中尤为重要的是在社会身份认同方面的作用。因此，我们对自我的理解可以说是基于皮肤的这一作用的。

与去年的皮肤相比（别说去年了，哪怕与上一个季节相比也是如此），今天我们体表的皮肤已经大不相同了。构成人体的大多数细胞都在不断地死亡和更新。我们体内将近 8% 的基因甚至都不是人的基因，而是病毒的基因。自出生时起，我们的 DNA（脱氧核糖核酸）中就携带着一些病毒的 DNA。此外，我们体内还有数万亿个细菌，它们会对我们的外貌、体重、精神状态等诸多特征产生影响。因此，人体是由遗传信息和微生物写成的一个动态网络，这些遗传信息会受生活经历的影响，而这些微生物也随时随地在改变着我们。我们出生时就刻上了遗传信息携带的信号，就算大家都说你有头发更好看，这些信号也会让你谢顶；就算你不必焦虑，这些信号也会让你忧心忡忡；就算你极力避免，这些信号也会让你患上癌症。在给每个人分配寿命、健康和幸福时，上天并不公平。

皮肤，这个看似"肤浅"的器官，以及我们自己和其他人对外貌的看法，汇聚成了我们对自己的理解和认同，进而影响着我们与他人相处、与世界相处的方式。

我怎样才能知道自己美不美？

我知道不应该只看重外表这种肤浅的东西，但还是会看重，毕竟我是一个生活在社会中的人啊！

1909 年，马克西米利安·法克托罗维奇（Maksymilian Faktorowicz）

在美国洛杉矶开了一家"美容院"。他把自己的名字简化为马克斯·法克托（Max Factor）①，并因为售卖美妆产品而声名大噪。他售卖的产品是在"诊断"出客户（大多数都是女性）脸部的缺陷后使用的，而这一"诊断"过程则完全是伪科学。法克托使用自己发明的一个装置来开展"诊断"，这个名叫美容测微仪的装置说白了就是一个由金属条组成的精巧的铁帽子，金属条由许多可调节的螺丝固定。⁴美容测微仪可以套在女客户的头上，按法克托当时打的广告的说法，只要戴上美容测微仪，肉眼几不可见的缺陷就会立刻显现出来。这样，他就能用他的"化妆品"（连这个词都是法克托生造出来的）弥补这名客户的缺陷了。"举例来说，如果一名客户的鼻梁有一点点弯——哪怕弯的程度很小，基本看不出来——这个装置就立刻能检测出这一缺陷，有经验的操作员就可以对客户施用正确的化妆品。"戴上一个铁帽子，你就能确切地知道自己哪里不美？这听起来即使不离谱，也仍然有问题，因为这个美容测微仪的评判标准是以一种经验主义对美的定义为基础的。一个机器要能告诉人们他们哪里出问题了，首先它得知道怎么样算"出问题"。即使放在今天，法克托的方法都是教科书式的美容美体产品营销策略：用看似有说服力的方式说服人们相信自己身上存在缺陷，然后再销售"解药"。

至于面部的对称性，有一部分进化生物学家认为，人类之所以更喜欢对称的面容，是因为面部对称有可能表明人的身体更健康，因而繁殖能力也就更强。举个例子，严格按进化生物学的观点来看，一个眼睛一侧有明显增生的人可能会被同伴视为"不适应环境"，因此不是最佳伴侣。人们会本能地认为这个人可能在妊娠期或者育幼期结束前就会死，甚至可能无法保证受孕。既然如此，最好还是找别的人吧。

---

① 后来由此衍生出的同名化妆品品牌就是现在的"蜜丝佛陀"。——译者注

但今天，大多数人都可以活得很久，不但能活到生育自己的孩子，还能活到照顾自己的孙辈、重孙辈，再照顾几只宠物猫也不成问题。和谁交配这种事也不需要那么算计了，如今，我们的爱情已经不必过多考虑对象是否"正常"，而是更多地考虑一些标新立异的标准了。

就在马克斯·法克托为了售卖自己的产品而创造出一个"正常"的标准，并试图说服每一个人，基于这一经验性的标准，他们都有缺陷时，密歇根大学的社会学家查尔斯·霍顿·库利（Charles Horton Cooley）提出了一个更为玄妙的理论——镜像自我（Looking-glass Self）。这一理论认为，我们认识自我所依靠的并非经验上的对与错，而是他人对我们的看法。如果周围的人都不喜欢你，那么你也很难相信自己的身体会有什么魅力，反之亦然。"让我们感到骄傲或羞耻的，"库利在 1922 年写道，"并非我们纯粹的'镜像'，而是一种推测出来的情绪——那些我们想象出来的，认为我们的形象在他人的头脑中产生的效应。"[5]

库利的理论让一个经久不衰的观点重新流行了起来："他人"并不仅仅是我们世界的一部分，也不只是在我们认识自我时才重要——"他人"就是一切。准确地说，"他人"中的每个人都是一个个单独的个体，就像一座珊瑚，是由数以万亿计的微小的珊瑚虫共同构建的，每个珊瑚虫不过大头针的针头那么大。在大海中独自游荡时，珊瑚虫什么都不是，但一旦聚集在一起，它们就能变成足以使船只沉没的珊瑚礁。

"镜像自我"理论听起来挺让人扫兴的，因为根据这一理论，我们对自我的认识受他人对我们看法的制约。但我觉得如果你这么想，或许就没那么幻灭了：不管我们走到哪儿，虽然我们的周围都是"镜子"，但同时你也成了别人的"镜子"。马克斯·法克托的机器里的那张脸本身是什么样并不重要，重要的是人们如何看待它。我们无法控制周围的"镜子"都是什么样，但却可以选择自己成为什么样的"镜子"。善良的镜子？恶毒的镜子？或是介于两者之间的某种存在？

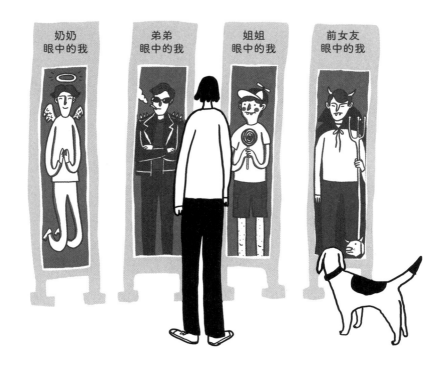

为什么我会有酒窝？

拉动你嘴角上下——让你微笑——的肌肉叫颧肌。有酒窝的人的颧肌的长度比人群中颧肌的平均长度短，而且可能分成两支，其中一支与脸颊的真皮层相连。在这些人微笑时，受颧肌的牵动，真皮层会向内凹陷，酒窝就出现了，随之而来的还有美。

从解剖学的角度来看，酒窝其实是一种异常现象，甚至可以说是一种"缺陷"。[6]这种观点来自生物学中一个老生常谈的话题：结构必然与功能相关。万事皆有因，对不对？酒窝如果是一种没有明确功能的结构，那不用说，就很容易被归为"缺陷"。如果我们身体的任何部位都要么拥有明确的目的，要么就属于"缺陷"或"疾病"，那我写这本书就容易多了。但人体比这复杂得多，也有趣得多。

生物学功能是我们理解健康和疾病的一个基础概念，并且常常被用来解释为什么一个结构或一个过程会在机体中出现。比如，根据生物学功能的成因论，人类之所以长有对生的拇指，是因为这样的拇指让我们在使用某些工具时更有优势。

虽然形态有助于我们更好地理解功能，但像拇指这样形态与功能的关系如此明显的情况还是很少见的。有些人长胡须，有些人长酒窝，有些人有脱皮的现象，完全只是因为进化使他们在特定的条件下这样罢了。胡须生长、表皮脱落、酒窝出现，这些过程都没有"目的"。

从理论上说，身体的各种机能应该是通力合作，使我们保持健康——也使人类能够更好地生存下去——才对，但如果你把某些身体机能单独拿出来看就不一定了。单独来看，某些特定的身体机能就可能是一个弱点。比如睡眠，我们在睡眠时可能会被猛禽吃掉，但这种机能却依然存在。我们为什么要睡觉？这个问题至今都还悬而未决。根据这一领域顶尖科学家的观点，这是因为睡眠能使其他身体器官把功能发挥得更好。

另外，在我们的身体中还有一些退化的部分，比如智齿和阑尾。这些结构在机体不断演化的过程中已经逐渐失去了原有的功能，成了进化的"遗物"。不同结构的退化程度也不相同。有的结构正走在被淘汰的路上，但还没有完全沦为废物。另一些结构自己可能永远也不会发挥作用了，但却会作为其他身体结构发挥作用的"副产品"出现。这些东西有时被称为"拱肩"（spandrel），这个单词的原意是建筑中对支撑结构没有任何作用的装饰性物件。

综上所述，几乎不存在能够单独拿出来讲清楚的身体部位。每一个身体部位都要放在全身来讨论才有意义，就像讨论一个人时需要将他

（她）置于整个族群的整体语境之下。同样的道理，在另一个世界里，酒窝有可能会是一种我们尽力避免和矫正的畸形。但在我们身处的这个世界，我们羡慕有酒窝的人，有时还通过一些手段制造酒窝。

要是我没有酒窝，能给自己"制造"一对吗？

1936 年，住在纽约州罗切斯特市的企业家伊莎贝拉·吉尔伯特（Isabella Gilbert）给一种"酒窝制造机"打了个广告。[7] 这种机器上有一对"适应脸形的弹簧，弹簧连着两个小球，小球能压在脸颊上"。久而久之，这股压力就能为你带来"一对漂亮的酒窝"。

不过这机器并不成功，因为酒窝根本不是这么产生的。

今天的我们很幸运，外科医生已经找到了更好的办法。做一个 20 分钟的手术，把你脸颊上的颊肌和脸颊皮肤的内侧面缝到一起，他们就能为你"制造"出一对酒窝。这个手术甚至都不用从外部切开皮肤，只需从脸颊内侧① 剪除少量颊肌，然后将剩余的肌肉和脸颊皮肤的内侧面缝一针并拉紧，皮肤就会形成凹陷。美容者在整个手术过程中都是清醒的。

整形医生往往会花费很多时间精进自己的缝合技艺，目的就是避免美容者的皮肤起皱，由此可见发明这种手术的人在思维上是多么不囿于传统。整形外科医生加尔·阿哈罗诺夫（Gal Aharonov）在美国的富人区贝弗利山庄执业，他认为正是自己开创了美国的酒窝成形术风潮。"在我做这种手术之前，没什么人做这种东西。"他是这么和我说的。这种话我一般不信，但发明这种手术方法的似乎的确是他，时间大约是10 年前。

————————

① 指口腔中的口内颊。——译者注

"在我开始做这种手术的时候，世界上还有其他地方的一些医生也在做类似的手术，但效果都不太好。我觉得他们做出来的酒窝看着都很奇怪，很尴尬，"他告诉我，"所以我想了更合适的办法，并且发了一些手术效果图到自己的网站上，结果立刻就有一大批媒体联系我了。"

2010年，阿哈罗诺夫和他的客户费莉西亚一起登上了美国CBS电视台（哥伦比亚广播公司电视网）的日间节目《医生》。费莉西亚想要"升级自己的微笑"。在节目中，阿哈罗诺夫给了费莉西亚一面小镜子，让她标记出希望酒窝位于什么位置。"给这些人她们一直想拥有的东西，我觉得很有意思。"从阿哈罗诺夫的语气可以感受到，他在那一刻说出这样的话绝不是自恋。几分钟后，手术完成了，费莉西亚看了看镜子里的自己，说道："我的天哪，我有酒窝了!"这话不假，她确实有酒窝了，看起来很开心。至于是不是真开心，就不好判断了。

今天，阿哈罗诺夫宣称酒窝成形术安全、有效，虽然他也承认，术后"一般会有一段时间，酒窝在你不笑的时候也会出现"。这可能会有些令人不安，但对那些羡慕别人有酒窝的人来说，想到自己用吃顿饭的时间就能"长出"酒窝，大概也很舒心吧。

当然，你要花的除了时间，还有几千美元的钱。在英国，凯特王妃的酒窝火了之后，这个手术也红极一时，平均的花费可达1 200～2 500美元，阿哈罗诺夫的要价更是高达4 000美元。

不过，任何高价的整形手术必然都会有平价的替代方案。在地球另一端的印度，宝莱坞电影催生了许多酒窝成形术的需求。浦那市激光美容手术中心一位叫克里希纳·乔杜里（Krishna Chaudhari）的医生在使用另一种手术方案制造酒窝，他还在视频分享网站YouTube上展示了他的方案。虽然手术过程并不复杂，但直面手术现场还是一种非常"超现实"的体验，我不建议大家观看。在视频里，乔杜里把手术全过程中拍下的静态照片剪辑到了一起。首先在一名年轻男患者的脸颊上钻出两个直径为 8 毫米的小洞，然后将缝合线穿过真皮层，把它和颊肌缝合起来。不仅如此，昏暗的灯光让整个视频看起来就像是在地下室或者山洞里（也可能是一个山洞的地下室）拍的一样，背景的器乐声也很瘆人，像是从《月之暗面》①专辑里截取出来的似的。要是你想接受酒窝成形术，还想在手术前找个录像看看的话，建议请你的医生推荐一个，还是别沉迷于网络上的手术视频了。

如今，许多开展酒窝成形术的整形医生都有自己创新的技术。在科威特执业的医生阿卜杜勒-里达·拉里（Abdul-Reda Lari）拒绝使用完全刺穿脸颊的手术方式。他发明的新术式广受好评，连印度的医生都不远万里来向他学习。

"以前我会把剪刀伸进口腔，直接剪除一部分肌肉，"拉里告诉我，"现在我一般不这么做了。我会把手术刀伸进口腔，纵向划刮脸颊内侧面的真皮层，然后置入垫枕（拉里发明的一种定型器械），保持两周时间。如果她们抱怨不舒服，垫枕也可以早一点取出来。"

拉里直接使用了代表女性的"她"。在科威特，几乎所有接受这种手术的人都是女性，其实在其他地方也一样。

拉里的术式比大多数医生的都更复杂。一般的术式只需缝一针，他的术式需要缝好几针，还要把垫枕固定在脸颊内侧，保持两周。但只缝一针的术式会让做出来的酒窝看起来像个不自然的凹坑，所以他认为他做出的效果更好：他做出来的酒窝是纵向的，只在人微笑的时候显现。拉里的术式并没有流行起来，因为这种术式需要患者进行一次复诊，而且术后会有些不舒服。拉里目前总共完成的手术还不到 100 例。大多数人都会选择更简单的术式，因为他们想立刻满足心愿。除此之外，拉里还说："而且我的收费偏贵，虽然手术两分钟就能做完，但每侧收费

---

① 《月之暗面》是英国摇滚乐队平克·弗洛伊德（Pink Floyd）发行的概念专辑，其创作建立在"精神混乱"这一主题上，风格前卫。——译者注

1 000 美元。"说完，他笑了。

"这种手术在美国收多少钱？"他问我。在我告诉他美国的情况后，他露出了一副丧气的表情。

弗吉尼亚州的整形外科医生穆拉德·塔瓦拉里（Morad Tavallali）认为酒窝的解剖结构与橘皮组织（cellulite）的解剖结构很相似。橘皮组织是脂肪渗入皮肤下方导致的。这些脂肪无处可去，只好渗入皮下，填充了一些空余的空间。但真皮层中有许多纤维，这些纤维难于拉伸，所以皮肤表面就会产生小的凹陷，看起来就像一个个酒窝。作为一名整形外科医生，塔瓦拉里不仅有能力通过手术去除患者大腿上的这类凹陷，也能给患者脸部制造出酒窝。

美从来都只是合适的东西长在合适的地方罢了。

虽然塔瓦拉里很轻易就能制造出酒窝，但他对酒窝成形术却持保留态度。他在自己的博客文章中写道："执业整形外科医生有时会发明新的手术。"在详述了酒窝成形术的流程后，塔瓦拉里最后却笔锋一转，宣布就此停手："做这类手术的整形医生并不多，而且这类手术虽然效果不错，也可能会产生问题！我遇上过这种情况，以后不会再做这种手术了！"[8]

任何为了顺应社会对"美"的定义就去冒险动的手术都"可能会产生问题"。因此，塔瓦拉里这里指涉的可能并不是酒窝成形术产生的巨大文化影响，只是单纯地想说酒窝成形术并不能保证每次都能达到理想的效果，或者至少远期效果未必会好。没人能预测人造酒窝在手术较长一段时间后的形态，因为这完全取决于患者的瘢痕组织，而每个人产生的瘢痕各不相同。英国一个整形外科协会的发言人就曾经说过这么一句话："用不了几年，人造的酒窝可能就会变成人造的灾难。"[9]

贝弗利山庄的整形医生阿哈罗诺夫把类似的观点表达得更清楚。引领风潮 10 年后，这名"人造酒窝"的缔造者却后悔了。

"有段时间，我总觉得酒窝成形术太伟大了，是我的创举。"他对我说。他说的没错，直到今天还有不少医生在联系他，想向他学习。酒窝成形术风险低、回报高，市场需求也旺盛——阿哈罗诺夫估计自己现在每天还能收到二三十个手术请求。然而，和塔瓦拉里一样，他也几乎完全不做这种手术了，因为他对手术的结果并不满意。据他估计，90%的美容者预后良好，剩余10%的美容者两侧的酒窝可能不对称，一边比另一边深，或者两边都过深，在美容者不笑的时候不能正常地"恢复平坦"。"对我来说，"他继续说，"要在你脸上动刀，90%的成功率是远远不够的。"

阿哈罗诺夫还深入思考起了整形手术存在的意义。为什么人们想要这样的一种"缺陷"？为什么人们要去文身，要去打孔？"这一切都源自一种想要变得'与众不同''标新立异'的欲望。"或者恰恰相反，一种想要变成自己想效仿的人的欲望。

这么一想，这股"整形风潮"就不单单是可笑那么简单了，做整形手术也不是简单的蠢，这些都关乎我们对自己的社会身份的认同。但引用蜘蛛侠的叔叔的一句名言：能力越大，责任越大。整形医生也是评判美容者动机的"法官"。阿哈罗诺夫对我说："我必须想好，我为这个人做的事正确吗？他们做手术的动机合理吗？"

然而，有时你很难说什么样的动机才算合理。为了在术后生活得更快乐，这或许算合理。但有的动机是绝对不合理的。做整形手术的首要原则就是不能追求完美。这一点就连YouTube上乔杜里医生那个可怕的教学视频下的评论者都同意，要知道，YouTube上的评论者可是这个星球上（甚至可能是全宇宙）最爱评判他人、最不留口德的一群人。其中一个评论者是这么说的："手术很痛，甚至有可能伤害你的脸，但如果你就想做这样的手术，我也不会无语，毕竟身体是你自己的。"

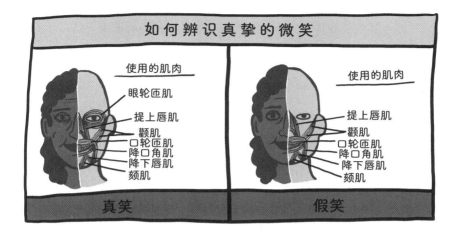

为什么文身不会褪色？

　　一个阳光明媚的早晨，我在纽约布鲁克林格林堡一家我最喜欢的咖啡店里遇到了一位女士。她浑身都是文身，我俩聊了会儿天。她正在写一本童书，内容是人们为什么要文身。这位女士连眼睑上都有文身，每次她眨眼或者望向阳光的时候，我都能看到她眼睑上文的字迹——"无畏"。我满脑子都在想，她到底想用这个文身表达什么想法。只有在闭上一只眼对着镜子看时，她才能看见这个文身，而且眼睑是文身时最疼的部位之一。掏钱遭这份罪值得吗？我一定要去读一读她写的这本书。

　　和整形医生一样，如果认为顾客考虑不周或仓促决策，尤其是当顾客想在颈部、面部这样的显眼部位文身时，严谨的文身师是会劝阻甚至直接拒绝顾客的要求的。因为文身的理念应该是取悦自己，而不是给他人留下深刻的印象或者向他人传达自己的观点。在眼睑上文身也要遵循这个道理。说回刚才的那位女士，她眼睑上的文身会向她遇到的所有人表明她的态度。这么招摇的表达方式，给我的感觉是她心里多少还是存有几分畏惧的，不然为什么要这么大张旗鼓地宣扬"无畏"呢？

　　文身还能向我传达一个信息——这个人可能患有肝炎。病毒学里有一项很有意思的统计数据：有文身的人患上丙型肝炎的概率是没有文身的人的6倍。[10] 当然，我并不是说文身是导致丙肝的直接原因，而是说文身的过程有时会传播丙肝。任何用针刺穿皮肤的行为都可能会传播丙肝。在文身时，文身针会刺穿皮肤最外面，会脱落的那一层——表皮层，刺入表皮层下方的真皮层。真皮层中布满了血管和神经，在文身结束后还会有很多颜料液滴。

　　白细胞会把颜料视作入侵物质，认为它们对人体是潜在的威胁，因此会对它们发起攻击。但颜料液滴太大了，白细胞无法将其清除。攻击徒劳无功，却让刚文好的图案在几天内产生肉眼可见的炎症反应，使皮肤发红。理智的人会等上几天再给自己的文身拍照，然后把照片发到应用"照片墙"（Instagram）上。但如果文身的皮肤在几天之后还发红，那你八成就得上著名的文身感染了。在美国，每隔几年就会暴发一次文身感染，罪魁祸首就是文身用的颜料。由于会被注射入皮肤深处，所以颜料必须无菌，就像医院向你血管里滴注的生理盐水那样。因此，美国疾病控制与预防中心建议人们想文身时去"能保证使用的颜料都经过处理，杀灭了全部有害微生物"的文身店。但这说到底只是一个建议，并没有法规来规范，具体怎么"保证"就全看个人了。为了节省成本，有些文身店会直接用自来水稀释颜料。不过你大可以让他们保证不采取这样的违规行为，别忘了，"无畏"。

　　不管文身用的颜料是否无菌，你身体里的白细胞都会发起攻击。但这种攻击注定是徒劳的，因为对白细胞来说，颜料液滴无疑是庞然大物。最终，我们的免疫系统只能放弃和释然，与这些皮下的"入侵者"和平共处。文身体现了叛逆和个性，也意味着屈从。

文身能去除吗？

严格来说，在美国的很多州，吸毒之后立刻文身都是违法的。如今，每5个美国人中就有1个人有文身。至于其中有多少人在文身过程中是清醒的，虽然没有精确的研究，但据我的经验判断，绝对不是全部。况且，清醒的人还常常后悔自己做过的决定呢。人们会背叛自己的誓言，会爱上新的人，会离开旧的人。明尼苏达州明尼阿波利斯市有个名叫"落墨"的激光洗文身店，据这家店介绍，文身圈里有这么一条"黄金法则"：绝不文另一个对你有重大意义的人的名字，或者任何象征"爱人或对你有重大意义的人"的图案。[11] 我猜，这是为了避免悔恨终生吧。

免疫系统为什么需要靠激光来去除文身

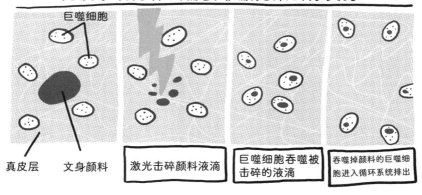

巨噬细胞

真皮层　　文身颜料

激光击碎颜料液滴

巨噬细胞吞噬被击碎的液滴

吞噬掉颜料的巨噬细胞进入循环系统排出

在过去十年间，美国的洗文身产业增长了440%。2018年，美国人花在洗文身上的钱有望①达到8 320万美元。[12] 这是一个前景不错的行业，而且干这一行需要的技术也相对简单，大多数黑猩猩在接受一个周末的

---

① 本书英文版出版于2016年，因此这里是作者援引资料的预测。——译者注

培训之后都能学会——只要把激光对准文身，按一下开关就行了。激光会把颜料液滴击碎，直到液滴小到可以被皮肤里的一种白细胞——巨噬细胞——吞噬为止。这样一来，颜料液滴就"逃出生天"了（也就是说，颜料液滴会随着一个人的排泄物被排出体外）。要彻底洗掉文身一般需要洗好几轮，花费几百美元。费这么大劲倒是能够让人看出你当初文这个文身的诚意。

嚼口香糖能让下巴更有型吗？

这个问题在健身圈还挺流行的。比如，在健身网站 Bodybuilding.com 上，就有一个 25 岁的小哥匿名提问："下巴结实紧致的兄弟们，请问嚼口香糖能让下颌的线条 / 肌肉变宽吗？"

在这个网站的论坛，用户不管发表什么言论都会在签名栏里写上自己的卧推纪录。虽然我是不太推荐从这样的论坛获取什么信息的，不过但凡发给"下巴结实紧致的兄弟"的消息，倒还都值得读一读。在这个论坛里，一名健身用户给出了一个误导性的答案："我听说嚼皮革可以。"还好回应这一话题的健身者们最终给出了简洁而"权威"的回答："现实世界中才 ** 没人在乎你下巴有型没型呢。"（星号也是原回答自带的，可能是怕有小孩儿也健身，碰巧看到这条回复吧。）

不过，哈佛大学人类进化生物学系的凯瑟琳·辛克（Katherine Zink）和丹尼尔·利伯曼（Daniel Lieberman）却认为"下巴结实紧致的兄弟"们想出来的答案其实也不是全无道理。在 2016 年发表在《自然》杂志上的一篇研究中，这两位科学家指出，咀嚼习惯一直在塑造我们的脸形。[13] 和现代智人相比，其他人属物种的下颌线更宽大，牙齿也更大。自从使用工具让直立人（Homo erectus）得以捕猎动物，食用肉类以来，人的下颌和牙齿就急剧收缩了。肉类的能量密度更大，这意味着摄入相同能量所需的咀嚼次数就更少。到肉类为人提供的能量达到能量总摄入量的三分之一时，人每年的咀嚼次数已经减少了 200 万次。再加上我们还会用石器对食物进行"处理"，包括切碎、磨碎食物，我们咀嚼器官的力量和耐力就变得更差了。

从古至今，凡是你不用的器官都会逐渐退化。许多人类学家认为，很多人需要带牙套正是因为现代人和古人类相比咀嚼的次数减少了。在进化的过程中，人类学会了烹饪和畜牧，因此需要咀嚼的时间越来越少，下颌也就慢慢后退、缩小了，这就让口腔内牙齿所处的空间越来越拥挤。[14] 如今，几乎已经没有人口腔中还有第三磨牙（也就是智齿）的生长空间了，所以智齿只得以一定的角度挤在其他牙齿当中，把其他牙齿挤歪。拔掉智齿、拯救其他牙齿的需求，也是一个相对近期才出现的现象。

辛克和利伯曼还表示，脸形缩小的进程很可能也与人为的选择有关，换句话说，就是我们的祖先偏爱"小下巴"。因此，今天的人们更喜欢布拉德·皮特那种宽厚的下巴似乎更可能是因为这种脸形相对稀缺，而不是客观功能方面的原因。"魔力红"乐队（Maroon 5）的歌手亚当·莱文能被《人物》杂志评选为"在世的最性感男人"，八成也不会是因为他的音乐才华。有人认为，西方人对身材线条的喜爱很可能源自身材好与性激素旺盛之间的联系，好身材就意味着有男子气概，也就是生殖能力强。

然而，如果你的下颌骨在成年后依然在明显地增大，那你就可能患上了一种严重的激素失调症，这种病叫作"肢端肥大症"。1988年世界摔跤协会冠军、法国演员安德烈·"巨人"·罗西莫夫（André Roussimoff）就患上了这种病。在他幼年时，罗西莫夫的脑垂体一直在分泌过量的生长激素，而且在他成年后，脑垂体也还在像童年期时那样旺盛地分泌这种激素。生长激素过剩的结果是罗西莫夫的身高超过了 2

米，体重超过了 220 千克。即便双臂和双腿的生长板闭合了，他的面部骨骼仍在增大，使他长出了童话故事里的巨人才有的笨拙面容。作家们在描绘这种人物的时候很可能也是以肢端肥大症患者为蓝本的。动画片里的"怪物史莱克"就有这类患者的典型身体特征。患了这种病，终生都会被这种自然产生、身体必需的激素所困扰，就因为它们分泌过剩了。

也不是每个肢端肥大症患者最终都会长成巨人，有些轻症患者的症状可能表现为双手过大、鼻子过大或者下巴过宽。有些为了提高成绩使用了生长激素的运动员就会表现出这些症状，但使用生长激素会为他们的健康埋下巨大的隐患。"巨人"罗西莫夫始终在生长，直到心脏不堪重负。由于心室壁肌肉过厚、过于强健，难以得到充足的供血，他在46 岁时就去世了。

和使用生长激素相比，嚼口香糖的方法显然"温和"多了。要是你追求下巴有型，这个办法说不定还真的有效。我们的下颌骨会随着年龄的增长而收缩，这种收缩是可以避免的。经常锻炼可以预防骨质疏松，同理，经常咀嚼也可以预防下颌骨后缩。而且和其他肌肉一样，随着锻炼，位于下颌骨两边，包覆下颌骨的咬肌多少也会更健壮一些。

上面写的这些是想告诉你，进化使我们适应了吃高纤维的食物。你可以经常嚼嚼口香糖、皮革或者树叶什么的，并且让自己的孩子也这么做，经过几代人的不懈努力，最终总会见成效的。

那我的下巴呢？

我能让它更好看点儿吗？

在所有的人科动物中，只有我们人类拥有真正的下巴。如果进化出下巴是为了咀嚼或者说话，那么男人和女人的下巴在尺寸和形状上就不应该有太大的区别，但事实并非如此。我们可以用进化上的性别两态性来解释这个问题——下巴之所以"男女有别"，是因为人在求偶过程中有所偏好。你可别觉得这个原因肤浅，人类在很长的时间里就是这么肤浅。

在形容下巴形状的时候（或者说，在形容没型的下巴的时候），医生们爱用"颏下脂肪堆积"（submental fullness）这个术语。用哈佛大学毕业的皮肤科医生奥马尔·易卜拉希米（Omar Ibrahimi）的话说："颏下这个部位折磨着很多男男女女。"

易卜拉希米在富裕的海滨小城斯坦福开办了康涅狄格州皮肤研究所（Connecticut Skin Institute），在那里行医。据他介绍，颏下脂肪堆积和焦虑症一样，"人人机会均等"。"不是只有超重的人才长双下巴，"他说，"随着你渐渐衰老，你的骨量会减少，脂肪就会在这些地方顽固地堆积起来。"

改善颏下脂肪堆积的第一步和消除身体其他部位脂肪堆积的方法一样：管住嘴、迈开腿。《希波克拉底誓言》中没有"保证每个人合理膳食、多多运动，即使这么做会让你显得迂腐并且喜欢评判他人"，但这句话值得加进誓言里。哦，当然，还应该把"不行害人之事"（Do no harm）也加进去。① 然而，在基西拉生物制药公司（Kythera Biopharmaceuticals）2015 年春召开的一场新闻发布会上，美国皮肤外科学会主席乔治·赫鲁扎（George Hruza）却指出，皮肤外科学会的一项调查发现，受"双下巴"困扰的人群高达美国总人口的 68%，总数比美国超重或罹患肥胖症的人数还略多。但赫鲁扎同时也描绘了一个乐观的未来："新药'Kybella'为医生提供了一种全新的治疗方法，让医生可以不做手术就满足患者的需求。"

① 虽然这句话被医务工作者视作重大的医学伦理原则，但并未出现在《希波克拉底誓言》中。——译者注

当年春天，美国食品药品监督管理局（Food and Drug Administration，简称 FDA）批准了用于治疗人类颏下脂肪堆积的新药 Kybella。这种药在使用时被注射入人的颈部，能促进脂肪细胞溶解。Kybella 的作用机理很简单，它的唯一成分是脱氧胆酸，和胆汁中的成分一样，也就是胆囊产生并释放，用来在饭后帮助人体在小肠中消化脂肪的那种酸。

易卜拉希米是 2015 年第一批使用 Kybella 的美国医生之一。"你的自拍被双下巴毁了吗？"易卜拉希米在自己的行医网站上赫然设问。在这个页面下方的角落里他还配了一张动图——"医学之父"希波克拉底正在自己的坟墓里打转（其实也没怎么转）。"你健身、吃健康食品，但总也摆脱不了双下巴的困扰吗？我们可以为你带来惊喜！FDA 刚刚批准了注射剂 Kybella，打几针就能消除你的双下巴。"

我第一次去采访那天，易卜拉希米正准备飞往圣迭戈。首批 150 名医生要前往基西拉生物制药公司受训如何使用他们的新药，易卜拉希米是其中一员。通过 Kybella，他看到了医美行业的一种大趋势——人们正在逐渐放弃整容手术，转而求助于注射治疗。易卜拉希米认为，这种趋势很可能和好几位明星在接受整形手术后出现了并发症有关，相对来说，给下巴注射一针胆酸要显得理智一些。

人们往身体里注射塑形物质的传统其实由来已久。间充质疗法（mesotherapy）问世于 20 世纪 50 年代，并且在 20 世纪 90 年代风靡一时。当时的人们把几种维生素混合到一起，然后注射到想要改善的身体部位。这类疗法宣称有"科学依据"，其实毫无科学可言，不仅会有不良反应，而且效果也并不出众。美国加利福尼亚州南部和巴西是这种"非侵入性塑形方法"实验的"温床"。

然而，加州大学洛杉矶分校的皮肤科专家亚当·罗唐达（Adam Rotunda）和生物化学家迈克尔·克洛德尼（Michael Kolodney）却在这种传统中看到了创新的可能。他们想打造一种与众不同的间充质疗法，一种有科学依据，安全性也可以得到保证的新疗法。2005 年，两人为他们的疗法申请了一项专利，疗法使用的药物就是脱氧胆酸。

和之前的注射用美容塑形产品不同，他们的产品有一个很大的卖点——纯天然。注射的东西是由人体自然产生的。不管是各类健康理念还是各种美容产品，这一点在市场推广时都值得大书特书，虽然往下巴里注射胆酸这种事一点儿也不"天然"。

又过了 10 年，这项技术已经通过了Ⅲ期临床测试，并获得了 FDA 的批准。但 FDA 警告称，Kybella 最常见的不良反应包括水肿、淤伤和疼痛，如果酸液造成身体内部形成瘢痕，还会出现局部僵硬的状况。不仅如此，由于这种酸能损坏脂肪，注射这种药物还可能会损伤神经（神经外包裹着髓鞘，髓鞘中含有脂质）。FDA 还指出，这种神经损伤可能会造成"笑容不对称、面部肌肉麻木，以及吞咽困难"。这种疗法每一针的费用是 1 500 美元，一般人需要注射 2 ～ 4 针才能看到效果。

怎么说好呢，毕竟这种药物是"纯天然"的呀。

为什么有些人的眼睛是蓝色的？

把一个蓝眼睛的人的眼球解剖开，你不会找到任何蓝色的东西，棕色的眼睛、灰色的眼睛也一样。所有人眼睛里的色素都是深棕色的黑色素。你的皮肤和头发能有颜色，也是拜这种色素所赐。黑色素在不同的位置以不同的方式聚集，会呈现出一系列不同的颜色。

人眼的虹膜分为两层，前面是基质层，后面是上皮层。射入眼睛的光会在这两层之间经过一系列吸收和散射的过程。最终，某种颜色的光会被反射出来，这种颜色就是眼睛的颜色。以这种方式显出的颜色被称为结构色。也就是说，眼睛的颜色是整个眼球产生的结果。

照片里的红眼是怎么造成的？

　　射入眼睛的光线会被眼底的一层膜——视网膜反射出来，而视网膜上布满了血管。视网膜还通过视神经直接与大脑相连。有人认为视神经是大脑的延伸，所以拍一张红眼照片可能是你最接近拍到朋友中枢神经系统的方式了。

什么是鼻中隔偏曲（deviated septum）？

　　2015 年，伊莱·汤普森（Eli Thompson）的照片火遍全网。最早曝光他照片的是美国的 BuzzFeed 网站，文章的标题是"看看这个一出生就没有鼻子的可爱宝贝"。[15]

　　从页面上统计浏览量的大大的红色数字看，这个爆火的网页被浏览了超过 100 万次。最受欢迎的一条评论说伊莱"特别帅，根本用不着关心我们的评价"。在一张照片中，伊莱的母亲布兰迪抱着他，亲吻着他的脸颊。照片上方有一句用巨大的印刷体字体写的说明："他有自己独特的完美方式。"

　　我们每个人都是完美的，同样的，伊莱也很完美，但这种完美并不能使他吃饭不被呛着。出生后的前五天，他都是在医院的重症监护病房度过的。医生做手术切开了他的颈部和气管，置入了一根管子。在他的余生中，伊莱都必须通过这根管子来呼吸。手术后，空气从声带下方进出气管，因此他哭的时候不会发出任何声音。如果他想说话，就必须伸出手指按住管子的开口，这样才能发声。

　　未来，耳鼻喉科和颜面整形科的医生或许能为伊莱再造一个鼻子，让他摆脱气管切开带来的麻烦。但这远非易事。先天性缺鼻畸形

（congenital arhinia）——也就是天生没有鼻子——是胚胎在发育时缺失了一步导致的。再造一个鼻子能在鼻孔和气管之间形成连通两者的鼻道（nasal passage）。由于伊莱没有发育出鼻子，因此他的大脑比正常人大脑的位置低，如果在一般人鼻子的位置为伊莱再造鼻子的话，最终很可能会让他的大脑暴露在外。

不过，伊莱长得很可爱。他的眼睛大大的，脸上似乎永远带着笑意。在他出生后近一年的时间里，他的照片在各种生活类的博客上不断传播，甚至还出现在了佩雷斯·希尔顿（Perez Hilton）的明星八卦博客上。每个博主在发布这些照片时都仿佛伊莱刚出生一样，仿佛都在为这个可爱的宝宝情况良好而感到欣慰。还有许多人把他的照片分享到了社交媒体上。大多数面部有先天性畸形的人是得不到这种待遇的。伊莱似乎既满足了观者的好奇心，又没有让人产生不适的情绪。

这样的效果可以说和这种畸形本身一样罕见。先天性的完全缺鼻畸形患者在全世界也只有 40 人左右。鼻子的形成过程相当复杂，这样一种鼻子完全缺失的畸形本身就堪称奇迹。最初，鼻子实际上只是彼此分开的两根管道。它们必须在面部中线处融合到一起，才能形成具有两个鼻孔的鼻子。受精后的第 5 周，胚胎未来会发育成面部的位置上长出了两根隆起的嵴，被称为"鼻板"（nasal placode）。鼻板随后会迅速发育，内侧和外侧都会变得特别肥厚。同时，两块鼻板之间的空间开始凹陷，这个凹陷被称为"鼻窝"（nasal pit）。第 5 周结束时，两块鼻板内侧肥厚的部分会融合形成肉眼可见的鼻中隔，鼻中隔将永久地把整个鼻腔一分为二（除非有人为了社会身份认同，要用很粗的针给鼻中隔穿个洞）。要是鼻中隔在形成时发育得不对称，人们就会患上鼻中隔偏曲，这种畸形会造成呼吸障碍和（或）打鼾，让一个人的魅力大打折扣。

胚胎发育到第 7 周时，鼻窝仍在继续向下凹陷，这时腭和鼻腔开始形成。伊莱没有发育出鼻窝，所以腭和鼻腔也就没有发育出来。到 1 岁的时候，我们鼻子的宽度就已经达到成年时宽度的80%。从1岁到18岁，我们的鼻子向外生长的平均值为2.1厘米。

　　科学界目前还没有找到伊莱那种严重的缺鼻畸形的致病原因。在对所有缺鼻畸形的已知病例做了汇总和分析后，中国的一个外科团队最后得出结论，认为这种畸形虽然也有一定的遗传易感性，但更有可能是胚胎形成过程中发育信号异常导致的。这些医生指出，虽然再造鼻子的过程极其复杂，步骤包括在上颌骨上打孔，利用软骨打造鼻道和鼻孔（这一步需要多次强制拉伸和长时间植入支架），但只要有可能，无论是在生理上还是心理上，再造一个鼻子都是十分值得的。[16]

为什么体毛和睫毛都不会一直生长，但头发却会？

　　女影星伊丽莎白·泰勒的每只眼睛上都至少比正常人多长了一排睫毛，这种症状叫双行睫。双行睫通常是*FOXc2*基因突变造成的，但双行睫长在泰勒身上，人们就总会觉得那么漂亮。然而，和大多数基因一样，*FOXc2*基因并不只影响这一个性状。这个基因还影响着肺、肾脏、心脏和淋巴系统的发育。淋巴系统由淋巴结、淋巴管和其他淋巴组织构成，淋巴管联结着淋巴结，里面流淌着淋巴液和白细胞。[17]长着双行睫的人常常会得一种名叫淋巴水肿 – 双行睫综合征的疾病，他们的淋巴系统无法正常工作，这会引发组织液潴留，还可能导致心力衰竭。2011年，泰勒因心衰去世，这可能和她的双行睫有关，当然，也可能没关。[18]羡慕人家睫毛好看是很容易的，但我们不如花时间干点儿更有意义的事情。

　　睫毛也会生长，只不过长到一定长度就会自行脱落罢了。贝丝·安·迪科夫（Beth Ann Ditkoff）医生在她的著作《为什么睫毛不会生长？》中简单地阐述过这个问题。书中包含了迪科夫的孩子向她提出的 100 多个类似的问题，每个问题都是被我们这些大人忽视的身体奥秘。迪科夫在书中解释说，睫毛在生长大约 3 个月后就会脱落，不像我们头上的头发，可能长个几年都不会掉。

和所有毛发一样，睫毛也是从毛囊中生长出来的，毛囊是我们体内最小的器官。毛发的生长分为三个阶段，各类体毛的长度是第一个阶段——生长期——的长度决定的。生长期结束后，毛发就会进入退行期。在此期间，毛发根部的血液供应会停止，生长也就停止了。

几周的退行期结束后，就进入了休止期。在休止期，毛囊会进入休眠状态。这个阶段大约会持续 3 个月，此时的毛发被称为杵状毛，英文为 "club hair"，直译的意思是 "夜店毛"，因为它们就像很多流连夜店的人一样，外表看起来很正常，但其实内心早就死了。这些毛发要么会脱落，要么就被下面新长出来的毛发替换掉。还好，每个毛囊都有自己的生长周期，彼此并不同步，所以我们不用担心头发一夜之间全部掉光。

头发、手臂上的汗毛以及睫毛之间最本质的区别是其生长期的长短。头发的生长期长达数年，其他部位的毛发的生长期则大约为一个月。要不是这样，你的睫毛和臂毛也会长到有碍观瞻的长度了。

极少数人的头发的生长期特别长，所以他们的头发可以长及地面；还有一些人头发的生长期短，就算他们不秃顶，也不怎么需要理发。压力可以让毛发的生长期提前结束，在极端情况下，甚至可以引起短期的严重脱发，但一般这样脱掉的头发都能再长回来。

商场和药店的化妆品柜台里摆着睫毛增长液，这类化妆品的成分通常就是几种多肽（蛋白质的一部分[①]），却可以卖出天价。比如说芮薇塔（RevitaLash），一款汇集了多种 "自然植物精粹" 的专利配方产品，时

[①]　作者此处的说法不准确，多肽并不是某种蛋白的一部分，而是一类有具体功能，由少量氨基酸连接而成的 "短蛋白"。——译者注

毛发是如何生长的

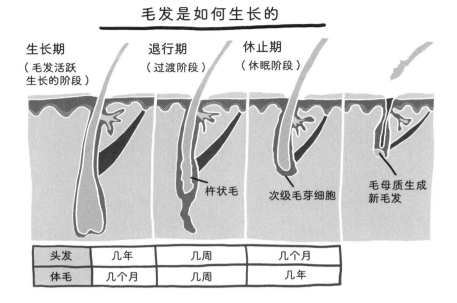

生长期 （毛发活跃 生长的阶段）	退行期 （过渡阶段）	休止期 （休眠阶段）	
	杵状毛	次级毛芽细胞	毛母质生成 新毛发

头发	几年	几周	几个月
体毛	几个月	几周	几年

尚杂志《优家画报》（*InStyle*）称其为"睫毛增长液中的劳斯莱斯"。我不明白这是什么意思，但 2 毫升就能卖 98 美元。

处方级的睫毛增长液就不一样了，因为它们确实有效。这些增长液中含有少量治疗青光眼的药物——贝美前列素（bimatoprost）。研究人员发现患有青光眼的人睫毛似乎越长越浓密，因此贝美前列素就被用来促进睫毛生长了。这是药理学上的一次意外发现，和"伟哥"万艾可的发明颇为相似：研究人员本来是把万艾可当成降血压药来开展临床试验的，结果却发现大量受试者的阴茎充血胀大了。治疗青光眼的时候，贝美前列素的商品名是卢美根（Lumigan），在被用作睫毛增长液时，它的商品名就变成了更吸引女性眼球的雅睫思（Latisse）了。

在世界范围内，青光眼是仅次于白内障的第二大致盲原因。[19] 在美国的青光眼患者中，黑人比白人要多出 7 倍，但黑人患者能够接受治疗的可能性较低，视觉受损伤的概率是白人患者的两倍。这通常是因为黑人患者更少有机会接受治疗或针对青光眼进行的基本筛查。

而与此同时，有些人却在豪掷千金，购入同样的药品，就为了多长几根睫毛。

那我能不要睫毛吗？

我不想在睫毛上花工夫了，可以吗？

2015 年，佐治亚理工学院的一群机械工程师做实验探究了睫毛的功用。"人人都有睫毛，"他们在科学期刊《皇家学会界面杂志》上写道，"但睫毛的功用长久以来却一直是个谜。"

因此，他们在一个风洞里测试了睫毛的空气动力学特性。

实验解开了这个谜团。这些工程师们发现，睫毛能有效地保护模型眼免受灰尘和眼表水分蒸发的影响，效果是没有睫毛时的两倍。他们在论文中写道："短睫毛能在眼球前方形成一个阻滞区，随着睫毛变长，眼球所受的剪应力会逐渐变小。"然而，过长的睫毛又会引导空气流向眼球的表面，导致眼球所受的剪应力变大。这是两种相反的效应，使眼球在睫毛长度适中的时候受到的剪应力最小。[20]

也就是说，睫毛也和其他东西一样，适度最好。睫毛增长液之所以能大卖，是因为制造商蓄意营造出的美的标准。对那些天生缺少睫毛并且需要长时间待在多风环境的人来说，处方级的睫毛增长液或许有好处，但总的来说，我建议普通人不要使用睫毛增长液，各种名目繁多的保健药品也没有必要。

为什么有些人的头发是卷曲的？

头发是由你体内含量最大的一类蛋白质——角蛋白构成的。传统观点认为，头发中的含硫分子之间会形成化学键，导致角蛋白纤维扭结并弯曲。直发产品通过化学方式断裂这些化学键，而直发器则是通过物理手段，就是这么简单。

绝大多数现象的真实原理都很复杂，卷发的原理不仅有趣，也同样没这么简单。最近，麻省理工学院的几名物理学家构建了一个模型，试图把卷发涉及的所有因素都包括在内。他们把结论发表在了物理学期刊《物理评论快报》上。我的读后感是，这篇论文冗长乏味到了可笑的程度。你也来感受一下：

> 综合精确的简易实验以及数据和理论分析，我们探索了由弹力、自然曲率、非线性几何和重力共同影响的平衡形态。我们绘制了基于系统控制参数——无量纲曲率和重量——的相图。在相图中，我们发现了三个明显的区域：平面弯曲区、局部螺旋区和整体螺旋区。我们分析了平面构型的稳定性，描述了长发末端附近的螺旋模式。基于这些潜在的物理因素，实验观察到的形状和与之相关联的相界可以得到合理的解释。[21]

光是读到这里，我的头发就打卷了！（有时候只要开一句这样的玩笑，人们就会被笑声转移注意力，你就可以偷偷改换话题，不必装作能看懂上面这样的论文了。）

我与这篇论文的通讯作者佩德罗·雷斯（Pedro Reis）取得了联系，他是麻省理工学院的一名副教授。我问他能否用一种我能理解的方式讲讲头发为什么会卷曲，他说他做不到，但把我介绍给了另一位专门研究卷发问题的专家——巴黎达朗贝尔研究所的巴塞尔·奥多利（Basile Audoly）。奥多利又向我介绍了另一位更权威的专家——曼努埃尔·加梅-加西亚（Manuel Gamez-Garcia）。加梅-加西亚毕业于东京工业大学电化学专业，在蒙特利尔大学拿到工程物理博士学位。过去整整 18 年的时间里，他一直致力于人类毛发的研究，为一家名叫亚什兰（Ashland）的公司工作。这家公司为宝洁、联合利华和欧莱雅这样的大型跨国日化集团开发新产品。（最早研究这类问题的就是日化产业，不然还能是谁呢？）

加梅-加西亚把他之前刚在国际毛发科学会议（竟然还有这种国际会议）上做的报告的内容向我细致地解释了一遍，但我还是听不懂。他就又把内容简化了一些，写了下来，用邮件发给了我。这封邮件概述了毛发的解剖结构，足足有 18 个要点。

要了解毛发为什么卷曲，你首先要了解毛发的结构，因为这是一切的根本。毛囊是能长出毛发的活跃器官，每个毛囊都能用角蛋白制造丝状的角蛋白微丝（microfilament），这些微丝交缠在一起就形成了发丝。虽然每根微丝都非常纤细，但合在一起就能形成坚韧的发丝。发丝能抵御外界环境施加的机械压力，当风吹过的时候，你的头发并不会断（要是你的头发能被吹断，那么赶紧去医院吧）。

因此从本质上讲，所有的头发都是一样的。但不同的人的头发看起来可能差别很大，这是因为其内部纤维的排列方式不同。毛囊通过两大类细胞来影响这些纤维的排列。在副皮质细胞中，纤维的方向是随机的，有些纤维与毛发的轴向平行，有些则偏离毛发的轴向。而在正皮质细胞中，所有纤维都以一定的角度偏离毛发的轴向。直发中几乎全都

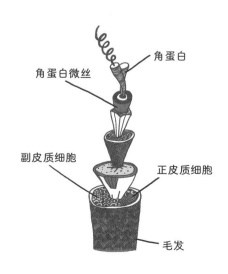

角蛋白

角蛋白微丝

副皮质细胞

正皮质细胞

毛发

是副皮质细胞，而卷发中正皮质细胞的量可达一半（正皮质细胞的占比决定了头发的卷曲程度）。

毛发纤维的交缠方式是你无法改变的。就算你用力把卷发拉直，睡觉把头发睡平，或者用烫发夹把头发烫平，角蛋白微丝最终还是会固执地恢复卷曲状态。有些东西在本质上就是直不了的。

但这并不能阻挡人们探索的脚步。加梅-加西亚就在这个领域开辟了一片天地。15年前，时尚界有了让直发变卷的需求，加梅-加西亚想办法提供了解决方案。"但现在这种需求减少了，"他说，"现在的人不知为什么喜欢上直发了。但让卷发变直，可比让直发变卷难多了。"

如今，时尚圈的需求变成了让卷发"自然"变直的产品，研发出这种产品也成了加梅-加西亚和他的竞争对手们的梦想。过去，人们曾用含甲醛的产品来直发，但这类产品可能对身体有害，于是加梅-加西亚供职的护发产品生产商开始研发不使用"刺激性化工产品"的直发方法。

从本质上说，他们想用自然的方法来对抗自然界的复杂性。

如果我剃体毛，它会长得更快吗？

受过打击之后会变得更加强大，这个想法挺激动人心的，但与毛发无关。当年轻人发生骨折时，骨折的部位在恢复后确实会比之前更粗壮。肌肉纤维在断裂并愈合后也会更加结实。因此我们可能会类推，觉得在毛发被剃掉后，毛囊会长出浓密、保暖、有保护作用的毛发——毛囊拒绝沉默。然而并不会。和身体大多数其他器官一样，受到损伤或者改变的毛囊不会变得更加强健，反而会变弱，禁不起再次损伤。蜜蜡脱毛、剃毛，甚至梳马尾辫的时候拉得太紧都可能损伤毛囊甚至导致毛囊坏死，而不是使它们变强。[22]

我够高了吗？

如果不够，我还能长高吗？

1981 年，达拉斯-沃思堡国际机场的一名保安发现他一直在长高。从高中毕业后的 3 年里，丹尼斯·罗德曼从美国男性的平均身高 1.75 米长到了人类中少有的 2 米。罗德曼在高中时代连学校的篮球校队都没能入选，长高后，他决定再试试打篮球。

罗德曼进步神速。4 年后，他在美国职业篮球联赛（NBA）第二轮选秀中被崛起中的底特律活塞队选中。他为活塞队赢得了两次总冠军，后来又转会芝加哥公牛队拿下了三次总冠军，这些荣誉让他最终入选了篮球名人堂。

罗德曼的励志故事常常被用来安慰像我这种没能入选高中篮球校队的孩子，鼓励我们一切皆有可能。有时候也确实如此。但很明显，在骨骼生长这个问题上，我们与罗德曼相似的可能性是很小的。因为任何一名放射科医生在看到 20 岁的罗德曼的 X 光片时都会说他不正常。这真的是他这个年龄的人的骨骼吗？

通过观察 X 光片，分析骨骼上矿物沉积的量和形状，以及还未骨化的软骨的量，放射科医生就能判定一个青少年的大致年龄。这样的 X 光"骨龄"测定在儿童医院的检查中很常见。如果一个孩子的骨龄与其实际年龄明显不符，很可能意味着这个孩子有激素分泌异常或者营养不良。因此，这个特征有时也是儿童遭到虐待的重要指征。放射科医生往往是最先发现虐待迹象的人。

判定青少年年龄最重要的指标之一是生长板（也称骺板）的特征。生长板位于长骨末端，能在幼年期和青春期产生新的骨细胞，使长骨不断增长并保持充分的强度，足以支持青少年进行跑、跳、走等他们喜欢的运动。生长板一般会在 13 至 18 岁时自然消失（闭合），一个人在这之后就不再长高，生长板不再产生新的骨细胞，自身也开始骨化，变为骨骼的一部分。

罗德曼的异常之处在于，当时的他已经20岁了，可在X光片上生长板依然清晰可见。为什么他的生长板这么晚了还没有闭合呢？

如果你捏捏婴儿的身体，就会发现婴儿的骨骼不是硬骨，而是软骨。在生命的最初几年里，软骨细胞会逐渐骨化形成硬骨，但生长板是个例外。生长板由软骨细胞构成。软骨细胞只比干细胞（能分化成各种细胞的细胞）多分化了一次。通过血液循环，大脑分泌的生长激素会到达这些软骨细胞，向它们发出开始分裂的信号。这些软骨细胞就会不断制造出新的软骨，使硬骨加长，然后软骨自身也骨化为骨细胞。青春期结束后，软骨细胞就不再分裂，生长板内的软骨细胞也会全部骨化为骨细胞，这个过程是不可逆的。此时，股骨等硬骨变成了一个坚实的整体，不再是青春期前的一根圆柱形硬骨加上两端的"帽子"的结构了。过了这个时间点，硬骨就不会再变长了。

然而，告诉你青春期后还能长高的人却有不少。其中我最喜欢的一个是"长高大师"（Grow Taller Guru），或者按他在网络视频中自称的叫

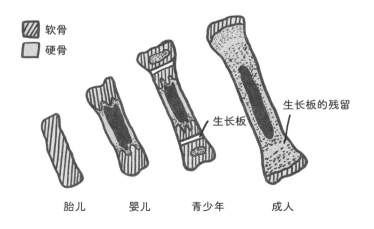

软骨　硬骨　生长板　生长板的残留

胎儿　婴儿　青少年　成人

法，"GTG"，叫的时候还用手指指着观众，一字一顿的。"GTG"的真名叫兰斯·沃德（Lance Ward），在 YouTube 上有多个浏览量达数十万的视频。他在这些视频中宣称，任何人在任何年龄都能长高。在《生长板闭合后我还怎么可能长高？》的视频里，他带着他标志性的恼怒语气说："谁告诉你生长板闭合这回事的？生长板闭合了你就要放弃吗？这种言论本身就是病毒，是癌症！"

沃德敦促观看者不要屈服于命运，不要接受社会强加于他们身上的限制，也别相信别人告诉他们的所谓"事实"，但他却没有立刻解释到底该如何长高。要想知道怎么长高，你得购买他的产品。付款后，你会得到一个长高的秘方。沃德说自己就是活生生的证据，证明这个秘方有效。"小时候，我的个头一般，"他在另一个视频中故作愁容地解释，"我一点儿也不受欢迎，很想交到女朋友。"16 岁时，他身高 1.73 米。沃德在视频中继续解释，说除了想交女朋友，他还迷上了职业摔角选手比尔·戈德堡，想追随偶像的脚步踏上职业摔角之路，因此他开始寻找长高的方法。他从网上买过增高药，还买过能刺激脚掌的鞋垫。他听说这种鞋垫晚上用最好，于是就穿着鞋在夜里走来走去。然而这些方法都没有效果。

沃德说最终他开始做一种神秘的运动。到 18 岁时，他长到了 1.88 米。更绝的是，他的兄弟也用了同样的方法，在几乎相同的年龄也长高了。沃德拍了视频《如何在 90 天内长高 8 ～ 15 厘米》，讲述自己的故事。[23] 视频长 13 分钟，一点儿也没有讲到底该如何长高，但在我上次访问时，这个视频已经被观看了 423 352 次，这似乎证明视频引起了一部分人的共鸣。

要想看到任何人在任何年龄都能长高的独家运动技巧，你得先访问沃德的网站 GrowTaller4U.com。在访问这个网站时，我看到网页上用红色加粗的字体写着一段话："警告！你会吸引很多人的注意力……

长高能让你立刻得到尊重……长高会让你变得更有吸引力，被更多人喜欢。"这段话下面还有很多这样的营销话术，比我想象中的任何同类网站都要长得多。越往下翻，我就越替那些购买沃德的产品的人感到绝望。

之所以有人愿意买这样的产品，是因为网站上那段关于身高较高的人更让人敬畏，在别人眼中更有吸引力的话不无道理，而且沃德的数据也很难不让人动心："在 DVD 中你将看到，只用 7 天你就能长高 1.3 厘米，效果明显！也就是说，两周就能长 2.6 厘米，一个月就能长 5.2 厘米，90 天就能长 16 厘米！"

他的 DVD 卖 97.03 美元，还要外加 15.97 美元的运费。从记者的角度看，我觉得这运费不合理。

如果你的生长板已经闭合了，那么你再长高的概率就绝对为零。为了那些因身高问题而苦恼的人，以及那些因下肢长度先天异常而生活艰难的人，我希望有朝一日人类的骨头在生长板闭合后还可以被轻易地增长，但我不认为"长高大师"能做到这一点。

世界顶级运动员的 X 光片影像表明，在人成年后，高强度的运动仍然可以在一定程度上改变骨骼的形态。与另一侧手臂相比，职业的棒球投手和网球运动员主利手手臂的肌肉更发达，骨骼也更粗、更长。骨骼的这种差异在 X 光片中清晰可见，尽管差别只有几厘米。[24] 但相关性最强的并不是骨骼变长，而是锻炼让骨骼更强健了，这一点和嚼皮革能改善下颌线的原理是一样的。

然而，要想达到这种让骨骼变长、变粗的效果，没有运动员级的专业训练——以及随之而来的关节的巨大磨损——是做不到的。补充生长激素和睾酮只能让骨骼上的肌肉更发达，由于软骨细胞的限制，骨骼成熟后的棒球运动员只可能增加骨骼的宽度，已经不可能再显著增加骨骼的长度了。

虽然让自己增高不太可能，但人们却可以影响他人的身高，而且一直也在这么做着。韩国成均馆大学的研究人员丹尼尔·施韦肯迪克（Daniel Schwekendiek）指出，韩国人的平均身高比朝鲜人要高出 3 ～ 8 厘米 [25]，有人甚至说要高出 15 厘米。在丹尼斯·罗德曼 2013 年和 2014 年通过"篮球外交"访问朝鲜的时候，他在人群中就像个浑身打孔的巫师甘道夫 ①，显得额外高大。

施韦肯迪克还解释说，朝鲜人和韩国人的身高差异不可能是基因造成的。[26] 在 1948 年之前，朝鲜半岛一直是统一的国家，后来由于苏联和美国分别控制了半岛的北部和南部，才分裂为朝、韩两个国家。随后，在朝鲜政府的统治下，人民一度陷入了贫穷和营养不良的状态，主要靠劳动换取由国营农场生产的白米来填饱肚子。朝鲜基本不与其他国家开展贸易，因此对民众的食物供给完全限于国内种植的作物。这些作物中几乎没有蔬菜和水果，收成往往也很低。另外，朝鲜的农业完全由国家管控（这和美国正好相反，在美国，最大的几家农业企业对政府有很大的影响力）。当然，你可能也想到了，施韦肯迪克的研究数据完全来自成功"脱北"的朝鲜人。

你很难再找到基因如此相近，生活条件却如此不同的两组人了。研究他们就像研究同一个网球运动员身体的左右两侧一样，可以过滤掉各种会引起混淆的变量。对科学家来说，这样的研究数据简直就是科研宝藏。

饮食与身高的关系也在提醒我们这些生活条件舒适的人，影响身高的不止基因，还有生活方式和环境，而且我们是有能力改善这些因素的。"基因远未彻底决定我们"这句话对身高同样适用。高质量的食物和锻炼或许不能让一名贫困的朝鲜儿童变成丹尼斯·罗德曼，却可以让

---

① 甘道夫是《指环王》系列电影中的人物，在电影中有身材高大的甘道夫进入霍比特人村的情节。——译者注

他（她）的身高增加好几厘米。如果满足这些基本的生活需求就能使大脑分泌生长激素，进而控制生长板的开闭，那么还有什么其他身体特征比这更容易改善呢？

或许是因为长久以来我们都本能地认为身高是衡量健康状况好坏的一个指标，所以大多数人都认为身材高的人更有吸引力，因此这些人也就能享受到一些特殊的优待。你的大脑会认为"和这个人在一起，我能生下更适应环境的后代"。不过大脑并不会直接告诉我们这一点，只会默默引导我们的性器官产生冲动。在自然选择的过程中，也是体格更大的人在捕猎和打斗时更具优势。就这样，在性选择和自然选择的双重作用下，人类的身高变得越来越高。

不过把身高作为一个评判健康状况好坏的标准其实并没有错。据世界粮食计划署估计，全世界每 4 名儿童中就有 1 人存在严重的慢性营养不良，导致其身高发育迟缓。[27] 如果你认识的人中有谁想花 97.03 美元买张"长高大师"的 DVD 回家，不如把他们的钱藏起来，要么捐给公立学校促进科学教育，要么捐给世界粮食计划署。

同样重要的是，虽然补充营养无法使成年人长得更高，但暴饮暴食却可能让人变矮。你可以去医院看看侧位 X 光片中人的脊柱。正常的脊柱应该是"S"形的，在腹腔的位置略微向前弯曲。如果腹腔中有过多的脂肪，就可能使脊柱下端的曲度增加，经年累月，还会压缩椎骨之间的椎间盘（内含大量水分）。2016 年，美国宇航员斯科特·凯利在太空中生活 1 年后回到地球。在哈萨克斯坦着陆时，他竟然比没上过太空的同卵双胞胎兄弟高出了 5 厘米。[28] 没有了重力的压迫，凯利的椎间盘增厚了。这是体重的影响被去除后才会出现的现象。

重力和衰老是不可避免的，超重可不是。减肥、锻炼支持体态的核心肌肉可以帮助脊柱恢复自然曲度，达到"增高"的效果，时间长了，还能保持骨骼和关节之间的距离，防止磨损，预防椎体压缩性骨折，减少脊柱整体的收缩。

不久前我参加了一个拳击班，热身运动时我们做的是仰卧起坐。教练跟我们说："核心力量不强，一切都白搭。"我思考了一下，不同意他的观点。但拉伸和其他能够避免核心肌肉萎缩的运动确实有助于我们保持良好的体态，从而最大限度地减轻对脊柱和椎间盘的压力，防止椎间盘失水和萎缩。

好了，讲明白了，给我 97.03 美元的学费吧。

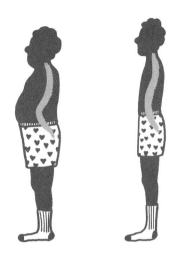

晒伤是怎么回事？

世界卫生组织将阳光划进了致癌物的范畴。这似乎有点儿奇怪，毕竟一切生命都需要阳光。但在我们的身体接触或者摄入的东西中，这种情况并不少见。

当太阳燃烧殆尽时，地球上的所有生命都将毁灭。一是因为在燃尽之前，太阳会变大、变热，使地球上的所有生物失水，就连尸体里的微生物都不放过。即使是现在，太阳和地球之间保持着合适的距离，还有一层臭氧层过滤掉来自太阳的大部分有害辐射，过多的阳光依然会致人死亡。

然而，我们却没见过有人示威游行，声讨太阳，也没见过有人要求他们的食物"没见过阳光"。虽然每年有几百万人因为晒太阳患上癌症，但大多数人仍然会觉得阳光致癌的观点很荒谬。

照射到地球上的阳光主要含有两种紫外辐射——UVA 和 UVB。有反对者认为紫外线的光谱是连续的，无法明确地分成两种，这话也没错。UVA 和 UVB 确实只是我们在教材中根据波长对阳光做的传统划分，不过它们在本质上也有相同的一面：都是对皮肤有害的能量辐射。

过去，人们认为只有 UVB 是"有害"的辐射，最能导致晒伤和皮肤癌，但后来的研究表明 UVA 也没有好到哪里去。只有标记为"广谱防晒"的防晒霜才能同时防住 UVA 和 UVB。紫外辐射能使细胞内的 RNA（核糖核酸）和 DNA 断裂，还能改变其分子结构，从而引发癌症。皮肤细胞通常能够去除被辐射破坏的核酸分子，这个过程会引发炎症反应，也就是我们常说的晒伤。因此，晒伤其实是身体保护自己、预防癌症的措施导致的结果。

虽然晒伤有碍美观，但人体的许多功能必须要有阳光的参与。如果完全不晒太阳，你的肌肉力量会越来越弱，骨骼也会弯曲。只有暴露在阳光下，皮肤才能产生一种激素前体（所谓激素前体，是指再经过一步就能转化成激素的物质）——维生素 D。

除此之外，紫外辐射还能用来治疗皮肤病，比如银屑病。病人会接受紫外线光照治疗，这种疗法被称为光照疗法。你对阳光的感情是不是更复杂了？换句话说，如果使用的方法正确，致癌物也能治病。我在范德堡大学的皮肤科诊所见过光照疗法。这个诊所是一个医疗诊所网络的一部分，整个网络都位于田纳西州纳什维尔市的一家室内购物中心里。（你可以从范德堡大学的消化科诊所步行到神经科诊所，再到宠物用品商店和服装折扣店。）皮肤科诊所里的光照疗法设备看起来就和美黑用的设备一模一样，其实原理也一样，只不过光照疗法的设备只发出波长范围很窄的 UVB 罢了。

大部分皮肤癌的发生是由于辐射到达了表皮基底层的细胞，使它们的 DNA 发生了突变。这些细胞在一定程度上受到了上面那层含有黑色素的组织的保护。深色的色素能高效地吸收紫外线，大幅降低紫外线对皮肤细胞的伤害。皮肤越黑，能起到保护作用的黑色素就越多。黑色素不仅能预防皮肤癌，还能防止晒伤。

在被阳光照射的过程中，皮肤细胞也在产生黑色素，这是人体在迅速地适应环境。也正因为如此，一个晒黑了的人并不会像他（她）刚入夏时那么容易被晒伤。

黑色素是大自然提供的一种优雅方案，能解决阳光暴晒问题，从而保护人体。它还提供了一种新颖的美容方法，改变它就能改变我们的发色和眼睛的颜色。但毫不夸张地说，我认为黑色素也是人类历史上引发最多暴力的分子，任何其他分子都望尘莫及。300 年前，蓝眼睛的女性会被视为女巫，绑在火刑柱上烧死。当然，现在我们终于意识到这是错误的了（不管眼睛是什么颜色，谁都有可能是女巫）。

黑色素——和脸型以及头发是否卷曲一起——一直以来都在引发一些社会分化，这些社会分化导致的健康问题比医学教材上那些疾病导致的问题多得多，也难治得多。

嗯……你说得对。等一下，怎么会这样？

2003 年 4 月的一天，洛杉矶市议会一致投票决定规划出一个新区，名称很直白，就叫"南洛杉矶区"。新区始于市中心南侧的华盛顿大道。

了解洛杉矶的人可能会觉得这一定搞错了，因为这里已经有一个叫南中心区的区了。但几十年来，南中心区一直在贫困的泥沼中挣扎，谋杀率奇高。洛杉矶政府认为有必要重塑南中心区的形象，因此洛杉矶国际机场以东 16 公里、贝弗利山庄以南的这片区域就成了今天的南洛杉矶区。

被划入南洛杉矶区范围内的有一个臭名远扬，叫沃茨的社区。在被划入新区后，这个社区继续受到南中心区的极端贫困和高犯罪率的困扰，毫无富足和安全可言，洛杉矶的城市开发建设似乎也把这片区域给遗忘了。今天，南洛杉矶区的人口构成大约为 60% 的拉美裔和 40% 的非裔，与上世纪 60 年代大致相同。在那个年代，《洛杉矶时报》毫不避讳地将沃茨区称作"黑人社区"。南洛杉矶区的总人口数和费城的总人口数差不多，大约150万[①]，其中大部分人都生活在联邦政府划定的贫困线以下。这里也就成了全美面积最大的一片贫困地区。

时间回到 1965 年一个炎热夏日的傍晚，沃茨区 31 岁的白人高速路巡警李·米尼克斯（Lee Minikus）以涉嫌醉驾为由把一辆车拦了下来。司机是一名黑人，名叫马凯特·弗赖伊（Marquette Frye）。一个围观的人把事情告诉了弗赖伊的母亲雷娜（Rena），她立刻从厨房里跑出来，去了现场。根据米尼克斯的说法，雷娜教唆儿子拒捕，于是双方扭打了起来。根据最靠谱的说法，是马凯特打出的第一拳。米尼克斯称，他用警棍打了弗赖伊母子，并逮捕了他们。直到 2005 年，米尼克斯仍然坚称如果回到过去，他还是会这么做。围观的人越来越多，在米尼克斯给雷娜戴手铐时，人们纷纷发出嘘声。突然，有人砸碎了附近房子的一扇窗户，紧接着又是一扇，之后有人点着了路上的汽车、店铺和民宅。

这一事件引发的骚乱最终导致 1 000 人伤亡，600 栋建筑受损或被毁。政府调遣了 1.4 万名国民警卫队队员维持秩序，并对方圆 72 公里的区域实施宵禁。当地的公交系统和电话通讯一周后才得以恢复。（这相当于今天每个人的手机和网络都停用一周，你能想象吗？）到最后，被捕入狱的人数超过了 3.5 万人。

当时的加州州长帕特·布朗（Pat Brown）想搞清楚这一切到底是怎么发生的，因此下令展开调查，牵头的是中央情报局局长约翰·麦科恩（John McCone）这样的重量级人物。当时正值美苏冷战的高峰期，

---

① 作者此处数据有误，根据《洛杉矶时报》援引美国统计局的信息，南洛杉矶区的总人口数约为 75 万人。——译者注

世界末日似乎即将来临，因此麦科恩的工作非常忙碌。在当时那种情况下，调查组完全可以采取一种在政治上"最识时务"的方式来处理这个问题：把一切都归罪于一个不服从命令的贫苦黑人家庭——弗赖伊一家——以及一众暴民。对于这一事件，当时的众多媒体就是这样定性的。而且多名政府官员也坚持认为，"沃茨骚乱"是数万名破坏分子和暴徒造成的，仿佛人们突然毫无缘由地决定要把自己居住的社区纵火烧掉一样。

还有一种没那么简单的解释：人们因为生活无望和求助无门，只能把一切都烧光。麦科恩的调查组得出的就是这样的结论。在派出 70 名调查员深入沃茨区 100 天，访问当地居民并仔细调研社区的情况后，调查组得出结论，认为骚乱的缘由早在李·米尼克斯截停马凯特·弗赖伊之前就已经存在了。"沃茨骚乱"的起因是贫困、不平等和种族歧视。调查组开出的"急救药方"是提升居民的文化水平，开展学前教育和职业培训，改善低收入者的住房条件和公共交通系统，以及最关键的一点——让更多的人能接受医疗服务。

麦科恩特别指出，这些问题早就存在，而"压死骆驼的最后一根稻草"是 1964 年 11 月州政府通过的第 14 号提案。20 世纪 60 年代的加州维权和抗议活动活跃，第 14 号提案引发了激烈的反对，尤为显眼。就在前一年，1963 年 6 月，州政府通过了《拉姆福德公平住房法案》（Rumford Fair Housing Act），规定在销售和租赁住房时不得有歧视行为。在这一法案中，贷款机构、抵押贷款持有人和房产中介都在被监管之列，法案的目的是为黑人购房者提供平等的机会。《拉姆福德公平住房法案》看起来应该是一大民权进步，但却充满争议，遭到了白人的强烈抵制。即使是在同属加州的伯克利市（想想吧，伯克利！[①]）也是如此，

---

① 伯克利是加州大学伯克利分校、劳伦斯·伯克利国家实验室等机构的所在地，市民的平均受教育程度较高，思想较为进步。——译者注

该市的一项公平住房法案在那年的早些时候就被以微弱多数票否决了。第二年春天，有人发起了第 14 号提案，意在废除《拉姆福德公平住房法案》。虽然抗议不断（抗议的声浪不亚于前一年《拉姆福德公平住房法案》反对者的抗议），但第 14 号提案还是高票通过了。对想要逃离南洛杉矶区的穷人以及想贷款在该区内建房或修缮房屋的人来说，这个提案令人绝望。就算沃茨区的人真的赚到了足够的钱能去洛杉矶的富人社区贝莱尔区买房子，在法律上也可能会被禁止。（即使到 1990 年，当黑人夫妇菲尔姨父和薇薇安姨妈在电视剧中住在贝莱尔区时[①]，这样的事情在现实中仍然闻所未闻。）

第 14 号提案最终被美国最高法院裁定违宪。但在 1964 年，该提案的通过让美国黑人清楚地认识到，他们不仅一直被现行的体制所操控（这个他们早就知道了），而且大多数民众还会不加掩饰地投票维持这种状态。这可再不是白人作为多数族群的不作为或者无视黑人被剥夺权利那么简单了，这完全是一种主动的压迫。

米尼克斯逮捕弗赖伊母子的事件只是"火星"，引燃了积蓄了数十年易燃物的建筑。这团"怒火"熊熊烧了一周，随时都可能死灰复燃。"沃茨骚乱"是政府颁布的法令与贫困和不平等相冲突的直接结果，无论是在 1992 年多名白人警察殴打黑人青年罗德尼·金却被判无罪，还是在 2015 年密苏里州弗格森市的白人警察达伦·威尔逊从身后多枪射杀黑人少年迈克尔·布朗之后，类似的骚乱都曾上演。

在引发 1965 年"沃茨骚乱"的诸多恶劣因素中，很多当地居民无法接受医疗保健服务是原因之一。公共卫生领域有一句名言，说在预测一个人的健康状况时，看他（她）居住地的邮政编码比看基因更准。比如，在南洛杉矶区的韦斯特蒙特，居民的平均寿命就比相距不远的卡尔

①　这是美国 90 年代的情景喜剧《新鲜王子妙事多》（*The Fresh Prince of Bel-Air*）中的情节，黑人男主角"新鲜王子"投奔的菲尔姨父和薇薇安姨妈住在贝莱尔区。——译者注

弗城的居民短 10 岁。在整个南洛杉矶区，每三个成年人中就有一人没有医保。

当然，这些问题都是人造成的，不能怪黑色素。就算我们每个人的肤色都一样，我们还是会找到别的方法来划分不同的群体。"沃茨骚乱"是系统性不公正的一个典型例子，但欠缺医疗服务对南中心区遭受的这种不公正的推动作用却经常被忽视。无论是在美国还是许多其他国家，医疗服务都存在严重的分配不公，"沃茨骚乱"就是一种极端的体现。这种不公在骚乱前很久就存在，未来也还会持续很长的时间。

虽然政府的医疗系统忽略了这些地区，一些民间的医疗从业者却没有。骚乱的前一年，1964 年 7 月，还是在洛杉矶的南中心区，一小群医生和护士开始在亚当斯大道的圣约翰座堂（St. John's Episcopal Cathedral）后院的屋子里免费行医，服务对象是数量不断增多的贫困儿童。他们牺牲周六的休息时间，在当地组建了圣约翰诊所（St. John's Clinic）。这一组织后来成了南洛杉矶区医疗服务的重要力量和全美的典范，积极地救助由于种族原因被剥夺医疗权利的民众。

哦，对了，他们最近也开始为因性别原因被剥夺权利的人们服务了。

为什么大多数女性都没有喉结？

在《圣经》和《摩西五经》开篇不久后的一个故事中，一个名叫亚当的男人偷吃了一个"禁果"。这个"禁果"可能是苹果，也可能不是，书中没有明确说，不过拜占庭的画家们都喜欢把它画成苹果。这个苹果卡在亚当的嗓子里下不去了，因为它毕竟是"禁果"嘛，上帝的威胁可不是随便说说的。

这口苹果就此永远地卡在了亚当的嗓子眼里，后来竟然慢慢变成了

喉结的解剖结构

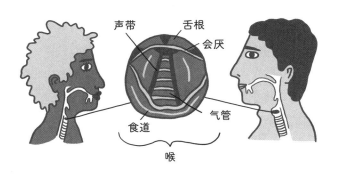

他的喉的一部分。这就是我们喉部那个突起的英语"Adam's apple"（亚当的苹果）的由来。解剖学家们把它称为喉结。

　　我对宗教的研究不深，但我猜夏娃当时肯定也吃了那个苹果的吧？这也是故事情节必不可少的一部分吧？就算只是个神话故事，这个情节也太牵强了，而且从生理学上也说不通。如果一个人被一口苹果噎住了，他（她）一定会干呕、咳嗽，直到那口苹果被吐出来为止，这就是呛咳反射存在的意义。如果你真想在人体的运作机制中寻找"上帝之手"，不如看看咽反射吧。这是你的身体为了避免危险，不用浪费时间咨询大脑就直接把进入口腔的食物呕吐出来的行为。（只有三分之二的人有咽反射，[29]这里并不是要排除那些没有咽反射的人，而是简单地假设这些人负责这一反射的神经环路与大多数人一样。）

　　当你的舌咽神经感受到进入口中的食物过大，无法通过咽喉时，就会直接向脑干发送信号，脑干就会调动咽部的肌肉收缩。如果亚当不仅没有咽反射还由于舌咽神经麻痹——或者中风导致脑干受损——无法咳嗽，那块苹果倒是有可能一直卡在他的嗓子里。可这样的话他就会一直气喘吁吁的，说话的声调也会变高。要不了多久，苹果就会开始腐烂，苹果周围的地方会发生感染。脓液会在亚当的咽部累积，直到彻底将他的喉管堵住。他要么会死于窒息，要么会死于因咽部的苹果腐烂而引发的脓毒症。

喉结并不是男性独有的结构，只不过在女性身上不那么显眼罢了。这是一块软骨，位于甲状腺的上方，因此也被称为甲状软骨。在男性的青春期阶段，睾酮会促进甲状软骨的生长，进而带动整个喉部的发育，使声带变长。乐器上的弦越长，振动产生的声音就越低，同样的道理，声带变长后产生的嗓音会变得更加低沉。心理学家研究发现，嗓音越低沉的男性对女性的吸引力往往越大，这似乎可以解释为什么在性选择中喉结较大的男性会有优势。[30]

喉结其实没有什么实际用处，这个喉部的突起并不会带来什么巨大的生存优势。但拥有喉结这一性状能够一直被人类保留到现在，是因为较大的喉结（以及因此带来的低沉嗓音）隐隐地意味着一些其他的东西，这些东西很有吸引力。喉结的发育需要睾酮，因此喉结大就能说明一点——睾丸功能强。如果我们在时报广场的广告牌上看到一个喉结很大的男性，那这个广告基本上就是在展现他的"男性雄风"。"买它！"广告在对你说，"你也将拥有强劲的睾丸！"

由于我们的喉是软骨（而非硬骨）构成的，所以喉结和耳朵、鼻子一样，能在青春期之后继续生长。如果一名职业棒球运动员开始使用睾酮，他的喉结就会变大。[31]这其实相当于进入了又一个男性青春期。在青春期，男性体内的睾酮水平会增加数百倍。

也正是在青春期，男性和女性身体的许多巨大差异开始出现。乍一看，这些差异似乎都与性成熟无关。10岁时，男性和女性的奔跑速度基本相同，但到青春期结束时，顶级的男性跑步运动员的速度将远远快过顶级的女性跑步运动员。一般来说，普通男性能够达到的跳高高度和投掷远度是普通女性的3倍。

诚然，这种差异一部分是社会文化造成的，因为男性总被鼓励要更有运动能力，但即便是在从小就开始接受训练的优秀运动员中，两性的这种差异仍然很明显。男性体内的睾酮水平是女性体内的 200 倍，这使男性的肩膀更宽、四肢更长，心脏和肺相对于身体的体积也更大。

不过人类也不是一直都这样。很久以前，男性和女性在身体结构上更加接近，但随着时间的推移，繁殖的机制逐渐改变了我们的体貌。人类的孕期长达 9 个月，一名男性过去可以在短期内与多名女性发生关系，但女性却不行，所以不管是过去还是现在，男性的数量都显得有些过剩。因此男性必须互相竞争才能获得与女性的交配权，这种竞争使男性获得了一些独特的性状，今天的我们把这些性状概括为"运动能力"。

性选择的压力进一步加剧了这些变化。女性一般会更倾向于外表有清晰可辨的男性特征的人，即便这样的男性实际上可能并不会更健康，反之亦然。也就是说，外表一看就有男子气概的男性更受欢迎。在畅销书《每周健身 4 小时》（The 4-Hour Body）中，作者蒂姆·费里斯（人称"身体黑客"）描述了他进行的实验。他通过大量吃肉改变了自己体内的睾酮水平。据他说，女性似乎能以某种方式感知到他的睾酮水平，对他简直"无法抗拒"。

……这真的有用吗？

我们不是被信息素所吸引的吗？

所谓信息素，指的是我们分泌出来，使别的人想和我们发生性行为的激素。这个概念很有趣。人们曾经猜测信息素是睾酮和雌激素的代谢副产物。人体确实会通过皮肤、呼吸和各种排出体外的东西释放出数千种挥发性的化合物，但"人类信息素"这类物质到底存不存在，科学上尚无定论。费里斯的"实验结论"很可能是他臆想出来的，他所说的那些女性或许都是被他迷人的喉结吸引的，也可能根本就没有女性被他吸引。

　　睾酮当今更广泛的社会应用并不在棒球场或者提高性吸引力上，而是被用于为生理性别是女性但性别认同是男性的人进行变性治疗。美国医师协会、美国医学会、美国心理学会等大多数专业机构最近都开始承认，使用性激素（睾酮和雌激素）来帮助跨性别者建立性别认同有重要的医学意义。美国最高法院也裁定，保险公司必须把性激素处方包括在医保报销范围之内。截至 2016 年 1 月，美国联邦政府的所有雇员都已经被允许至少接受某些形式的变性治疗。

　　对于长期被边缘化的人群来说，这是医疗保健方面的一个巨大变化，也给整个医疗领域提出了关于公义和人权的重大议题。如今，世界上至少还有 75 个国家有法律明确把同性之间的性行为定为犯罪，其他地区的接受程度也各有不同，对不遵从传统男女两性性别角色的人的歧视也更加隐蔽。

　　据估计，美国跨性别者群体的自杀率是非跨性别者群体的 19 倍。[32]虽然大多数人都不会对身边的其他人有明显的暴力倾向，但我们的言行常常会无意识地划清"我们"与"他者"的界限。在医疗领域，整个医疗系统也几乎完全是围绕传统的性别概念建立的。

　　尽管有法院的强制执行命令和医学专家的建议，保险公司和美国政府的医疗补助计划仍然拒绝报销变性治疗的费用。目前，没有医疗保险的人几乎无法得到变性治疗相关的医疗服务，就算有医保，在文化和医学技能上有能力为非二元性别的人提供这类医疗服务的机构也非常少。这是因为大多数医学院和实习医院都不提供相关的培训，这方面的医疗服务也没有认证的标准。在过去，跨性别者群体多数时候都是冒着风险在黑市上寻求这类医疗服务的，有时候也能在医院接受治疗，但医院往往不愿意提供这类服务，病人还会饱受医生的歧视甚至敌意。然而，一个看似不相干的地方却给这种情况带来了改观。

　　1965 年的"沃茨骚乱"平息后，麦科恩调查组得出的结论——每个人都能获得医疗服务是社会正常运行的基础——就被大多数人遗忘了，但那时已经在圣约翰座堂后院屋子里接诊的小诊所却成了这一点的明证。圣约翰诊所本来只是一个临时诊所，结果却成了南洛杉矶区社区医疗的中坚力量。到 20 世纪 90 年代时，诊所面积虽小却人流不断，成了没有医保的病人可以依赖的地方。

　　吉姆·曼吉亚（Jim Mangia）就是在那时从旧金山南下来到洛杉矶的。曼吉亚是哥伦比亚大学公共卫生专业的毕业生，毕业时正值艾滋病疫情的高峰期，他到旧金山工作了一段时间，参与应对疫情。曼吉亚比我矮几厘米，但看起来却显得更高。他说话带着浓重的口音，行为举止看起来似乎还没有适应加州的节奏。他在纽约的布鲁克林长大，后来搬到了洛杉矶的银湖（他管那时的银湖叫贫民区）。过去 20 年里，曼吉亚领导着圣约翰诊所，将它从原本的 1 家小诊所扩展成了由 14 家机构组成的网络，并成为南洛杉矶区最大的社区医疗机构，每年治疗的病人高达 7.5 万人。单凭一己之力，圣约翰诊所就提供了南洛杉矶区 40% 的基础医疗服务。

　　没有医保的美国公民接受的医疗服务通常由政府的税务补贴项目进行补贴。圣约翰诊所是"联邦政府认证的医疗中心"（Federally Qualified Health Centers，简称 FQHC）的一员，这个网络的所有成员都是非营利性医疗机构，为贫困地区和公共服务资源不足地区的民众服务。在这些地区，许多人都没有医保。FQHC 的成员享有政府的减税待遇，还有公费医疗补助，并且能得到政府的专项拨款。来圣约翰诊所就诊的病人包括移民、从事季节性工作的农民、无家可归的流浪汉，以及公租房的租户等。

　　FQHC 项目是林登·约翰逊总统在 1965 年——"沃茨骚乱"发生的那一年——发起的。一年前的 1964 年，约翰逊宣布"向贫困开战"。

美国贫困人口的比例

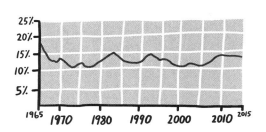

他在这一年的国情咨文中指出，"向贫困开战"的计划将"通过强化这种协作式的手段来帮助近五分之一的美国家庭，这些家庭收入很低，甚至不足以满足其基本的生活需求"。[33]

约翰逊提到的协作式手段是建立在各种系统共同改善的基础上的。"为了让措施更有针对性，"他说道，"我们的主要武器需要是更好的学校、更好的医疗条件、更好的住宅条件、更好的职业培训和更好的就业机会。我们将利用这些来帮助更多的美国人，尤其是美国的年轻人，帮助他们逃离贫困、痛苦和失业的恶性循环，让其他人无须再养着他们。"

和历史上很多隐喻性的战争一样，林登·约翰逊向贫困发起的战争也失败了。截至 2015 年，他当年所指的那五分之一美国家庭的生活条件仍然不比 50 年前好多少。更确切地说，这场"向贫困发起的战争"一直都没有真正打响。

"沃茨骚乱"后，当地的杂货店被毁，餐厅被废弃，美国农业部只得调运去 10 吨救济物资。除了调运救济物资的花费，暴乱带来的损失还包括调遣国民警卫队的花费、对房产造成的损失（当时的估值为 1 亿美元，约为今天的 10 亿美元），以及审理数千起相关案件和后续收监犯人的费用。约翰逊总统的理念是在这样的骚乱发生前就投资改善状况。在美国这种贫富差距过大的社会，运营社会的成本要么在骚乱发生前花出去，否则就只能在骚乱发生后救灾时花。

约翰逊总统在"沃茨骚乱"发生之前曾说："很多时候，就业岗位和金钱的缺乏并不是导致贫困的原因，而是贫困的症状，致贫的真正原因可能隐藏在更深处，隐藏在我们没能给人民提供公平的机会，帮助他们提高自己的能力这种失败中，隐藏在教育和职业培训的缺乏中，隐藏在医疗和居住条件的缺乏中，隐藏在生活和育儿环境极差的社区中。"

然而美国政府却没能针对这些弊端开展更加全面的行动。在之后的 10 年里，被政府作为主要扶贫措施的福利项目都在助长社会分裂。联邦政府的各种政策都被标榜为政府援助项目，进一步加剧了美国社会的两党分裂。民主党人试图通过重塑政府来保证机会公平，但共和党人却认为民主党的这些措施对原本就拥有机会的人是不公平的。两党之间的分歧直到今天依然存在。[34]

不过，向贫困发起的战争倒确实留下了一份遗产，那就是由超过 1 200 家像圣约翰诊所这样的医疗机构组成的、惠及全美的 FQHC 网络。美国联邦管理和预算办公室一直把 FQHC 列为最高效的政府项目之一。在小布什总统当年保护没有医保的美国人的政策中，其策略不是给更多的人提供医保，而是不断往 FQHC 项目里投钱。结果在他的任期内，给 FQHC 的预算拨款增长了 2 倍。在奥巴马总统颁布《平价医疗法案》之后，FQHC 的预算进一步扩大，超过了 120 亿美元。

FQHC 之所以能存在几十年，是因为它是罕见的能同时得到两党支持的项目。一方面，FQHC 符合民主党的理念，将医疗视为人权的一种体现。另一方面，FQHC 为众多农村地区提供了医疗服务，共和党如果弃那里的选民的生命于不顾将丢掉那里的选区。

在圣约翰诊所不断发展，在南洛杉矶区开设新网点的同时，很多跨性别者开始来这里寻求帮助。[35]这种现象部分是因为这些人通常都很贫穷，在来圣约翰诊所就诊的患者中，有 91% 都生活在联邦政府划定的贫困线以下。许多就诊者都自诉曾在大街上购买过质量和安全性得不到保障的激素，自己进行注射。有些人甚至还想给自己做手术，塑造性征，例如把浴室用的填缝料、食用植物油等家庭用品注射进胸部、脸颊和臀部。人体会对这些异物发起攻击，导致其变成一个个坚硬的小球。如果这些小球进入血管，堵塞肺动脉，就可能致人死亡。曾有一名病人由于反复感染来圣约翰诊所就诊，感染的原因就是植物油形成的小球从她的皮下组织流入小腿和足部，形成了严重的脓肿，最后不得不进行手术引流和抗生素治疗。

看到人们的这些危险操作，圣约翰诊所的总裁吉姆·曼吉亚不假思索地决定为跨性别人群提供医疗服务。

根据跨性别权益组织目前都比较认可的说法，通过变性来确定一个人的性别认同是一个综合了社会、法律和（或）医学的过程，包括使用激素（口服或肌肉注射）、接受各类手术、更改姓名和使用的代词，以及更改身份法律文件等事宜。[36] 由于变性所带来的外在变化基本上都是身体结构上的，只能通过使用激素和接受手术实现，而根据法律的规定，这两者又都必须在医生的帮助下完成，所以变性在很大程度上成了一个医学问题。正因为如此，变性还要求医疗系统应对结构性的社会问题。

2014年，圣约翰诊所和位于奥克兰的跨性别法律中心（Transgender Law Center）合作并进行了扩建，同时上马了自己的跨性别者保健项目，专门为跨性别人群提供医疗服务。项目始于那年1月，一开始只有9名患者。除了常规的基础医疗服务外，诊所还给他们使用了帮助变性的激素。曼吉亚还雇了一名从旧金山湾区来的变性医学专家卡克·库克（Cac Cook）。当曼吉亚告诉库克，他们预计到年底将收治75名病人时，库克笑了，说到时候一定不止这么多。

结果才第一年，光靠口口相传，诊所就已经有将近500名病人了。

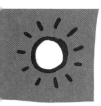
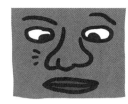

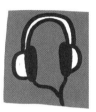

第二部分

感知

关于感受的一切
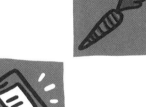

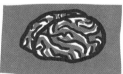

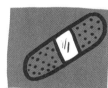

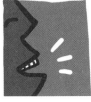

　　在卡斯帕·莫斯曼（Kaspar Mossman）住在寄宿学校的时候，每到晚上，他都得把自己绑在床上锁起来。如果不这么做，早晨起来照镜子时他就得惊叹："天哪，我对自己做了什么？"他的脸颊和脖子会被抓挠得皮开肉绽，泛出血色。有些地方的瘙痒感变成了疼痛，而在还不疼的地方，瘙痒仍在继续。

　　和大多数患有慢性瘙痒症的人一样，莫斯曼的症状也在晚上最重，尤其是睡着之后。就算他把指甲剪到最短的程度，也能把自己的皮肤挠破。据他形容，在有一次瘙痒发作后，自己的皮肤就像是拿奶酪刨丝器擦过似的。

　　十几岁的时候，莫斯曼最担心的就是和他同寝室的室友看到他的窘态。有一天晚上他们喝醉了，一个同学走进他的房间来讨根烟，结果看到了卡斯帕把自己绑在床上的样子。于是那个同学做了所有十几岁的孩子都会做的事——他打开灯，把宿舍里的所有人都叫起来，一起笑话卡斯帕。从那以后，卡斯帕回忆道："所有人都认为我是一个特别怪异的人。"

　　如今的他已经不在意了。"十几岁的年纪，我们在情感上都很敏感。"莫斯曼对我说。他今年42岁，是加州大学一个技术孵化机构的沟通专家。"不过我不应该泛指，"他改口说，"我的意思是，我自己在情感上很敏感。那时的我会想：'你在别人心里是什么样的？你坚强吗？有吸引力吗？女孩们是不会喜欢你的，而男孩们会觉得你病恹恹的，你基本上就像一个麻风病人，大家唯恐避之不及。'"

从最宽泛的角度来看，要理解感知，我们需要从生理学上升到哲学。人们对事物的感知来自身体复杂的感觉系统，通过这些系统，我们能感受到痒、痛、渴望、吸引、厌恶，并通过相应的神经通路——这些神经通路在我们意识到这些感受之前就在运行了——对这些感受做出反应。把这个世界看成各类感知的集合能帮我正确地看待万事万物，鼓励我生出同理心，至少不会让我凭感觉就把他人视为麻风病人，唯恐避之不及。

什么是痒？

瘙痒症伴随了卡斯帕·莫斯曼的一生，他个人认为寄宿学校和大学时代是最难熬的，但他母亲却说他"从一出生就皮肤泛红，因为痒哭闹个不停"。尽管知道孩子的情况，但莫斯曼的父母有时还是会很恼火并对他严加看管。有一次，他父亲坐在他面前，盯着他的眼睛，严肃地说："你不能再挠了，必须控制住自己。"对此，莫斯曼记忆犹新。

圣路易斯华盛顿大学的痒觉专家布莱恩·金指出，莫斯曼父亲的这种观点——瘙痒的感觉靠自制力就能控制住——在大众中很普遍。2011 年，圣路易斯华盛顿大学创立了痒与感觉障碍研究中心（Center for the Study of Itch & Sensory Disorders），这是世界上第一个以痒为研究重点的机构。

"瘙痒是有医学根源的，而且可以治愈，但人们对此的偏见太大了。"金对我讲。金学的是皮肤科，作为一名瘙痒症专家，他现在的工作是收治那些没有明确医学原因的瘙痒症病人。这些病人来自全美各地，常常容貌被毁，备受煎熬，他们之前的医生对此束手无策。瘙痒症属于疑难病症，世界其他国家也常有病人来找金看病。他见过一些不可思议的病例，从另一些病例中则可以看出大众对痒相关的疾病不够重视。

最近一个从外地来圣路易斯找金看病的是一名女患者，她饱受严重瘙痒的煎熬已经有一年半的时间了，来看病时她满身抓痕。这名患者之前看过几个医生，在使用抗组胺药物没有效果后，医生给她开了各种各样的精神类药物。这是很多医生的一种常见应对方式——认为瘙痒症患者是因为精神问题产生瘙痒感的，因此用精神类药物"对症"治疗。金给她拍了胸片（这是针对几乎所有疑难杂症的一种基本检查手段），胸片显示患者的胸部有肿块，后来确诊是一个淋巴瘤。据金回忆，当他告诉这名患者诊断结果时，她看起来松了一口气——她的瘙痒感不是空想出来的。

"我并不是说瘙痒症都是淋巴瘤导致的，我完全不是这个意思！"金说，"我只想通过这个病例说明人们对瘙痒症的偏见。她看了那么多医生，却没人相信她有实实在在的疾病。"

然而，大多数来金的研究中心就医的患者都找不出确切的病因，胸片等常规的检测手段都查不出异常。病人的身体状况也一直不错，但就是会感到弥漫性的、让人抓狂的瘙痒。金把这种疾病称为慢性特发性瘙痒症（chronic idiopathic pruritis），这种病通常发生在年龄较大的人身上。据估计，全世界大约8%～14%的人患有慢性瘙痒症（连续超过6周感到瘙痒）。对于这些患者，金会尽最大努力正视他们的瘙痒症状，而不是把他们打发走。

在金看来，"很难把痒定义为一种疾病"。他相信，自己在研究中心给人看病时提供的帮助中有一半是信任和尊重。"一直以来，人们都认为痒只是一种症状，你需要治疗的是导致痒的疾病，比如，你需要治疗的是湿疹，而不是痒。"FDA迄今只批准了一种专治瘙痒的药物——商品名为"安痒快"（Apoquel）——但这种药只能用于犬类。

你或许会想——当时我就是这么想的——狗都能吃的药，我吃了又能出什么问题呢？一般情况下，给狗吃的药和给人吃的药是一样的，比如人用的抗焦虑药物和犬用的药物"赞安诺"（Xanax）就都是苯二氮䓬类药物。但"安痒快"的说明书上冷冰冰地写着一句警示语，说本品可能会"增加严重感染的风险，还可能使已有的寄生虫性皮肤感染和癌症恶化"。

在治疗瘙痒时，金的研究团队把已经批准上市，可以用于其他用途的人用药物用了一些"未被批准"（未被证实有效或安全）的用途上。首先，他尝试用类固醇药物控制住炎症，接着用高效的保湿剂修复皮肤屏障，然后再使用神经调制药物，有时还会使用抗抑郁药物，比如，米氮平和阿米替林。这种多管齐下的方法很关键。"我们知道痒不单单是神经系统的问题，不单单是免疫系统的问题，也不单单是皮肤本身的问题，它可能是以上所有因素共同的结果。"

和许多被诊断为特发性瘙痒症的病人不同，卡斯帕·莫斯曼患的是严重的特应性皮炎（atopic dermatitis），这种病是慢性瘙痒症最常见的诱因，它有一个更通俗的名字——湿疹。当看到病人皮肤有红斑，同时因抓挠而破损时，医生一般就会给出湿疹的诊断。但湿疹其实有很多种，专家学者们目前连鉴定不同湿疹的类别都还有困难。不过各类湿疹患者有一个共同的表现，那就是皮肤都有些像羊皮纸，就算在不发作的时候也是如此。在发作时，患者的皮肤上会出现一片片红斑，奇痒难耐。

"最难过的莫过于别人好意提醒你：'你知道你这里长红斑了吗？'"莫斯曼告诉我，"我能不知道吗？别说了，我藏还来不及呢。然后他们还会继续给你提建议，建议你做做瑜伽啊，吃点儿鱼油啦。就算他们是出于好心，也会好心办坏事。当你的湿疹突然复发并且很严重的时候，你就是不想和别人待在一起。我打赌大多数湿疹患者都会被别人认为难相处，这已经成了我们性格的一部分。"

目前，一个多国专家组成的团队正在试图确立一套标准，用于鉴别湿疹的红斑以及评估湿疹的严重程度。[37] 未来或许会有研究发现湿疹的发生与某个基因相关（但不一定就是由这个基因导致的），但这样的研究很难，因为湿疹至今仍然没有明确的定义。

经过这么多年，莫斯曼已经摸索出了控制自己症状的办法。他会主动避开发病的诱因，比如酒、辛辣的食物（他说红辣椒最容易让他犯病）和硬质奶酪。意大利产的帕尔马干酪中含有大量组胺，这正是皮肤过敏时释放的物质。

"有一天，我爱上了吃奶酪，结果发现原来是奶酪的问题。"莫斯曼回忆。那天他去了奶酪店，买了一堆奶酪，把它们全吃光了，结果那天晚上他经历了有生以来最痛苦的瘙痒发作。"这让我发现原来问题出在帕尔马干酪上。"莫斯曼说起来仍然心有余悸。

压力也会诱发瘙痒。因此在学生时代，考试是莫斯曼尤为痛苦的经历。也正因为如此，他能在加州大学伯克利分校取得生物物理学博士学位这一点很让人钦佩，不过他对上学这件事嗤之以鼻："上学是最愚蠢的学习方法！你要考试，要写那些愚蠢的长篇论文，为此你不停地学习，死记硬背，挑灯夜战，压力真的太大了，但熬过这段时光之后很多学的东西就再也没有用了。"

这样的抱怨很常见，但对莫斯曼这样——压力能使身体产生如此直接、如此明显的后果——的人来说，还是挺痛苦的。痒不是什么皮肤表面的新鲜事，而是一种复杂的现象，背后是身体与心智的相互影响。从日常的微末小事到严重的疑难杂症，这种关系影响着一切。痒反而使我们认识到，任何建立在身心二元论基础上的对自我的理解都是站不住脚的。

德国的科学家曾经演示过，只通过声音和视觉信息就让人感到痒。

他们组织了一场名为《痒：背后的原理是什么？》的演讲并在会场四周装了摄像头，听众对这些科学家的布置毫不知情。在演讲的上半场，演讲的内容中充满了引人发痒的图片和文字，包括蝉、螨虫、单词"挠"等；而在下半场，演讲的内容则与痒完全无关。根据摄像头的记录，听众在上半场的挠抓动作明显更多。[38]

怎么样，现在你感到痒了吗？

好了好了，别再说了。

我还想问，**为什么挠痒痒的时候会这么舒服？**

对挠抓行为的控制是严重瘙痒症治疗的一部分，但其背后的心理因素是很复杂的，绝不是告诫患者"别挠了！"那么简单。后者就好像告诉一名抑郁症患者，让他"别愁眉苦脸的"。直接的命令会让莫斯曼感到自己在被责备，感到自己缺乏意志，这会增加他的心理压力，从而加剧他的瘙痒感。光是想到痒这件事就足以让他感到痒了，连让痒消失的想法也会让他感到痒。

区区一次下意识的挠抓就能把莫斯曼送入一场无休无止的瘙痒"风暴"，他只能一直挠下去，直到皮肤开始流血，瘙痒感转化为痛感为止。在这种时候，他很容易发生细菌感染。感染后，他的皮肤开始发热、发炎，过几天开始结痂、愈合，然后再被挠破。如果瘙痒和挠抓的行为让人夜不能寐，由此导致的睡眠不足也能进一步激发瘙痒的症状，如此周而复始，恶性循环。

很少有什么行为是我们在伤害自己的同时却还感到愉悦的，挠抓行为算是其中一个。就算我们这些没有湿疹的人，每天也会挠抓自己数百次，有时甚至都不是因为感到痒。关于痒感为什么会存在，从进化的角度看，比较可信的一种解释是它能发挥一些保护作用，虽然它也会让人难受。当我们感到痒的时候，可能就会发现有昆虫停留在我们的皮肤上，这样我们可以及时把它们赶走，以防它们叮咬我们的皮肤，导致我们患上疟疾、黄热病、河盲症、斑疹伤寒、鼠疫、昏睡病等疾病。直到今天，在最致命动物的排行榜上，蚊子仍然稳居第一，仅靠传播疟疾这一项，每年就会导致几十万人死亡。

因此，人体的感觉系统或许会给予我们一些回报——让挠抓行为产生愉悦感。但人体的感觉系统经常犯错，受到一丁点儿微弱的刺激都可能发出痒感信号，哪怕这些刺激并非来自蚊虫。莫斯曼曾这样形容过挠痒痒的快感："我觉得我比一般人更能享受挠抓的快感，是因为我的瘙痒感太严重了。"他继续说："或许挠痒痒会上瘾。"这种瘾是存在的，动物界也广泛存在"痒－挠抓"行为就是证据。关于这个话题，网上有无数很火的动图和视频，比如 BuzzFeed 网站上的"挠痒痒最爽的 17 只动物"。从这可以看出，我们人类简直太喜欢挠痒痒了，连看动物挠痒痒都能产生快感。

曾有论文研究过正常的"痒－挠抓循环"（itch-scratch cycle），指出挠抓行为并非痒感的直接结果，其背后的原理和痒感一样神秘。"痒－挠抓循环"并非传统意义上的神经反射，也就是说，不是那种"某种感觉信息经由神经传导至脊髓，无须耗费时间由大脑处理就可以直接触发某种行为"的过程，比如喉咙里有东西卡住时你就会作呕，医生用塑料小锤敲你的膝盖，你的小腿就会前踢。即使是完全失去大脑功能的人，如果你用小锤敲击他（她）膝盖的肌腱，他（她）的小腿也会前踢，但他（她）绝不会搔痒。相反，做过截肢手术的人有时也会在缺失的肢体的位置感受到"幻肢痒"，这表明痒感和痛感一样，是由中枢神经系统发起的。我们双眼的视网膜上各有一个盲点，但我们的大脑会"填补"这些盲点，使我们的视野中不存在一个与盲点对应的"洞"。同样的道理，如果我们突然失去了现实世界中的感觉输入，大脑也会"猜测"缺

最致命的动物排行榜

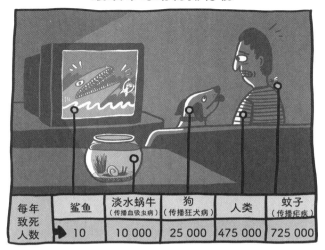

每年致死人数	鲨鱼	淡水蜗牛 （传播血吸虫病）	狗 （传播狂犬病）	人类	蚊子 （传播疟疾）
	10	10 000	25 000	475 000	725 000

失了的感觉会是什么样子。

加州大学圣迭戈分校的神经科学教授维兰努尔·拉玛钱德兰（Vilayanur Ramachandran）认为，幻肢痒和幻肢痛可以通过重塑患者对空间的感知力来治疗。通过使用镜面影像让患者觉得缺失的肢体"失而复得"，他已经在实验中成功治愈了几名患者。这种"镜像疗法"本质上就相当于让患者"重启"了他们对自己身体的感知。[39]

直到 2007 年，科学家才确认痛感和痒感在脊髓中拥有完全不同的神经通路。在此之前，科学界普遍认为痒属于痛觉的一种。1997 年，科学家在皮肤中发现了专门感知痒的神经，但科学界当时依然认为痒感信号是通过痛觉传导通路传导的。2007 年，圣路易斯华盛顿大学的陈宙峰团队在《自然》杂志上发表论文，称他们在人体内发现了一种只传导痒感信号的神经受体，名叫胃泌素释放肽受体（Gastrin-Releasing Peptide Receptor，简称 GRPR）。[40]在痒与感觉障碍研究中心网站陈宙峰的个人简介页上，有一张这位优秀科学家坐在摆满书的书架前的肖像照，照片下面是他对这项发现的描述："这项发现为揭示痒产生和传导的奥秘翻开了一个令人兴奋的新篇章。"

2014 年，来自休斯敦的神经科学家胡宏镇加入了痒与感觉障碍研究中心。胡宏镇把这看作是"生物学多层次融合"的大好机会。这种融合也是现代医学研究的一大特点。胡宏镇擅长皮肤细胞研究，布莱恩·金专攻免疫细胞，而陈宙峰则关注中枢神经系统，研究中心还有刘琴研究初级感觉神经元，克里斯蒂娜·德·古兹曼·斯特朗（Cristina de Guzman Strong）研究应用基因组学。在最近发表的一篇全面的综述论文中，作者将痒称为"表皮屏障异常、免疫系统过激、中枢神经系统活跃共同导致的问题"。要解决这样的问题，多领域联合研究是必需的。换句话说，痒这个问题极为复杂，我们目前仍然不甚了了，但其背后的奥秘绝不仅仅是身体的某一处出了状况这么简单。

这篇综述论文的通讯作者是吉尔·杨斯波维齐（Gil Yosipovitch）。杨斯波维齐在 2012 年创立了全美第二大的痒觉研究中心——天普大学痒觉中心（Temple University Itch Center）。他主攻皮肤病学和神经生物学，曾被美国全国公共广播电台这样的著名媒体称为"痒觉教父"（不过他在接受我采访时并没有认可这一点）。他意识到自己的名字里刚好包含"痒"（itch）这个词，在我与他有限的接触中，每当有人注意到这一点并向他提起时，他都会礼貌地予以肯定。杨斯波维齐在各类科学期刊上发表过数十篇关于痒的论文，但和拉玛钱德兰一样，在治疗瘙痒症时他也对一些"非传统"方法持开放的态度。他有过一个严重的病例，患者是一名年轻男性，在头部被棒球棒击打导致脑损伤后开始痒个不停。杨斯波维齐向他介绍了"触摸疗法"。这种疗法听起来很可疑，医生会将手游移在患者身体的不同部位，手法多变，声称能"操控能量场"。这种疗法是他参加周末研讨会时在一些酒店的会议室里听来的，之所以愿意尝试，并不是因为他真觉得可能会有用，而是因为这种疗法能提供一定的安慰剂效应，还可能有助于患者调整对生活的预期。[41]

杨斯波维齐认为，镜像疗法没法使用在慢性瘙痒症患者身上。事实上，不少患者（包括莫斯曼）都很不爱照镜子。他甚至愿意求助于"触摸疗法"，这一点实际上是在承认自己无法解释这名病人受损严重的大脑到底出了什么问题，也不知道应该如何帮助他。处在绝望中的人总是希望自己还能做点儿什么。这名"痒觉教父"虽然了解最尖端的生物技术，但有时候也无法为瘙痒症患者提供自己希望达到的治疗效果。从某种程度上说，他也算帮助过莫斯曼——帮助他找到了湿疹患者这个群体。

莫斯曼第一次听说杨斯波维齐和他的痒觉研究是通过《纽约时报》上的一篇文章。文章在开头描绘了慢性瘙痒症患者面临的困境。在莫斯曼看来，这篇文章把湿疹患者写成了一个个"怪人"，因此他意识到应该为瘙痒症患者发声。于是他在2010年做了一件所有沉稳自信的旧金山湾区科学爱好者都会做的事——开了个网络博客。莫斯曼在博客上贴满了最新的研究和治疗方法，还在网页顶部放了一张蓟的图片。他想用一种抽象的方式来描述湿疹，而多刺的蓟正好能完美地表达出他的痛苦。

美国湿疹协会坐落在加州圣拉斐尔市城郊的一个偏僻的商业街，附近有一所驾校和一个有机床垫工厂。当莫斯曼查到这个机构，并发现它离自己家只有30分钟车程时，他决定亲自登门拜访。协会当时只有两名工作人员，现在已经增加到6名了。湿疹协会出版有一本杂志，封面没有蓟那么抽象。他们工作的目标是提高公众对湿疹的了解，同时为湿疹研究和治疗筹款。协会的网站上有各式各样的捐赠文件模板，捐赠车辆的、捐赠股票的、捐赠证券的，甚至还有在遗嘱中给美国湿疹协会捐赠物品的文件模板。想把你家的房子捐出去用于支持皮肤病的研究和治疗，从而使自己永远不被人遗忘，但又懒得填表格？复制粘贴就可以了。

　　美国湿疹协会能为湿疹患者提供支持和信息，但对莫斯曼来说，更重要的是与同病相怜者的联系。直到不久前，在严重瘙痒的陪伴下成长的患者都还没法认识其他有类似症状的人。与正常人相比，他们出入公共场合的时间更短，也不是很愿意公开讨论自己的病情。莫斯曼仔细考虑过也与人讨论过自己的病情，最终学会了先权衡风险，然后决定自己是否要冒险。酒精对很多湿疹患者来说都是发病的"开关"，对莫斯曼也一样，但他还是爱喝两口，所以如果哪天他要出去喝酒，可能就会发生以下这种情况。他告诉我："假如我出去玩，人们都在喝酒，我肯定也会喝1杯，也可能会喝2杯，4杯也有可能。我不酗酒，但我爱喝酒，喝酒的时候感觉很好，但我也知道4个小时之后，大半夜里我肯定会被痒醒。我知道为什么我会发病，但有时候你就是会想：'管他呢！'其他人都在做的事情你却做不了，这种感觉你再也不想要了。浑身发痒的时候，你恨透了这种感觉，备受折磨，但在不痒的时候，你就好像从没得过这个病似的。"

　　在谈及自己的病情时，莫斯曼不想给人留下自怜自哀的印象，因为痒和挠是人人都有过的经历。但如果别人对他说这种事很普通，他还是会感到血气上涌。"我到这个岁数，真的已经不在乎别人怎么看我的外貌了。我结婚了，也有了孩子，不必再去外面吸引其他人了。"但如果别人轻描淡写地说他的症状没什么大不了的，他还是会很生气。"总的感觉就是：'我缺失了很多东西，我的生命不完整。'我感觉痛苦吗？是的，有一点儿吧。但我看看周围，还有人坐轮椅呢。是，我生病了，很痛苦，这种痛苦可能还影响了我的性格，让我易怒，让我不喜欢社交。但还有许多人满脸长痘，也不喜欢社交呢。没有人是完美无缺的，只不过湿疹表现在外表上罢了。"

最后，关于莫斯曼的经历，还有一个最特别的地方，那就是他到底是怎么把自己绑在床上的。莫斯曼对自己遭受的攻击和侮辱仍然记忆犹新，却唯独对这一点没有太多印象了。他只记得把绳子一圈一圈地缠绕穿插，却记不起来挂锁是怎么锁上的了。

不过他还记得在同学发现他把自己绑在床上一年后，有一个同学当着一群女生的面问他："还记得那次你抓痒停不下来，把自己绑在床上的事吗？"那个同学指望着他会生气，但莫斯曼并没有。虽然在内心深处他恨不得找个地缝钻进去，却依然笑着说："是啊，那次很搞笑。"

我能"增强"自己的免疫系统吗？

话说回来，免疫系统到底是什么呀？

罗伯特·加洛（Robert Gallo）——发现艾滋病病毒的微生物学家之一——在西班牙格拉纳达的一场病毒学会议上告诉我，流感很可能是历史上最致命的传染病。他和他的许多同行都相信，在不久的将来，全世界很可能会暴发另一场流感，严重程度堪比 1918 年那场导致超过 5 000 万人死亡的西班牙流感。即使到了今天，流感在很多国家依然是导致其国民死亡的主要原因之一。

因此，各位特别需要注意的是，虽然可口可乐公司的含糖维生素水的广告宣称"流感疫苗已经过时了！"，但这些彩色的瓶装饮料并不能预防流感。[42]

这个广告还声称能"减少鼻涕""增强免疫"。宣称维生素水能防流感是很危险的言论，但更危险的或许是"增强免疫"这个复杂的概念。许多被归为"膳食补充剂"的产品也宣称能对免疫系统产生作用。这些产品在宣传时常用的一个词汇是"增强"，有时还有"加强""助力""充能"什么的。不管用什么词，听起来都很有吸引力——如果你不知道免疫系统是什么或者不知道维生素 C 的作用是什么的话。

"增强免疫"的说法通常都和维生素 C 有关。维生素 C 又叫抗坏血酸，呈白色粉末状，是一种很容易添加到各种东西里的化学物质。全世界使用的绝大多数维生素 C 都是在中国生产的，其生产过程是先用玉米糖浆生产出山梨糖醇，接着把山梨糖醇发酵为山梨糖，再用转基因细菌把山梨糖转化为 2-已酮糖酸，最后再加入盐酸，得到产物就是维生素 C。

"抗坏血酸"这个名字与"坏血病"有关，因为这种物质能预防恐怖的坏血病。在 18 世纪横渡大西洋的水手中，坏血病导致的死亡率通常能达到 50%。在他们死亡时，血液甚至会从牙龈和眼睛里涌出来。当时的医生对这种病一无所知，但我们现在知道，这种病——和拉菲患的大疱性表皮松解症一样——是一种胶原蛋白病。胶原蛋白在人体内无处不在，如果没有胶原蛋白，人体就会崩溃。人体每时每刻都在制造新的胶原蛋白，因此我们需要不断为身体提供合成胶原蛋白的原料，抗坏血酸就是其中之一。

在抗坏血酸被发现前的几个世纪里，水手们发现，虽然他们一般在海上吃不到新鲜的蔬菜和水果，但只要带点儿橙子、柠檬和青柠并定期吃一点儿就不会得坏血病。水果中似乎有某种物质能预防坏血病。1933 年，科学家鉴定出了抗坏血酸，并证明这种物质有奇效，微量就能预防坏血病。[43]

和许多维生素一样，抗坏血酸也是一种辅酶，能帮助酶加速我们体内的化学反应，并且也是身体所必需的，如果缺乏，人就会患上严重的疾病。抗坏血酸的作用是帮助一种前体分子形成胶原蛋白，每周只需摄入微量的这种辅酶就足以满足身体的需求。不过补充过量的维生素 C 并不会让你合成出更多的胶原蛋白，因为肾脏会排泄掉过剩的量，一般也不会引发什么不良反应。

得了坏血病的人身体仿佛快"解体"了，会从各个部位开始出血，极度痛苦。对于这类表现如此恶性的疾病，抗坏血酸是人类发现的第一种有明确预防效果的物质。因此人们自然会猜测维生素 C 或许是一种拥有神奇效果的物质，可以预防多种疾病。既然坏血病都能治，维生素 C 还能治其他什么病吗？

免疫系统

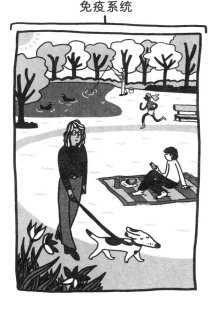

"免疫系统"这个术语是丹麦免疫学家尼尔斯·杰尼（Niels Jerne）在 1967 年发明的。关于免疫的工作原理，学界当时有两种对立的观点，一种认为免疫反应以抗体为基础，另一种则认为免疫反应以白细胞为基础。杰尼则提出了"免疫系统"的概念，统合了这两种免疫途径。在他提出的免疫系统中，机体不仅能消灭致病微生物，还能消除可能致病的其他物质。①

"免疫系统"是现代医学中一个前所未见的概念。循环系统、消化系统、神经系统这些传统意义上的器官系统在结构上各自独立，在人体中占有各自的位置，而免疫系统则遍布全身，是一个功能上的系统，淋巴系统和脾脏都是免疫系统的一部分。淋巴液在淋巴管中奔流，淋巴管彼此交联形成遍及全身的淋巴结。而脾脏则能过滤血液、产生抗体。进入血液的抗体能使机体"记住"特定的感染源，形成长时间的免疫，避免机体再次被同一种感染源感染。免疫系统还存在于骨骼中。骨髓能制

---

① 杰尼也因为对免疫学理论的重大贡献获 1984 年的诺贝尔生理学或医学奖。——译者注

造免疫细胞，在不同的情况下，免疫细胞可以记住、吸收或者忽略不同的物质。免疫细胞的工作方式包括引发炎症或氧化反应，也包括消灭炎症和氧化产物。除此以外，免疫系统还存在于口腔、咽喉、肺、胃、肠等所有与外界相接触的器官中。在这些器官的表面，所有那些能吞噬和消灭某些物质同时保护另一些物质的细胞都是免疫系统的一部分。免疫系统还存在于皮肤中。皮肤不仅是抵挡病原体的一层物理屏障，还是一个能分泌多种物质的活跃器官，这些物质为皮肤表面的微生物菌群提供了适宜的生存环境，而这些微生物能帮我们抵御感染。

以前，人们普遍认为免疫系统的作用是区分什么是"自己的"，什么是"外来的"。这种观点近年来——特别人类微生物组计划第一阶段的工作完成后——被证明过于简单了。人类微生物组计划是美国政府发起的一项国际合作研究计划，这一项目的研究表明，人体内的微生物比人自己的细胞还多。然而人体表和体内的环境是在不断变化的。通过皮肤、肠道和呼吸，人体在不断地从外界吸收物质，也就在时时刻刻改变着体内的微生物生态系统，因此并不能绝对地区分哪些是"自己的物质"，哪些是"外来的物质"。免疫系统并不会因为我们体内的菌群而被改变或者增强，因为这些微生物，连同被摄入体内的物质，都是免疫系统的一部分。

换句话说，免疫系统遍布我们全身，也包括我们体表和体内的微生物。

1986年，加洛发现了人类免疫缺陷病毒，也就是艾滋病病毒，杰尼提出的"免疫系统"的概念迅速成了当时的热词。随着公众对艾滋病越来越恐惧，被削弱的免疫系统就和坏事画上了等号，艾滋病疫情中患者遭受的病痛和死亡就是明证。因此，能增强免疫力的东西就一定好，免疫力越强，身体自然也就越好。

诚然，某些危害免疫系统的疾病确实会致命，但免疫系统的强弱绝不是一个可以简单地用"好"和"坏"来评价的概念。事实上，因为免疫系统过度活跃而造成的疾病更多，其中许多都是针对早已不再是致病原的物质产生的炎症反应，比如克罗恩病、乳糜泻和湿疹，这些病事实上都是免疫应答反应。

说回维生素 C。维生素 C 是一种辅酶，参与合成胶原蛋白。它不能预防流感，连普通感冒都预防不了。维生素 C 能预防流感、增强免疫的说法是一种有害的迷思，会让人把钱浪费在购买维生素补充剂上，使一个人看起来就像是坚持认为自己得了坏血病的偏执狂。

在花钱购买任何"增强免疫力"的产品之前，你可以先想想哈佛大学的神经生物学家贝丝·史蒂文斯（Beth Stevens）。她的研究阐明了免疫系统对学习功能的影响。在大脑中，有一种名叫小胶质细胞的细胞，这种细胞能四处移动并吞噬其他细胞。从传统意义上说，小胶质细胞也是免疫系统的一部分，可以帮助清除大脑中的碎片和废物，特别是在脑部出现损伤的时候。但科学家最近几年发现，随着人逐渐衰老，这些细胞也会破坏健康、未受损的神经元之间的连接。

在我们出生时，大脑中的神经元与周围的许多其他神经元有非常广袤的连接。在生命的最初几年里，随着我们对大脑加以训练进而影响其发育，神经元之间的一部分连接就会慢慢消失，这个过程常常被称为"学习"。在更微观的尺度上，这个过程叫作突触修剪。每当我们学会一些新技能的时候，就会失去学会另一些技能的能力，这就是为什么人总在年轻时更容易学会新事物，年龄大了学习起来就很困难的原因。而操控这个突触修剪过程的，似乎正是我们的免疫系统。

我们可以把正常的人脑比作一面修剪适度的树篱，但有时树篱也可能会被过度修剪。有一个叫 C4 的基因，其编码的蛋白质被机体用来标记需要被清除的碎片废物。2016 年，史蒂文斯和研究者阿斯文·谢卡尔（Aswin Sekar）、迈克尔·卡罗尔（Michael Carroll）联合在《自然》

杂志上发文指出，$C4$ 基因一种被称为 $C4a$ 的基因变体① 与精神分裂症有很强的相关性。[44] 具体来说，$C4$ 基因编码的蛋白质能标记控制认知和规划的脑区中需要被修剪的神经突触，这是学习过程中的一个正常步骤。当然，这么复杂的疾病不可能是单个基因导致的，但史蒂文斯他们总的假说是令人信服的：过强的免疫系统过度修剪了人的突触，从而导致了我们都看得到的结果——精神分裂症。

阿尔茨海默病的病因似乎也是类似的。同样在 2016 年，史蒂文斯和麻省理工学院和斯坦福大学的科学家合作，在《科学》杂志上发表了一篇具有颠覆意义的论文，指出小胶质细胞能够系统化地攻击、"吃掉"大脑中健康的突触，从而导致小鼠表现出痴呆症状。[45] 史蒂文斯的研究表明，患有阿尔茨海默病的动物体内含有更多的一种叫作 C1q 的蛋白，更重要的是，她能够阻断 C1q 蛋白标记突触的过程，这样一来，小胶质细胞就无法破坏健康的突触了。

如果致病机制确实如此，那么精神分裂症和阿尔茨海默病就与许多其他疾病一样，都是正常的生理过程出错导致的。如果我们不能把突触连接修剪利落，我们就无法学习，不会有好恶分明的性格，不会有清晰的理念。但修剪太多也会过犹不及，正如史蒂文斯在《科学》杂志上说的那样："小胶质细胞没有温柔缓慢地修剪突触，而是在不该'吃'的时候下口了。"

免疫系统的这些"功绩"，维生素水可没在广告里告诉过你。

这样看来，没什么东西能真正"增强免疫力"，也算是件好事吧。

---

① 在一个群体中，某个基因的序列并不一定完全相同，有可能存在细微的差异（比如序列中有一个碱基不同）。这个基因"主流版本"之外的其他"版本"就被称为这个基因的变体。——译者注

流感每年会导致数十万人死亡，预计未来还会有数百万甚至上亿[1]人死于这种病。它的预防措施很少，疫苗算是一种，虽然疫苗的效果到今天也还不太尽如人意。"流感疫苗已经过时了！"这样的广告是一种误导，对民众有百害而无一利。即使是维生素、果汁、保健品商家语气不那么重的宣传口号——"增强免疫力"——也是危险的，因为这些宣传不仅在鼓吹一个并不存在的概念，而且还会使人对免疫始终处于无知的状态。未来几十年，让免疫系统正常、有序的运行都将是医学科学的一个核心研究方向，对免疫的研究很可能帮助我们找到癌症、痴呆症的治疗方法，还可能帮助我们修复基因异常。所有这些问题都绝不是什么饮料就能解决的。

疫苗的原理是什么？

绝大多数疫苗的核心成分都是类毒素。这个名字听起来有点儿可怕，但其实就是灭活了的细菌毒素。类毒素是无毒的，所以能被用于制造疫苗。打疫苗是一个让人在无害的情况下暴露于危险物质的过程，这就好像你想克服对鸟类的恐惧，于是去看鸟类的纪录片，而不是真的爬到鸵鸟的窝里和雏鸟待在一起一样。没人爱看鸟类纪录片，但第二种选择的后果更惨。病毒疫苗和细菌疫苗原理类似，疫苗中通常含有少量病毒（一般也是灭掉活性的）。注射疫苗后，免疫系统就能"看到"病原体的样子，学习并记住这些"危险品"，以后就不怕它们的突然袭击了。

---

[1]　此处的原文为"millions"，如果简单直译，中文的意思是"数百万"。但由于英文中数字三位分段的习惯，英文中的"millions"与中文中的"数百万"并不完全对应，"millions"涵盖的范围是 100 万至 10 亿，结合流感每年导致数十万人死亡的数据，此处翻译为"数百万甚至上亿"。——译者注

咖啡因能让我更长寿吗？

我曾读到过类似的理论。

　　"[一个产品]'有益于健康'是挺酷的，但'真是绝了'不是更酷吗？"话音未落，台下的听众就欢呼起来，不过我当时并没觉得这两种说法是相互排斥的。"幸好，'真是绝了'不算是药品宣传。"[46]

　　这是 2014 年在圣迭戈举办的一场名为"现在开始长寿"（Longevity Now）的商贸交易会上发生的一幕。在会上，企业家戴夫·阿斯普雷（Dave Asprey）讲解了他带来的"升级版"咖啡的好处，同时对政府强加给他和他的产品的限制表示了失望。阿斯普雷身穿工装裤，戴着一副红色眼镜，当着数百名观众的面说他不能详细介绍他的产品，因为对咖啡产品进行有关健康的宣传是违法的。他在交易会上的言行确实没有越界。

　　"在美国，你十分确信一个东西有效，然后你自己把它做出来了，"阿斯普雷讲道，"但法律却不允许你跟别人讲它的功能，这是不是很奇怪？"

　　然而有些人却认为，像阿斯普雷这样的生物活性产品生产商是最不应该向公众宣传自家产品的健康效果的。于是，阿斯普雷带着他的咖啡给我们上了一堂大师课，以高超的技巧向我们演示了如何在不违反法律的前提下宣传一个产品。他给自家的咖啡起名为"防弹咖啡"，经销的公司也用了同样的名字，咖啡的宣传文案是"防弹咖啡：为身体充电，为大脑升级，让你防弹！"。从法律上讲，这个文案是合法的，因为没有承诺产品能治疗或治愈任何特定的疾病。美国的法律允许保健品制造商宣传自家产品的功效，而且无须提供产品确实有该功效的证据，但不允许他们说产品能预防或治疗某种疾病，比如心脏病，只能说该产品"有益于心脏的健康"。说某种保健品能预防骨质疏松症就违法，但你可以说它能"让骨骼保持强健"。这些宣称某种保健品对"健康""有用"的文案语充满了暗示，但最终会不会相信这些暗示还是取决于消费者。

咖啡因也是同样的道理。尽管它是全世界消费量最大的兴奋剂，但在法律上却不属于药物。咖啡因源自咖啡果的种子，是一种精神活性物质，咖啡中富含咖啡因。这种化学物质能让身体产生通常在遭遇紧急情况时才会产生的反应。当我们感知到危险时，脑垂体会刺激肾上腺向血液中分泌肾上腺素。肾上腺素是一种激素，在生物体感到压力和需要额外的能量时才会分泌，比如在有熊追你的时候，或者和你一起登山的朋友被巨石压住，需要你搬开石头的时候（这位朋友可能早就断气了，不过搬开石头看看总是应该的嘛）。因为同样的原理，咖啡因还能在短期内提高运动员的表现，让运动员跳得更高或者游得更快。[47]

肾上腺素水平激增也能让你产生强烈的兴奋感。要搬开巨石，除了需要大量的能量来驱动肌肉外，你还需要调整自己的认知，让你自信有能力搬动石块。咖啡因的精神活性就在于此。正是因为它，当我们在"现代鸦片馆"——我们把它们称作咖啡馆——里展开"头脑风暴"时才会觉得"一切皆有可能"。

或许你想不到，咖啡因发挥作用的方式是阻断大脑内神经元之间的交流。它能抑制一种叫腺苷的化学物质发挥作用。腺苷在神经元的突触间传递信号，降低神经元的活性，让人体进入放松、休息和睡眠的状态（正是努力工作的三个大敌）。摄入咖啡因，可以说就是割断了人体的"刹车线"。

然而，如果我们一直不让身体放松，这种兴奋就会逐渐转化成焦虑。许多人并非在偶尔紧急的时候才会刺激身体进入这种"战或逃"（fight-or-flight）的应激状态，而是使其成了一种常态。每天在办公室里，出于习惯或者为了追求更好的工作表现，甚至无聊，我们都会喝咖啡。在大多数时候，85% 的美国成年人每天都会以不同的途径摄入咖啡因，摄入量高达 200 毫克之多（如果是通过喝咖啡的话，大约为 532 毫升）。[48]

如今，人们摄入的咖啡因普遍过多，甚至已经有人开始卖"解药"了。这种叫作吴茱萸次碱的化合物似乎能加快细胞代谢咖啡因的速度（至少在实验室的大鼠上有这种功效）。[49] 吴茱萸次碱起效慢，所以需要长期规律服药，只有这样它的功效才能慢慢显现出来。服药能让你更快地代谢掉体内的咖啡因，但你不能停药。在但丁的书里，这样一种折磨应该算下了最外面的某层地狱吧。[①]

阿斯普雷的"升级版"咖啡是在咖啡里加入黄油（"草饲、无盐"）和甘油三酯制成的。据他说，这些甘油三酯是从椰子油中提炼出来的，也以"脑辛烷油"的名称作为单独的商品售卖，每瓶只要 23.5 美元。阿斯普雷的公司宣称这种脑辛烷油能为身体提供"快能量"。他还保证说，脑辛烷油"在清洁、提取和罐装的过程中都没有使用刺激性的化学物质"，虽然他不能说他的脑辛烷油能预防记忆力减退，但可以保证它"是让大脑保持巅峰状态的不二之选"。

"我们无法把想说的话说给各位听，因为那样的话我们就相当于在卖药。"阿斯普雷在讲台上翻了个白眼说。可他接下来还是告诉在场的人，他的"升级版"咖啡能提高运动水平、增强大脑功能，还能"增长肌肉"。

如果商家以保健品而不是药品的形式销售某种产品——就像阿斯普雷的公司这样——那么他们就可以直接把商品拿去上架，并宣称自家的产品能提高或改善任何你想要改善的身体机能。公司需要做的仅仅是把产品的名称和公司的地址提供给 FDA。FDA 需要监管上百万种保健品，但承担这一职责的只有 25 名工作人员。一旦有人投诉或者因为

---

① 在但丁的《神曲·地狱篇》中，地狱共分为 9 层。——译者注

服用保健品死亡，这 25 名工作人员中的某个人就会通过公司地址找到制造商。[50]

保健品行业是一个估值高达 330 亿美元的产业，和这个行业其他公司的老板一样，阿斯普雷也是一名"暗示但不越界"的大师。"喝咖啡的人比不喝咖啡的人活得长。咖啡难道还能抗衰老吗？"阿斯普雷的演讲还在继续。他提高了音量，把讽刺效果拉满："我的天哪！"听众都笑了。不到两分钟，他就把听众都变成了自己人。阿斯普雷不再是一个卖黄油咖啡的商家，而是成了把大家从暴政中解放出来的人。他不是一个有待审查的权势人物，反而成了自由斗士，为大家提供当权者不希望他们知道的信息。太绝了。

不过还是有办法能让阿斯普雷等生物活性产品生产商做他们想做的那种广告的——只需要把产品宣称的功效拿去给 FDA 审批就行了。审批过后，他们的产品就将按药品——而不是保健品——的标准接受监管。审批过程需要大约 10 年时间，花费约 100 万美元，如果产品宣称的功效被认为没有充分的证据支持，审批还可能会被驳回。

因此，保健品行业蒸蒸日上。

上世纪 90 年代初，美国出现了一系列因服用保健品患病甚至死亡的事件，因此联邦政府试图规范保健品行业，使其确保销售的产品达到了一定的质量和纯度标准，甚至确保其产品真的有宣称的效果。但保健品行业发起了大规模的游说活动，想让政府放弃这种努力，其手段之一就是拍摄各种广告。在一条这样的广告中，影星梅尔·吉布森在家中被特警扣押了，因为政府的工作人员要没收他的维生素。

要是你想让愤怒的民众帮你达成目标，暗示政府越权是一个近乎屡试不爽的方法。在这个案例中，这种方法不但成功了，甚至还让保健品行业乘势进一步游说，在 1994 年让政府通过了医疗健康领域一项后果最严重的法案——《膳食补充剂健康与教育法案》（*Dietary Supplement*

Health and Education Act，简称 DSHEA 法案）。DSHEA 法案允许所有以膳食补充剂名义售卖的产品不经任何监管，无须对其质量、安全性和效果进行检测就上架销售。

DSHEA 法案还肆意地拓展了"补充剂"的定义，使补充剂不仅包括 13 种维生素，还包括酶、矿物质、氨基酸、草药、植物萃取物、腺体提取物甚至动物的器官组织。可以说，几乎什么物质都能和补充剂沾上边了。过去，"补充剂"的原意是从食物中提取或者类似于食物成分的化学物质，比如维生素 C，就可以用来补充你从食物中获取到的维生素 C。而如今，几乎所有补充剂（包括维生素）都是在实验室中合成的，其最终产品和食物简直一点儿关系都没有。就算这些产品中含有食物中的化学物质，这些物质也会被添加的无数其他物质所淹没。

2016 年，我去科罗拉多州的阿斯彭参加了一场集会，到场的还有过去 6 任的 FDA 局长。在会上，通过 DSHEA 法案时在任的局长大卫·凯斯勒（David Kessler）被记者问到为什么保健品行业直到今天都没有得到监管。"我们努力尝试过的。"他坦承。上世纪 80 年代，凯斯勒曾对烟草行业的监管做出过很大的贡献，当时距离科学界发现烟草是美国人一大可避免的主要死因已经好几十年了。凯斯勒继续说："在保健品面前，监管烟草行业显得太容易了。"

与此同时，在制药行业（这个行业在公众中的形象一直是既可怕又可恨），药物上市前必须提供安全、有效的证据。药物审批的过程虽然也有漏洞而且耗时长、耗资大，但能有效地保护消费者。在宣传其产品功效的时候，制药企业只能如实描述，同时还必须在药品说明书中罗列出所有可能出现的副作用。正因为如此，你不会觉得药品广告中宣传的是夫妻共浴时使用的享乐产品，而是会觉得宣传的是那种需要锁进保险柜里装上火箭送上太阳的东西。

在我们把各种维生素混合成复合维生素的时候，这种产品就和食物中天然的营养素或者人体中含有的营养素完全不同了。我会把它们称为"保健品"，因为市面上习惯这么称呼，但我们必须承认，和"隔壁"的制药行业比起来，保健品的"保健"其实根本就是空谈。这个行业每年能卖出数十亿美元的产品，几乎是想卖什么就卖什么，想怎么卖就怎么卖，广告宣传时恨不得说自己的产品能包治百病，却从未受到过严厉的批评，反而还备受追捧和保护。这种反差很值得关注，因为它直击我们对身体健康的理解的核心。

不过阿斯普雷的有些话在事实层面上并没有错，比如咖啡"是抗氧化剂的首要来源"，这一点正是很多人相信咖啡有益健康的原因。对一些人来说，他们从咖啡中摄入的抗氧化剂确实比他们从其他食物中摄入的多，但与其说这是喝咖啡的益处，其实更像是反映出我们日常饮食中抗氧化剂的含量太低了，况且也没有证据表明补充抗氧化剂对身体健康或延年益寿有帮助。

想弄清楚喝咖啡（或者任何其他据说能延年益寿的方法）为什么有效——假如真的有效的话——我们需要做大量的推测。咖啡中的有效成分是抗氧化剂吗？如果是的话，为什么抗氧化剂在咖啡中就有效，在药片里就没用呢？抗氧化剂是一大类物质的统称，维生素 E 也是一种抗氧化剂，但有证据表明，服用维生素 E 补充剂会增加人患前列腺癌的风险。

然而，我们依然经常听到别人说喝少量咖啡对身体有益，他们的证据常常是有研究表明，那些健康又长寿的人大多都喜欢喝上两杯咖啡。科学新闻往往以一种乐观的方式来解读这类研究，得出喝咖啡对你有益的结论。谁不喜欢说别人爱听的话呢？何况两者间确实存在有趣的相关性。但我从没见过任何一名医生会给病人推荐喝咖啡来达到保健的目的，除非你真的很喜欢喝，那喝点儿倒也没事，甚至有助于身心健康。营养学的随机对照试验非常难开展，因为改变饮食习惯造成的影响非常复杂，需要数年甚至一生才能显现。

还是直接说自己的产品"真是绝了"来得更容易一些。

就算咖啡真的能延年益寿，原因可能也不是抗氧化剂的潜在功效这么简单，而是更宏观的原因。比如，人在持续摄入咖啡因（即便剂量很低）时食欲会被抑制（当今社会的大多数人吃得都比理想的量多），或者咖啡能促进社交互动，驱使你走出门去做事情。这些才是实打实的好处。但咖啡因也和所有其他化学物质一样，效果的强弱、好坏都取决于你使用的方式。

我们到现在还不清楚手机是否致癌吗？

"嗨，各位同事，" 2010 年，许多人都收到了这么一封神秘的电子邮件，"我不知道是不是真的，但你最好小心一点儿，不要接听以下号码打来的电话：XXXX。当这些号码来电时号码是红色的，你可能会因为高频电磁波而大脑出血。"

很多理智的人都不相信这种骗局。正直的群众纷纷去网上辟谣，解释说电话号码不会改变手机输出的能量。这个骗局很快就平息了，但另一些类似的话术却没有那么容易被看穿。举个例子，2015 年 5 月，加州的伯克利市成了美国第一个要求手机销售商告知用户使用手机可能致癌的城市。同年的晚些时候，神经外科明星医生桑贾伊·古普塔（Sanjay Gupta）在接受《花花公子》杂志采访时说自己在接电话时都用外接耳机，这样"就能让辐射源远离我的大脑"。[51]

然而无论是世界卫生组织还是美国国立癌症研究所，都没有认可过手机和癌症之间存在关联这一说法。国际癌症研究机构（International Agency for Research on Cancer）倒是说过手机和癌症之间"可能"存在关联，[①] 因为电磁辐射会导致 DNA 突变，突变则可能致癌，而手机确实有辐射。但太阳还有辐射呢，你身边的人还有辐射呢，你不说宇宙万物都"可能"致癌，是不是有点儿厚此薄彼？所以虽说手机可能致癌这个问题并不新鲜，也从来没有过权威的机构站出来建议公众注意这一点，手机致癌这个话题未来仍将不断涌现。在任何时候，只要科技走进我们的生活（尤其是挨近我们的大脑和下体时），就会引发公众的担忧："这种新科技会不会导致癌症 / 糖尿病 / 自闭症或是什么的？"坏血病——人类开始长时间海上航行之前从未出现过的疾病——也可能被归罪于航海技术的发展。

2015 年，在苹果公司发布其智能手表之际，《纽约时报》发表了一篇题为《可穿戴式电脑是否有可能和香烟一样有害？》（如果你能像吸烟一样吸电脑，也不是没有可能）的文章，暗示苹果手表可能致癌。这篇文章的担忧主要援引自富豪企业家约瑟夫·麦克拉（Joseph Mercola）的话。[52] 麦克拉是一名保健品生产商，也开有一个网络博客。他曾经做过执业整骨医师，常常在网上向"粉丝"宣传反疫苗的观点。由于虚假宣传，他曾被 FDA 和美国联邦贸易委员会训诫过很多次。2016 年，由于销售一种号称不会致癌还能预防衰老的美黑床，麦克拉遭到了相关部门的处罚。[53] 2011 年，麦克拉以自己开的麦克拉医生自然健康中心的名义销售一种"最新型的癌症安全筛查工具"，他在网络博客上用报道新闻的口吻写道："革命性的安全诊断新技术能检测隐藏的炎症——热成像技术"，这种行为遭到了相关领域专家的广泛驳斥。[54]

麦克拉宣称他卖的热成像镜头能诊断"免疫缺陷、纤维肌痛、慢性疲劳"，还有"消化障碍，包括肠易激综合征、憩室炎、克罗恩病"，以及"其他疾病，如滑囊炎、椎间盘突出、韧带或肌肉拉伤、红斑狼疮、

---

① 作者对国际癌症研究机构似乎了解不足，这个机构事实上是世界卫生组织下属的一个机构。——译者注

神经系统疾病、挥鞭伤、脑卒中、癌症等"，不一而足。

热成像技术能检测出炎症病灶的位置不假，比如在关节扭伤时，病灶处会淤血，于是就会释放出更多的热，但热成像的功能也就这么多了。热成像检查是一种非常粗略的检查，你最多可以说它很安全。

麦克拉还曾在 2006 年违法营销他的保健品（具体来说，膳食补充剂），比如活力健康小球藻 XP、动力健康产品维生素 K2、心血管必需品纳豆激酶。他的这些产品在营销文案中出现了"抑制癌细胞生长""预防心脏病、脑卒中、血栓"以及"降血压"等说法，直接表达了能治疗特定疾病的意思，因此超出了 DSHEA 法案允许的范围。FDA 依法向他发出了严厉的警告，要求他停止销售。在警告中，FDA 表示他们没有对他的经营范围进行全面审查，如果他还在销售其他违法营销的产品，也要求他一并下架。[55]

麦克拉的营销套路和历史上许多蛊惑人心的商人的套路一样：先在大众心里种下恐惧的种子，然后再卖解药给他们。要卖"中和或者清除体内有毒物质"的保健品，第一步就是让人相信这种物质真的存在（而且能被清除）。让人信服的最好办法就是展现出权威性并拿出证据。《纽约时报》后来更新了那篇关于苹果手表的文章，添加了不少证明材料。

在现实生活中，由于变量太多，因此几乎不可能断言某种物质在多大量的时候对所有人都有害（哪怕是对大多数人有害也无法断言）。这就给了麦克拉这样的人机会，可以宣称某种物质有害，因为你不可能百分百地证明某种物质无害。从认识论的角度上讲，科学是无法"证其无"的，我证明不了使用颜文字不会致癌，我只能说截至目前还没有使用颜文字致癌的证据。

公众的担忧时有时无，但那些确定有害的东西却始终存在。关于手机对健康的影响，更有趣也更直接的是在行为方面。今天，由于玩手机，我们走在马路上被车撞死的概率空前地高，开车的时候发短信的人也常常撞死路人。这些因为手机产生的行为可比肿瘤可怕多了，而且急需我们的关注。

随着我们的身体与科技的联系越来越紧密——以前是眼镜、假肢和牙齿填料这类东西，现在又有了手机以及其他高科技产品——潜在的安全担忧开始每时每刻都围绕着我们，癌症只是其中很寻常的一个。更紧迫的问题是，随着科技开始重新定义人，我们在使用这些技术时是否足够审慎？或者说，我们是否在尝试理解科技在多大程度上改变了我们？

这就是杰西·福克斯（Jesse Fox）的研究方向。她是一名心理学家，研究通讯科技对我们自我意识产生的影响。福克斯自称是一个外向的南方人，喜欢和陌生人交谈。在俄亥俄州立大学，她领导着虚拟环境、通讯技术和网络研究实验室（Virtual Environment, Communication Technology, and Online Research Lab）。

"社交网络很吸引人，因为用术语来讲，它给我们提供了强大的赋能。"她向我解释说。这就是技术的优势，让网络互动变得与面对面的交流大不相同。就拿人人都需要的社会认同来举例吧。

"我们都知道，当有人夸奖你时，就算是很小的事情，也会产生积极的效果，"福克斯说，"但社交网络改变了玩法，让你全天候可以感受到社会认同。每当我需要别人认同的时候，发点儿东西到网上就行了。"

"我们往往都没有意识到自己有多沉迷于网络，"福克斯继续说，"当我听到别人向我抱怨说其他人有多沉迷于上网，花多长时间玩手机时，我会想：'你有反思过你自己最近是什么样子吗？'我们都对自己的行为视而不见。"

她之后还谈了一些其他内容，但我忙于反思，就没太认真听了。

为什么耳朵会耳鸣？

每当记者乔伊斯·科恩（Joyce Cohen）离开她在曼哈顿的公寓时，她都会戴上一副专业级的降噪耳塞，样子就像一名机场的行李输送员。"要是你在书里给最差劲的人体器官排个名，"她对我说，"耳朵可以排在第一位。"

最"差劲"的人体器官排名

冠军：耳朵 *

（* 第一名的竞争者还有：肠、皮肤、大脑、睾丸、关节）

科恩得了一种鲜为人知的病，名叫听觉过敏（hyperacusis）。因为这种病，日常的声音对她来说都大得无法忍受。人们经常将听觉过敏与恐音症（又名选择性声音敏感综合征）相混淆。据科恩描述，恐音症患者在听到特定的声音时（尤其是身体发出的声音，如咀嚼声、咯咯的笑声），不仅会感到烦躁，还会"立即血往头上涌，感到无比愤怒"。

其他病人报告称，特定的声音会使他们"情绪低落、恐慌发作、决断力下降、失去意识、皮肤瘙痒（有虫爬感）、产生搏斗或逃跑的冲动"。这些报告来自一个有 5 698 名成员的恐音症团体，这个在线团体由听觉专家玛莎·约翰逊（Marsha Johnson）运营。1997 年，约翰逊提出了"恐音症"这个病名。这种病的症状常常会导致其被误诊为其他一些精神疾病，包括恐惧症、强迫症、双相情感障碍、焦虑症等。

科恩等听觉过敏和恐音症患者相信，他们的疾病并不属于精神疾病。她强调了得克萨斯大学的神经科学家阿格·穆勒（Aage Møller）的观点，后者认为恐音症是"生理异常"，是耳朵中微小的、毛发状的神经细胞——毛细胞，充满液体的半规管，或者位于鼓膜后、全身最小的骨骼——听小骨出现病变导致的。声波引起鼓膜振动，振动经听小骨传导到半规管，带动毛细胞。这些毛细胞能将振动"翻译"成电信号，沿着神经传导至大脑，这样声音就被"听到"了。这条精密的传导通路上的任何一个环节都有可能出问题。对科恩和其他患者来说，让大家知道问题是出在这条通路上，而非大脑内部，是非常重要的。

声音确实能在很多人身上引起某种程度的躯体反应，形容词"moist"（潮湿的）就是一个很常见的例子。即使是在很多没有恐音症的人中，这个单词也能引起一种厌恶感，这种现象被称为"词汇厌恶"（word aversion）。引起词汇厌恶的词数量不多，本身在意义上并没有什么可怕的意思，也不能引人生恨，比如"slacks"（休闲裤）、"luggage"（行李）等。[56] 有 20% 的美国人说他们在听到"moist"这个词时会产生如同指甲划黑板一样的难受感。在欧柏林学院（Oberlin College）和三一大学（Trinity University）的科学家联合开展的一项研究中（被认为是开了对这一现象开展科学研究的先河），心理学家想要搞清楚究竟是"moist"这个词的什么属性让人产生了生理性的厌恶。他们提出了一种假说，认为某个词之所以会导致词汇厌恶，是因为大脑天生就会对这个词中某些音节的并列"感到不适"。在"moist"这个词中，词汇厌恶可能就是"oi""s"和"t"三个音节并列导致的。这些科学家还指出，在说出"moist"这个词时，我们需要动用一些表露憎恶表情时需要动用的面部肌肉，因此这可能是这个词使我们感到厌恶的原因。他们的研究最终发现，对"moist"这个词感到厌恶这一现象与年龄、是否神经质以及是否容易对人体功能感到恶心有关，但与这个单词的构成音节无关。[57]

科恩目前正在和一个名叫听觉过敏研究（Hyperacusis Research）的

非营利组织合作。这个组织致力于研究噪声引发的疼痛。和恐音症不同，听觉过敏指的是日常的声音都会让患者感到非常响，响到引发疼痛的程度。在巴尔的摩举办的一场耳鼻喉科会议上，听觉过敏研究组织分享了几名听觉过敏患者的故事，包括一名36岁的音乐家的自杀遗书："今天我戴着耳塞坐地铁，坐在我对面的人在听音乐播放器。我戴着耳塞，却还是能听到他的耳机中传出的音乐声，实在是太吵了……我得的病从来都没有人能理解，每时每刻，我都感到无比绝望和悲哀。我从没过过一个安稳的晚上，一个安稳的白天，一个安稳的周末，一个安稳的假期。生活对我来说完全是一种折磨，不管我去哪儿，都是那么吵。"

　　听觉丧失和听觉过敏是症状相反的疾病，但两者有一个共同点——在很多情况下都是由于高分贝的噪声导致的。科恩认为，我们应该把噪声视作一种"毒素"，这一点很重要。她认为在这些"毒素"中，最危险的是那些我们常常认为自己可以忍受的噪声（因此也就不会躲避）。听觉丧失是高分贝的噪声形成的剧烈振动造成微小的内耳毛细胞损伤导致的，其发生过程通常都比较缓慢，经年累月才会逐渐显现。这种损伤常常还会使患者听到并不存在的声音，医学上把这种症状叫作耳鸣，耳鸣有时甚至比全聋更让人难受。科恩把听一场吵闹的音乐会比作"面对一排大炮的攻击"，她的这种极端比喻在微观层面上还挺贴切的，当你感受到疼痛的时候已经太晚了。听高分贝的噪声就像盯着太阳看，两者的区别是盯着太阳看并不属于你的日常社交行为。

　　耳鸣是美国退役士兵致残的重要原因，甚至还是自杀的常见原因。但量化耳鸣与自杀的关系难度很大，因为耳鸣及其导致的心理上的折磨——如社交孤立、睡眠不足等——常被诊断为精神疾病。不过也有关系很明晰的病例：一名58岁的威尔士滑雪运动员在自杀遗书中向家人道歉，坦言自己"已经被耳鸣折磨疯了"；[58]在最后一次看精神科医生时给医生发出的最后通牒中，一名伦敦的吉他手说自己在耳鸣状态下已经活不下去了，准备"要么聋，要么死"；[59]荷兰职业单簧管演奏家加比·奥尔瑟斯（Gaby Olthuis）说自己每天 24 小时都能听到"火车行驶时发出的刺耳声音"，由于这种折磨，她公开请求允许她安乐死，最终得偿所愿。[60]

耳鸣通常是大脑试图反向填补听觉输入的空白导致的，这种"幻声"类似于大脑为了填补视野中与盲点对应的区域的空白而"臆想"出的图像，或者大脑"臆想"出的被截掉的肢体处的痛感和痒感。基于这一理论，哈佛大学麻省眼耳专科医院（Massachusetts Eye and Ear Infirmary）的听觉感知专家丹尼尔·波利（Daniel Polley）认为，或许可以对大脑重新编码，使其不再感知到并不存在的声音。拉玛钱德兰的镜像疗法用镜子训练患者的大脑，使其停止产生痛感和痒感。听觉通路有时也可以用类似的原理重置。波利自己也是一名耳鸣患者，他一直把自己的耳鸣归咎于常年使用耳机，目前他正在用音乐疗法治疗耳鸣患者。他首先会通过密集的试验摸清患者的听觉丧失情况和耳鸣音的音高，接着会移除掉音乐中的特定频率然后让患者聆听。由于神经元的可塑性，这些音乐会使神经元之间形成新的连接，并人为地制造出听觉"盲点"，使患者忽略掉耳鸣音的频率。

听觉专家艾伦·罗厄（Allen Rohe）亲眼见证过这种听觉疗法的疗效：在经过一年的治疗后，他一名有自杀倾向的患者终于享受到了绝对的宁静。[61]

如果我多吃胡萝卜，有没有可能就不用再戴眼镜了？

二战期间，英国皇家空军散布了一个谣言，称他们的飞行员有超强的夜视能力，因为他们都吃胡萝卜。当时在实行食物配给制，对渴求维生素的公众来说，这个谣言倒也有几分可信性，但其实军方的意图是避免德军发现英军使用的一种能"夜视"的新技术——雷达。

　　和很多好笑的段子一样，这个谣言也不是没有事实基础。胡萝卜含有 β–胡萝卜素，β–胡萝卜素会在我们体内转化为维生素 A，而维生素 A 对视觉的形成是必需的。在人的视网膜上有一类叫作视杆细胞的神经元，这些细胞内含有一种叫作视紫红质的色素。当光穿过眼球到达视网膜时，视紫红质会见光分解，光线的强度决定了视紫红质分解的量，而后者又决定了传入大脑的信号的强度。揉眼睛也能刺激视杆细胞，因此在我们按揉闭上的眼睛时也可以"看"到亮斑。不过视紫红质的分解产物很快又会被机体重新转化为视紫红质，进入一个新的循环，投入工作。这个循环的过程需要维生素 A。如果缺乏这种维生素，机体就无法合成视紫红质，从而导致视力丧失。

　　维生素 A 和 β–胡萝卜素缺乏症常常被称为夜盲症，因为这种病的症状往往最先出现于昏暗的环境下，但夜盲症最终会导致全盲。在美国内战期间，有大约 8 000 名联邦军士兵由于缺乏维生素 A 得了夜盲症。时至今日，夜盲症仍然是许多国家的人——尤其是儿童——致盲的一个重要原因，但这种病其实完全可以预防，而且很容易预防。

　　然而摄入过量的维生素 A 并不能让视紫红质的循环加快。不管你吃多少维生素 A，喝多少胡萝卜汁，都不会让你的视力变得更好。已知的人类视觉敏锐度极限是 20/8，也就是说如果一个人的视觉敏锐度是 20/8，那么普通人在 8 英尺（约 2.4 米）外就快看不清的东西，这个人在 20 英尺（约 6.1 米）外仍然能看清楚。限制正常眼睛视力的因素是视网膜上一个特定区域的视锥细胞的数量，[①]而不是维生素的多少。视锥细胞的密度在人与人之间差异很大，这种差异在很大程度上是基因决定

---

① 作者此处没有做必要的介绍，视网膜上的感光细胞分为视锥细胞和视杆细胞两类，视锥细胞主要集中分布于视网膜上一个叫中央凹的区域，作者此处的"一个特定区域"指的应该就是中央凹。——译者注

的，健康人的视锥细胞密度在每平方毫米 10 万～ 32 万个细胞之间。记者大卫·爱普斯坦（David Epstein）在他的书《运动基因》（*The Sports Gene*）中指出，在职业棒球运动员群体中，很多人视锥细胞的密度都很高，远超常人中的比例。视锥细胞密度高是运动员在棒球场上能否功成名就最重要的预测指标之一，而这完全不是训练出来的。

摄入过量的 β-胡萝卜素也许不能增强你的视力，但却可以让你的眼白和皮肤变黄。[①]美国国立卫生研究院的膳食补充剂办公室指出，维生素 A 过量"通常是从膳食补充剂中摄入过量的预制维生素 A 导致的"[②]。[62]果蔬汁也很容易让人摄入过量的 β-胡萝卜素。果蔬在榨汁过程中去除了其中的纤维成分，而纤维成分能填充胃部，制造饱腹感。半杯鲜榨胡萝卜汁中含的 β-胡萝卜素就达到了推荐日常摄入量的 184%。在变相吃下这么多胡萝卜之后，大部分人都会觉得："好了，这下够了。"

此外，半杯胡萝卜汁中还含有超量好几倍的生物活性成分。[63]复合维生素片也同样如此，有的复合维生素片所含的营养素是膳食营养素每日建议摄入量的 300%。日常服用这类膳食补充剂，维生素 A 就会沉积在皮肤中，使皮肤变黄。这种症状本身对身体无害，不过维生素 A 长期过量可能造成致命的肝脏衰竭。如果发生在婴儿身上，则会造成颅内压升高。由于婴儿的颅骨还未完全闭合，最终会导致颅内的内容物从颅骨的"柔软区域"（囟门）鼓出来。

所有这些被人过量服用的维生素 A 原本都可以留给那些患有夜盲症的孩子们，但是没有。

---

① 作者此处指的似乎是摄入过量 β-胡萝卜素导致的胡萝卜素性黄皮病（carotenosis），但没有引用任何参考文献，表述疑似有误。根据查阅到的多份发表在学术期刊上的论文，胡萝卜素性黄皮病并不会导致眼白发黄。事实上，这些论文往往还会明确指出，眼白是否发黄是区分胡萝卜素性黄皮病和黄疸的一个重要参考标准。——译者注

② 膳食补充剂补充维生素 A 的方式不止一种，可以通过维生素 A 的前体 β-胡萝卜素，也可以直接通过维生素 A，后者的形式就被称为预制维生素 A。——译者注

究竟多长的睡眠时间最合适？

2015 年，一项针对超过 1 万名芬兰人的研究发现，与人生病最少（以缺勤工作日数计）相关的理想睡眠时长为女性 7.63 小时，男性 7.76 小时。[64] 你可以用很多方式来解读这个时长，它可能是让人保持健康的最佳睡眠时长，也可能是那些最不善于装病请假的人的睡眠时长。受访者中还可能存在有人因为患有某些慢性疾病，导致睡眠时间变长或者变短的情况。从这可以看出，这类研究在数据统计时其实是很困难的，开展孤立的研究也很难，所以美国睡眠医学会和美国睡眠研究学会合作，组织一群科学家开展了科克伦系统评价（Cochrane review）。科克伦系统评价是科学家为了就某一问题达成共识常用的一种研究方法。来自全世界的睡眠科学家审阅了相关领域所有已发表的研究论文，分析了睡眠对心血管疾病、癌症、肥胖症、认知功能衰退的影响，并根据论文的科学说服力对其进行了排序，最后由全员对其科学可信度进行投票。

最后得出的结论是人每晚都应该睡够 7 小时。如果一个人每 24 小时中的睡眠时间少于 6 小时，那么出现健康问题的风险就会升高。

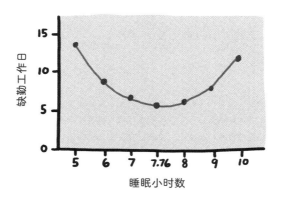

为什么我在白天打瞌睡时会流口水，晚上睡觉时却不会？

唾液分泌与意识有关。[①] 如果你白天打瞌睡时会流口水，那你晚上睡觉时肯定也会。唯一的区别是在你早晨醒来的时候，流口水的证据已经干了。

我真的不应该躺在床上玩手机吗？

这完全做不到啊，为什么要建议我们做完全做不到的事？

2015 年，联合国将这一年定为光与光基技术国际年（International Year of Light and Light-based Technologies），因为光基技术能"为全球面临的能源、教育、农业、通信和健康挑战提供解决办法"。因此，那年夏天，纽约蓝光研讨会（New York Blue Light Symposium）召集了多名专家，对我们生活中的蓝光问题展开讨论。研讨会的一名重要主讲人是日本的眼科专家坪田一男。2012 年，美国医学会发表了一份题为《光污染：夜间照明对健康的不利影响》的报告。坪田读到这份报告后随即创立了国际蓝光学会（International Blue Light Society），自己任会长。学会的宗旨是"增进公众对光线的物理效应的相关研究的了解"。

影响健康的因素那么多，夜间照明也算一种吗？是的，至少这是个让我们反观内分泌系统有多么精妙的好机会。

在射入眼球后，光线会投射到视网膜上，而视网膜会将信号直接传导进大脑的核心区域之一下丘脑。下丘脑只有一颗杏仁那么大，但考虑到它小小的"身躯"，下丘脑比你身体的任何其他器官都要重要得多——包括生殖器官。如果没有下丘脑，你根本就不会有性冲动或繁

---

① 分泌唾液的行为是一种反射，不受意识的控制，作者下文表达的也是这个意思，此处疑似英文版中的编校错误。——译者注

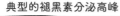

典型的褪黑素分泌高峰

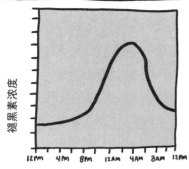

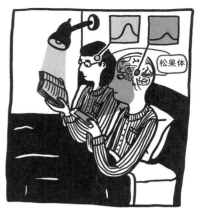

殖能力。事实上，如果没有下丘脑，你甚至连性器官都不会有：下丘脑指导性腺按一定比例分泌睾酮和雌激素，有了这些激素，你的生殖器官才会发育。这颗"杏仁"是神经系统的电信号和内分泌系统的激素信号的交汇点，收集来自全身各处的感官信息，并将这些信息"翻译"成身体的反应，维持生命。

　　下丘脑维持着身体的内环境稳态，有调节食欲、口渴感、心率等的功能，同时还控制着睡眠周期。实现这些功能时，下丘脑无须与大脑皮层沟通，所以你察觉不到它的调控活动。当视网膜接收到的光线越来越弱时，下丘脑就会认为天黑了，你该睡觉了，于是会叫醒它的邻居松果体，吩咐说："嘿，分泌点儿褪黑素释放到血液中去吧。"松果体听到就会说："好的。"然后它就分泌褪黑素并释放到血液中。这种激素会让你产生困意。到了早晨，下丘脑会开始升高你的体温和血糖水平，让你不再想继续躺着。（在夜间，褪黑素会通过舒张皮下血管来释放体内的热量，即使房间的室温并没有变化，这也会让我们感觉比早上更冷。）天一亮，下丘脑在感应到光亮后就会让松果体回去休息，松果体就不再分泌褪黑素了。如果你在白天检测血液中的褪黑素水平，就会发现其浓度几乎为零。

多说一句，在美国，褪黑素是唯一一种你不用医生处方就能随意买到的激素。根据 DSHEA 法案，褪黑素是一种保健品，所以无须生产商证明其质量、安全和效果。没有医生处方，药店不能卖给我治疗青光眼的眼药水，不能卖给糖尿病患者胰岛素，但褪黑素呢？这种激素影响着大脑里最重要的一个区域的运作，却就摆在药店的货架上，放在咖啡因药片的旁边，你想买多少都随便。

吃褪黑素能让我睡着吗？

我失眠。

如果你想资助科学研究，一种方法是先成为地球上最富有的人，然后拿出你的一部分资产推动人类认知的发展。比尔·盖茨就是这么干的，他资助了很多致命传染病和可持续农业方面的研究。硅谷富豪彼得·蒂尔（Peter Thiel）创建了专门做在线支付业务的贝宝公司（PayPal）并由此赚到了第一桶金。尽管他的财富只排在全球第 638 位，但本着推动人类发展的精神，蒂尔于 2011 年创立了蒂尔奖学金项目。这是一个两年为一期的项目，覆盖面很广，向那些"想建立创新事业而不是闷在教室中的年轻人"开放。从项目申请网站上的介绍来看，"蒂尔奖学金的获得者需休学或退学，以获得总计 10 万美元的资助以及蒂尔基金会的创立者、投资人和科学家们的支持"。每年，数以千计有理想的年轻人都会激烈竞争该项目的名额，最终会有 20 ～ 30 人被选中。

本杰明·余（Benjamin Yu）就是蒂尔奖学金的获得者之一。在获得奖学金后，这名声音浑厚的哈佛大学本科生退学卖起了保健品。2015 年，本杰明·余在加州的帕洛阿托市创办了自己的生物技术公司，推出了一款名为"助眠喷雾"（Sprayable Sleep）的产品。睡眠是无法打包销售的，但利用自己接受的一个学期的生物化学教育以及蒂尔奖学金提供的无数机遇，本杰明·余制造出了雾化的褪黑素并将其推向市场。把助眠喷雾喷在你最大的器官——皮肤的表面，理论上就能助你入眠。

在接受我采访时，本杰明·余不把自家的褪黑素称为激素，而是称为"生物信号分子"。我问他是不是因为担忧消费者可能会抵触直接把激素喷在身上。"我原本认为激素这个词可能分量太重了，"他认同了我的话，"但后来发现人们似乎根本不在乎。"在如今睡眠普遍不足的文化里，保证你睡好的承诺很容易让人失去谨慎甄别的能力。第一次在众筹网站 Indiegogo 上筹资的时候，助眠喷雾筹集到了 409 798 美元，有超过 4 000 名网友慷慨解囊，达成了原定目标的 2 300%。

助眠喷雾中不仅含有褪黑素，还有"来自地球母亲的蒸馏水"。在产品网站问答页面的"常见问题"一栏中，有人问到产品是否安全，网站的回答是："几乎没有人在使用褪黑素体表喷雾后出现严重的不良反应。"

和褪黑素片剂不同，睡眠喷雾中的褪黑素会通过皮肤缓慢地渗入体内，时间可以持续一整晚，所以理论上能使你保持安眠的状态。我试用过这种喷雾几个星期，确实睡得不错，但不太好判断是不是因为这种产品效果好，因为我大多数时候都不失眠。也就是说，我只能证明它不会灼伤皮肤，还能证明如果你假装要把它喷在别人身上，别人会很反感。

虽然褪黑素保健品能有效地帮助一部分人更快入眠，但没有证据表明褪黑素能增加睡眠时长和提高睡眠质量。许多物质在自然情况下——对褪黑素来说，就是光让下丘脑告知松果体分泌褪黑素的情况下——有用，但不知道为什么，在被制成口服片剂或外用药后效果就没那么好了。还有一点就是，和大多数在售的保健品一样，长期使用睡眠喷雾对人体的影响还是个未知数。

"我不确定是否真的有人能拿出证据来证明褪黑素保健品有效。"宾夕法尼亚大学精神病学系睡眠与生物节律部门的主任大卫·丁格斯

（David Dinges）对我说。美国国家研究委员会（U.S. National Research Council）曾请丁格斯为其下设的一个为军队选择保健品的委员会做顾问，那时他才知道美国在这方面花费了大量的经费。"不过，"他谨慎地继续说，"没有人能十分确定这类产品的价值。军方使用这些产品的理念似乎是反正它们不会有害，而且也许，只是也许，这些产品还能帮到你呢。"

记者凯瑟琳·普赖斯在著作《维生素狂热》中指出，军方对保健品的依赖不是一件小事。在某些情况下，为战场上的士兵提供新鲜蔬菜是不现实的，所以维生素补充剂就成了对精加工的即食军粮的重要补充。而美国的大部分维生素补充剂都是从其他国家进口的，如此一来，维生素补充剂就成了一个事关国家安全的问题。这个问题也延伸到了普通国民的生活中，很多人的饮食都过度依赖于强化维生素的加工食品。美国的农业不足以为 3.12 亿人口提供新鲜的蔬菜和水果，也没有那么多工厂生产维生素补充剂用于强化我们赖以生存的加工谷物产品。一旦美国和维生素补充剂的供应国开战，哪怕只是单纯地停止双方已有的贸易往来，部分只吃加工食品的美国人就会患上脚气病、坏血病等维生素缺乏症。

但有一点非常明确。丁格斯认为过度使用保健品对个人的健康也可能产生影响。保健品里的褪黑素是自然分泌产生的激素的化学类似物，不管是口服还是喷在皮肤上外用，都无法保证其安全性和有效性。用丁格斯的话说："在没有咨询过医生的情况下，小孩不应该服用褪黑素保健品，也不应该喝任何含有咖啡因的饮料。我们现在讨论的都是能根据充分的信息做出决定的成年人。"

"能根据充分的信息做出决定"这个表述很微妙。硅谷的科技公司最擅长的就是制定品牌互动优化策略，因此非常善于向你提供有助于销售睡眠调节剂的信息。与此同时，睡眠不足却实实在在地与心脏病和脑卒中有着明确的联系。2013 年，一名 24 岁的印尼广告文案作者在长时间睡眠不足后身亡，倒下前几个小时还刚发过推特："工作了 30 个小时，依然很精——神——"。她最终陷入了昏迷，并在第二天清晨死亡。事后，她的同事在脸书上写道："她死于加班过多，还喝了太多'KratingDaeng'，心脏受不了了。""KratingDaeng"是一种饮料的泰文名字，这种饮料在其他地区叫"红牛"。[65]

维生素、咖啡因和氨基酸的混合调配饮料（又叫能量饮料）是人类试图利用外源物质控制自然的睡眠节律的另一种手段。根据美国药物滥用与心理健康服务管理局（Substance Abuse and Mental Health Services Administration）的数据，从 2007 年到 2011 年，因为饮用能量饮料入院治疗的患者激增了一倍。当然，红牛的广告语"助你展翅高飞"的宣传效果肯定比"助你得心脏病"要好得多。

"和能量饮料相关的死亡案例多的是，还有几桩诉讼案例，"美国公共利益科学中心（Center for Science in the Public Interest）主任迈克·雅各布森（Mike Jacobson）告诉我，"有些人有潜在的心脏缺陷，至少对他们来说，摄入这么大量的咖啡因就会犯病。"[66]但目前，我们只能说能量饮料和多种疾病之间有貌似合理的关联，但还没找到实际有害的证据。

过量摄入咖啡因不会直接导致健康的人死亡，但却能改变人体内控制节律的"时钟"，也就是生物学术语中的"生物钟"。雅各布森指出，在因为饮用能量饮料而生病住院的患者中，可能有很多人也爱喝咖啡，但没几个人会因为喝咖啡而突然犯病。

前文提到的印尼死者的继父没有追究其雇主的责任，而是把矛头指向了整个广告行业。他认为是整个行业的工作氛围在逼迫他女儿不断喝能量饮料，也是整个行业的加班文化剥夺了他女儿的睡眠和休息。在这样的职场文化中，长时间加班是被期待和被赞美的，加班越多越好。

事实上，助眠喷雾并不是本杰明·余的公司的第一款产品，第一款产品叫"能量喷雾"（Sprayable Energy），说白了就是咖啡因。

我能训练自己少睡觉吗？

1964 年，16 岁的圣迭戈少年兰迪·加德纳（Randy Gardner）保持了 264 个小时没有睡觉——那可是整整 11 天。这是他为了高中科学展做的实验。从那以后，学校就修改了科学展的安全规则。

实验是由斯坦福大学的睡眠科学家比尔·德蒙特（Bill Dement）带队的，由一组科学家轮流监视和评估这个年轻人的意识情况。在实验过程中，身材瘦削、白肤金发的加德纳没有服用过任何兴奋剂，似乎也没有显示出任何不适。实验进行到第 10 天的时候，德蒙特说加德纳甚至还在弹球游戏中赢了他。

我咨询了宾夕法尼亚大学的大卫·丁格斯，问他多少人能在保证活命的情况下做到这么多天不睡觉。他告诉我："如果一个人长时间保持睡眠不足的状态，会出现严重的健康问题，死亡也是其中之一。"话虽这么说，但像加德纳这样睡眠严重不足但依然没出现重大异常的案例也多的是。[67]

似乎确实有一小部分人每晚只需睡四五个小时就可以精力充沛，我们称他们为"短睡者"（short sleeper）。丁格斯说全世界短睡者的具体数量还不清楚。"我们身边确实存在这样的人，通常认为大概占人群的1%，但也可能更多，这些人比其他人更能耐受睡眠不足。"对跨洋帆船赛运动员研究的结果也体现了这一点，这些运动员在比赛中没有机会长时间睡眠，所以冠军往往是睡得最少的运动员，他们一般都进行短时、多次的睡眠。

这种短时、多次睡眠的概念也传播到了大众中，总有人想在日常生活中采取这种睡眠方式。今天，有一小部分人在练习多相睡眠法，他们把睡眠分成很多片段，希望达到缩短睡眠时间的目的。

丁格斯指出，虽然我们完全有可能通过训练将自己的睡眠习惯从整晚睡眠调整成片段化睡眠，但似乎不太可能将一个 24 小时周期内所需的总睡眠时间缩短。即便是在睡眠不足条件下认知功能完全正常的那 1% 的人，我们也不知道睡眠不足对他们的代谢、情绪等诸多生理机能会产生何种影响。"缺觉时，你可能心情不错，但却意识模糊；你也可能意识清晰，但咄咄逼人、精神亢奋，很难相处。"

大约在加德纳开展他史无前例的科学实验的同时，美国军方也开始研究起睡眠不足来了。他们感兴趣的是，是否能通过训练使士兵仅睡很短时间就能持续作战。军方的初步研究结果似乎是肯定的，但当他们把受试者送入实验室，确保他们在研究过程中保持清醒时，结果就变了。每个睡不好的晚上，受试者的机体都会出现异常，而且这种效应还会累加。前一晚睡得越少，受试者的机体第二天表现出的异常就越多。但最有趣的是，受试者自己往往察觉不出自己的异常。

"他们坚持说自己不难受，"丁格斯说，"但表现却并不尽如人意，他们的感受与实际情况之间差异极大。"

尽管许多行业继续鼓吹和支持减少睡眠时间，但在之后的几十年里，这一结论不断得到其他研究的证实。比如，在一项发表在《睡眠》杂志——我太喜欢这本杂志的名字了——上的研究中，宾夕法尼亚大学的科学家将受试者每晚的睡眠时间限制在 6 小时，结果观察到他们的认知测试成绩直线下滑。但最关键的是，在整个实验过程中，受试者们都认为自己表现良好。[68]

"我们都无法非常准确地评判自己的能力，"丁格斯表示，"因为我们对能力的评判总是基于精神动力、先验知识和社会赋权等因素的。"

归根结底，高效的睡眠习惯最能影响的还是自我意识。我在医院上

睡眠不足的影响

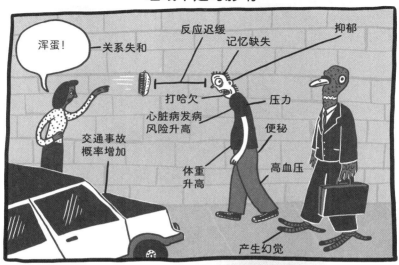

班的时候，轮班一次要值班 36 个小时，期间不能睡觉，最多只能歇几分钟。即便到现在，我这么写都好像是在自夸，炫耀自己有这种毅力，我实在想不出还有其他什么情况能把自虐说得这样像自夸了（也许酗酒能算一个）。严格来讲，美国医学会有强制的规定，医师每个班最多只能连续上 30 个小时。但你下了班根本走不了，因为总有病人来到医院。你不能说："我下班了，我从昨天早晨就开始值班，现在已经午夜了，你们自己看着办吧。"不行，你只能留下来并伸出援手，你需要有职业道德和奉献精神。

急诊室总有病人进来等着办理住院，还总有人向医生要安眠药，因为医院的灯光和噪声让他们睡不着，住满临终病人的八楼总有人等我去填死亡证明。睡眠不足让我感到愤怒、绝望，还有点儿亢奋，混杂着我从未感受过的其他情绪。我记得有一次，有一个病人情况危急，刚被送进重症监护室。我和病人的家属坐在一起，讨论病人的预立医疗指示，也就是当病人心跳停止后的处理方式（似乎随时可能发生）。病人是想做胸外按压，电击，气管插管，还是别的操作？讨论时，我不得不低头盯着放在我腿上的图表，因为我笑了。我知道那种情况下我不该笑，但这种笑完全是身体的自发反应，不受我大脑皮层的控制。虽然有一种叫痴笑性癫痫（gelastic seizure）的癫痫，发作时人会大笑，但我觉得当时并不是出现了这种癫痫发作，只是普通的神志不清罢了，虽然没人注意到，但真是尴尬极了。

我的经历和宾夕法尼亚大学睡眠实验室的研究结果是相符的——不论我的身体出了什么问题，我都不觉得继续工作下去会出危险。虽然我知道我变得暴躁易怒了，我的嗅觉也不那么灵敏了，但我仍然觉得我所做的一切都不会危及病人。丁格斯把睡眠不足的人比作醉驾的司机，他们在开车的时候也不觉得自己有可能会撞到别人。在睡眠不足时，我们第一个失去的就是自我意识。这种效果在自我意识薄弱的人中来得更快。

经常看太阳真的对眼睛不好吗？

盯着太阳看，视网膜很快就会被灼伤，但这种灼伤我们感觉不到，因为虽然视网膜是全身神经细胞最密集的地方之一，但这些神经细胞都不是感知痛觉的神经细胞。大多数人都知道我们不应该盯着太阳看，但很少有人知道，有多少人根本没盯着太阳，但还是因为太阳辐射致盲了。太阳损伤我们眼睛的方式不止灼伤视网膜这一种。

美国视觉委员会（Vision Council）在一项调查中发现，"千禧一代"是最少选择"经常"戴太阳镜的一代人（说实话，不管别人说"千禧一代"什么我都不吃惊。我就属于这一代人，我们生性冷淡）。在调查报告中，视觉委员会对"千禧一代"以及其他没有适当保护眼睛不受太阳损害的人进行了劝告。视觉委员会是一个注册的非营利性组织，它的工作包括绘制出紫外线辐射最强的美国城市地图给游客们作参考。辐射强度排名前三位的城市依次是圣胡安，火奴鲁鲁和迈阿密，这个结果并不出人意料。不过记住，你在西雅图也一样会被晒伤，也许这也该写进他们的城市宣传口号里？

2015 年，视觉委员会发表了一份报告，用的都是闪亮的铜版纸，报告的标题是《保护裸眼：太阳镜是健康必需品》（*Protection for the Naked Eye: Sunglasses as a Health Necessity*）。报告中有一个有趣的统计数据："65% 的美国成年人认为太阳镜是外出旅游时戴的时尚单品，但其实它对健康至关重要。"视觉委员会还鼓励公众庆祝"全国太阳镜日"（6 月 27 日）。

看到这儿，你也不难看出这个组织之所以出版这么漂亮的一份东西，其实就是为了"代表眼镜行业的制造商和供货商的利益"了吧。所以美国视觉委员会虽说听起来像一群健康专家组成的组织，其实就是个贸易商会。他们在讲解健康知识的时候（或者说，做市场营销的时候）语气权威，就好像在为公众服务一样。这些关于紫外线辐射和保护眼睛的"知识"在搜索引擎中位于最显眼的位置。在网上搜索健康知识，就和在地铁上看小广告一样"靠谱"。

当然，虽然视觉委员会的第一要务是推销太阳镜——这让它和其他那些旨在传播真相的组织有了本质上的不同——但这并不意味着它说的一定就是错的。比如，眼球表面会被阳光灼伤，这是真的，这种灼伤会导致光性角膜炎（角膜上的角蛋白因光照而发炎）。紫外线辐射还能让眼球表面长出一种叫作翼状胬肉的褪色赘生组织。

更甚的是，紫外线还能引发白内障。白内障是全世界主要的致盲原因之一。比视觉委员会更权威的世界卫生组织估计，白内障每年致盲的人数高达 1 200 万～ 1 500 万人。虽然其中只有 20%"可能是因为阳光照射引发或加重的",但随着臭氧层破坏越来越严重,每年照射到人眼和皮肤上的紫外线越来越强。根据视觉委员会的估算,臭氧层每减少 10%,全世界每年就会增加 175 万名白内障患者。就算这个数据有 100 万人的误差,也值得你平时好好戴太阳镜了。太阳镜日快乐!

我有癫痫吗?

贝丝·亚瑟(Beth Usher)是一个早熟的幼儿园小朋友,已经学会了读写,还能跳芭蕾舞、踢足球。贝丝家住康涅狄格州的斯托斯市,她是父母布莱恩·亚瑟和凯西·亚瑟的第二个孩子。1983 年 9 月 23 日,刚开学 3 周,幼儿园园长急匆匆地给凯西打了个电话,和她说贝丝"不太对劲",还说"她的举止突然有些奇怪!"。挂了电话,凯西冲出工作单位,跑去了幼儿园。

"我以前从没见过癫痫病人,但我看得出来她就是癫痫发作了,"凯西回忆道,"她还认得出我,抬了抬左胳膊,但右胳膊已经不听使唤了。她叫我'妈妈',想说话,但说不出来。"

贝丝发作的过程分初期、中期和后期三个阶段,这是癫痫发作的典型特征。当救护车把她送到医院时,发作已经结束了。和大多数癫痫患者一样,她在发作结束后就没什么异样的感觉了。这种发作医生也解释不了,有时癫痫就是会突然出现。医生宽慰亚瑟夫妇,那次发作可能就是神经系统的一次"风暴",令人不安但不会有什么后果。

为了安全起见,医生给贝丝开了抗癫痫药苯巴比妥。事后,亚瑟夫妇送她回了幼儿园。苯巴比妥让贝丝变得多动了,但癫痫没有再发作过——直到两周后。就在第一次发作引发的震惊刚要褪去的时候,另一次剧烈发作又让她的右半身不听使唤了。这次发作结束时已经是凌晨，贝丝又被救护车送到了医院。在医院的检查彻底改变了亚瑟一家的生活。医生给贝丝的大脑做了 CT 扫描，结果发现她的左脑半球有一大片已经死亡并萎缩的组织。

2015 年，我和布莱恩·亚瑟在曼哈顿的联合广场见了一面。坐下来后，他从写有女儿名字的一个大牛皮纸袋里抽出几张 CT 片子交给我。亚瑟家有半个地下室都塞满了贝丝的医疗文件，还有善良的陌生人寄来的新闻简报和信件。布莱恩顶着一头灰色的短发，一身大学足球教练的装束。他一直在康涅狄格大学的足球队任教，凯西也在康涅狄格大学工作，但两人都已退休。我把 CT 片举到太阳底下看了看，底片上的阴影区域是萎缩的脑组织，占据了贝丝小脑袋的整个左半边。

这张 CT 片显示的可不是什么小病。看到这样的大脑，你只能惊叹人脑在如此异常的情况下竟然还能保持操控人体的能力。总有人说我们只用了大脑功能的 10%，这种说法是不对的。但一个人在大脑仅剩 50% 多一点儿的情况下依然可以过正常的生活，这是真的，贝丝就是证据。

给我们身体各脏器拍的片子是疾病诊断时的一块块拼图。当医生看病人的一张 CT 片（或者 X 光片，或者磁共振成像的片子）时，一般很难完全确定是什么病在折磨着病人。许多疾病在片子上显示出来的情况非常相似。在一张正面胸部 X 光片上，胸前放着的一把刀和心脏上插着的一把刀看起来是一样的。医生在分析 CT 片时会根据经验对疾病进行诊断，准确度可能达到 99.9999%，也可能很低。在做出诊断后，医生通常还会给出另外几个可能性稍低，但也会出现类似症状的疾病。举例来说，如果病人得了感染或者癌症，医生光靠片子是不可能做出完全确定的诊断的，必须取一些病变组织的实物标本，利用显微镜观察（活检）。为了尽可能做出正确的诊断，病人还必须提供病史和生活史。我们没法把每个人的脑袋都切开看，所以对大部分病人来说，这套流程都是可行的，但贝丝很特殊。

儿童很少发生脑卒中，但有可能在难产过程中出现脑损伤。在给亚瑟夫妇解释女儿大脑内的阴影区时，哈特福德医院的医生把病因归结到了后者上。贝丝的大脑看起来很像脑瘫儿的大脑，后者的脑损伤是在分娩过程中导致的：由于缺乏供血，大脑的一部分区域出现了萎缩。然而，贝丝真正罹患的是一种整个医院都没人见过，甚至全世界都很少有人见过的疾病。

X 光片的问题

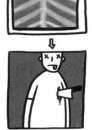

之所以这么说，是因为脑瘫的诊断虽然符合 CT 片上显示出的大脑的情况，但却不符合贝丝的生活史。没有小孩会到 5 岁才突然脑瘫，而且贝丝的出生过程也很顺利。她的脑损伤在 CT 片上非常明显，如果是出生或者成长过程中发生的意外造成的，那么这样的意外绝不可能没人注意到。

但当亚瑟一家人咨询另一位神经科专家时，这位专家却认为脑瘫的确是贝丝大脑阴影区最有可能的解释，也认为脑瘫很可能就是贝丝突发癫痫的原因。由于贝丝已经不止一次出现癫痫发作的症状了，所以可以确诊患上了癫痫。脑瘫很常见，又有 CT 片的支持，所以医生做出这样的诊断也可以理解。没有医生像亚瑟一家希望的那样把贝丝的情况当成急症对待，或许是因为癫痫无法治愈，而且大脑灰质一旦萎缩就无法像萎缩的肌肉那样能通过锻炼恢复正常。医生加大了苯巴比妥的药量，凯西回忆称，加药后的贝丝"像个疯子似的"在教室里跑来跑去。

当右利手的贝丝无法再用右手吃饭时，一家人感受到了最大的精神压力。除了用左手吃饭，贝丝还开始学着用左手写字。她的右脚不再听使唤了，癫痫发作也越来越频繁和严重。"她的病情一直在恶化，"

凯西说，"一直在变差。我平常带她去购物，她看起来就像受过虐待似的，浑身青一块紫一块。路人都看着我，好像在说：'你把这孩子怎么了？'"

亚瑟一家人很焦急，找过好几个神经科专家，但结果无非是把贝丝患有癫痫，无药可救，只能用药减轻症状的事实说了一遍又一遍。医生们把贝丝的药调整过好几次，试过苯妥英、丙戊酸等各种药物。她的生活也变成了家和医院两点一线，每次调整过新药后，等待她的都只是下一场癫痫发作。

到圣诞节时，贝丝的癫痫发作已经频繁到布莱恩开车送她去奶奶家的路上都要停下来好几次的程度。不久后，她的发作频率就达到了每天大约 100 次。有些发作只是短暂的愣神，有些则很严重，会让她倒地。在学校，其他小孩也会被她吓到。由于不断发作，贝丝 5 岁的小脑袋不断被撞伤，她已经需要全天候的监护了。

然而，对贝丝和她的家人来说，有一件事似乎有奇效——给她垫上靠枕，让她在电视机前收看儿童节目《罗杰斯先生的邻居们》。在节目播出的半个小时里，贝丝几乎一次都没有发作过。凯西还记得女儿对着电视说"好的，我来做你的邻居！"的样子。

但贝丝不能坐在电视前一辈子，每天 24 小时循环播放节目。亚瑟夫妇下定决心要治疗女儿的怪病。贝丝第一次癫痫发作 4 个月后，他们要求医院再做一次 CT 扫描。拍完片之后，凯西没有回家等结果，而是直接冲到放射科和医生谈了起来。CT 结果证实了她的担忧，贝丝大脑的阴影区域扩大了。脑瘫是一种稳定的脑损伤，病灶不会扩大，而贝丝的癫痫症状却一天比一天更频繁，一天比一天更严重。她到底得了什么病，依旧无从得知。

后来，布莱恩和凯西又带着贝丝去了康涅狄格大学儿童医院。小儿神经科医生埃德温·扎内莱提斯（Edwin Zalneraitis）对贝丝做了长时间的检查，提出她可能得了极为罕见的拉斯穆森脑炎（Rasmussen's encephalitis）。没人知道这种病的具体病因，也没有治疗方法。这意味着贝丝的癫痫症状要伴随她终生，她的半个大脑也只能永远坏下去了（但神奇的是，拉斯穆森脑炎患者的另外半个大脑则完全正常）。

但凯西坚信她一定可以做点儿什么。她联系了华盛顿特区城郊的美国癫痫基金会，但基金会的人也都没听说过拉斯穆森脑炎。当时还没有互联网，于是她又跑遍东北部的医学图书馆查资料。在耶鲁大学，凯西披上白大褂，装成医生溜进医学图书馆查阅文献，可惜一无收获。那时，贝丝的癫痫发作已经频繁到使她无法上学的地步了。正当他们一家走投无路时，凯西收到了癫痫基金会一名女士的来信。信中是一则《巴尔的摩太阳报》的剪报，报道了丹佛的一个小女孩马兰达·弗朗西斯科（Maranda Francisco）的故事。马兰达也患有拉斯穆森脑炎，最近在约翰斯·霍普金斯医院接受了一种被媒体称为"奇迹手术"的手术。术后，她的癫痫症状消失了。手术的主刀医生是未来的美国总统候选人本杰明·卡森（Benjamin Carson）。

凯西联系了约翰斯·霍普金斯医院，医院的小儿癫痫专科主任约翰·弗里曼想立刻查看贝丝的 CT 片，凯西连夜就把片子送过去了。光靠片子是无法确诊拉斯穆森脑炎的，因为这种病在 CT 片上的特征和许多其他疾病非常相似，因此弗里曼也让他们全家赶紧来巴尔的摩。在约翰斯·霍普金斯医院，亚瑟一家第一次见到了弗里曼和卡森。两位医生为贝丝做了半个小时的检查，最终的确诊结果就是拉斯穆森脑炎——光是病名就已经能上新闻了。在 1987 年的一份《巴尔的摩太阳报》的头版头条上，有一张彩色照片，照片中是 7 岁的贝丝。她头戴软帽，身穿殖民风格的连衣裙，仿佛一个患了癫痫的洋娃娃。照片上配的新闻标题是：《康涅狄格的小女孩发现自己的大脑正在缓慢死亡》。

但卡森和约翰斯·霍普金斯医院的医疗团队都不认为贝丝会死。当时，卡森的名声已经达到了一个神经外科医生所能达到的巅峰（几年后，这个"巅峰"的高度又被他自己给升高了），因为他成功地分离了一对连体婴儿。那场分离手术被医院大书特书，卡森也成为医院历史上最年轻的小儿神经外科主任，据说他对高风险的手术总是来者不拒。卡森推荐贝丝接受和马兰达·弗朗西斯科一样的手术——大脑半球切除手术，完全切除半个大脑，而且手术排期越早越好。

拉斯穆森脑炎是一种长期被遗忘和忽视的疾病，几十年来没有任何研究进展。患病的儿童（几乎总是儿童）会突发严重癫痫，出现部分失语的症状，还会有一侧身体瘫痪。这种病发作的症状很像脑卒中，只不过脑卒中只发作几分钟，而这种病却会持续好几个月。最终，患儿的半个大脑都会被摧毁，有的是左脑，有的是右脑。没有人知道具体的病因，也没有人拿得出治疗方案。

拉斯穆森脑炎在儿童中的发病率只有 0.000017%，是一种名副其实的罕见病。制药行业总是在寻找立普妥①、万艾可这类被数亿人长期服用的"畅销药"，以确保把研发时花掉的天价成本赚回来，但却忽视了拉斯穆森脑炎这类罕见病产生的需求。

然而，有一群热诚的科学家给拉斯穆森脑炎患儿带来了希望。加州大学洛杉矶分校的神经外科医生加里·马瑟恩（Gary Mathern）设立了一个"大脑银行"，这个"银行"中保存着拉斯穆森脑炎患儿的脑组织标本。马瑟恩从世界各国的患儿处搜集到了 35 份标本，其中一部分由于保存良好，因此适合用于科学研究。

"有时候我们无法及时让人体组织通过海关。"该项目的合作者塞斯·沃尔伯格（Seth Wohlberg）告诉我。沃尔伯格是一名金融交易员，业余创办了一个名叫"拉斯穆森脑炎患儿计划"的非营利组织。2010年，

---

① 即阿托伐他汀，美国辉瑞公司研发的降脂药。——译者注

他的女儿格蕾丝·沃尔伯格突发癫痫，最后被确诊患了拉斯穆森脑炎。沃尔伯格下定决心要找到治疗方法，至少要取得一些突破，让患儿不再需要切除半个大脑。

在沃尔伯格看来，目前这种病的研究最根本的问题是研究这种病的专家太分散，无法团结起来。这是生物医药领域的常见问题，相关各方都倾向于独立研究，因为彼此存在竞争。虽然竞争驱动着沃尔伯格从业的金融领域的发展，但这种竞争对罕见病的研究是不利的。然而，用沃尔伯格自己的话说，把科学家聚集到一起进行合作似乎是违背了他们的天性，"就像放牧一群猫"。

虽然马瑟恩现在手里已经有了一批可供研究的脑组织，但他承认其实根本无从下手。一直以来，科学界都认为拉斯穆森脑炎是两个因素共同导致的结果：首先，一种复制缓慢的病毒侵入了人体；随后，人体针对这种病毒发起了"自杀式"的免疫反应。（这一模糊的理论最近被用在了许多其他疾病上。）拉斯穆森脑炎的确与某种抗原造成的炎症反应有关，但科学家做过培养，在电子显微镜下观察过，还做过 DNA 测序，却没能鉴定出可能成为这一抗原的病毒或者其他传染性物质。

"我们什么都想过了，"马瑟恩说，"如果这种病是病毒引起的，那这种病毒就还不为现代科学所知，而且目前最尖端的检测手段也检测不出来。"

马瑟恩已经临近退休，他原本希望能以攻克拉斯穆森脑炎为自己的职业生涯画上句号，但如今他坦承："我们不知道它是什么原因造成的，这是一种能吞噬你一半大脑的疾病。"至于它为什么只毁掉一半大脑，却让另一半安然无恙，马瑟恩说他"完全搞不懂"。

但至少现在世界上已经有了一个由父母和科学家组成的小群体，他们可以在网络上分享他们的经验，虽然今天分享的东西并不比 1987 年时就知道的东西多多少。在一切都不确定的情况下，凯西和贝丝并没有什么明确的选择可以做。

"亚瑟一家经历这一切的时候，他们其实算是先驱者，"沃尔伯格说，"他们没有资源，没法与其他人沟通，我很佩服他们。"

在从事对冲基金经理工作的同时，沃尔伯格筹集到了100多万美元，用于支持拉斯穆森脑炎的相关研究。马瑟恩能在加州大学洛杉矶分校开办"大脑银行"靠的全是他的资助。"美国国立卫生研究院不会把政府基金投入到罕见病的研究中，"马瑟恩说，"自由市场也不可能来解决这个问题，因为没人负担得起研究治疗方法的成本。"

这就是那些没有对冲基金经理支持的罕见病患者和他们的家属所面临的困境。那时候，除了他们的医生，亚瑟一家孤立无援，但医生也无法解释为什么他们孩子的大脑会一天天地萎缩，能提供的只有50年前发明的野蛮手术。

"把你的孩子交给一个要切掉她半个大脑的人，你能想象吗？"凯西说。

但贝丝的病情还在恶化。如果凯西给她看一把雨伞，她能说这是"让你脑袋不淋雨的东西"，但就是说不出"雨伞"这个词。"她曾经在一场生日聚会上发作过，全身肌肉强直，"布莱恩回忆说，"整个人完全没有意识。"

凯西一直在绝望地搜寻着信息，想说服自己应该把女儿的半个大脑切除掉。她甚至联系上了加拿大神经外科医生西奥多·拉斯穆森——拉斯穆森脑炎就是以他的名字命名的。虽然主刀大脑半球切除手术让卡森声名大噪，但这种术式事实上是拉斯穆森发明的。最初，这种手术的预后很差，但后来的医生们发现，儿童大脑的可塑性很强，能够在手术或创伤后自我修复，"重塑"功能。儿童在被切除一侧的大脑半球后不仅能够存活，剩下的半个大脑还能承担缺失的那半个大脑的部分功能。马瑟恩告诉我，如果你在30岁时切除大脑半球，由于你的大脑早已定型，因此"你的大脑功能是无法修复好的"。

有病例表明，在为严重癫痫患者施行大脑半球切除手术后，患者的智力下降停止了，甚至还有所恢复。他们的智商水平比手术前提高了，而且有大约75%的患者再也没有发作过癫痫。[69] 但并不是每一例大脑半球切除手术都这么有效。沃尔伯格解释说，保险公司更愿意让病人就近找神经外科医生，而不是都跑去约翰斯·霍普金斯医院或者克利夫兰诊所这样的医疗机构。这些机构有经验最丰富的医生，可以不断细分专业来精进技术。用沃尔伯格的话说，要是不去这些顶尖医院，那就完全是"自讨苦吃"。下刀太深，就算只超过脑半球分界线一厘米，也会伤及脑干，让病人丧命。同样的道理，就算病变的脑组织只有一毫米没切干净，癫痫症状就仍然可能和术前一样严重，仿佛根本就没切除半个大脑一样。

手术预后效果不佳的人多的是，比如格蕾丝·沃尔伯格。格蕾丝在约翰斯·霍普金斯医院切除了半个大脑，结果用她父亲的话说，是术后陷入了长达9个月的地狱。直到马瑟恩给她做了第二次手术，把残余的病变脑组织清除干净之后，情况才有所改善。[70]

至于亚瑟一家，他们在进出医院三次后才下定决心在约翰斯·霍普金斯医院做手术。促成这一决定的是贝丝在学校假期音乐会上的癫痫剧烈发作。当时贝丝正在舞台上合唱儿歌《噢，圣诞树》，校长只能当着全校师生的面把她抬下舞台。这次发作使布莱恩和凯西做出了决定。

手术前，许愿基金会（Make-A-Wish Foundation）带贝丝去了趟白宫，但因为里根总统当时正身陷"伊朗门"事件①，因此只有第一夫人南希·里根接见了她。除此之外，凯西还想了另一个办法鼓励女儿接受手术。她联系了弗雷德·罗杰斯在匹兹堡的工作室。凯西说明了贝丝与

---

① 20世纪80年代中期，里根政府违背美国国会的禁令，秘密向伊朗出售武器。这一事件被揭露后造成了严重的政治危机，史称"伊朗门"事件。——译者注

《罗杰斯先生的邻居们》的特殊关系，还说她"即将接受一场可怕的脑部手术"，希望节目组的工作人员能送她一张罗杰斯的签名照片或者手写祝福。

第二天，凯西的电话响了。她告诉女儿有个朋友想和她聊聊。这很不寻常，因为癫痫，贝丝已经很久交不到朋友了。贝丝拿起电话，说了声"你好"，弗雷德·罗杰斯也回了句"你好"。贝丝告诉罗杰斯，她希望癫痫不再复发，这样她班里的孩子们就会喜欢她。她还说她在节目里最喜欢的角色是国王星期五十三世、伊莱恩·菲尔柴尔德夫人和条纹虎丹尼尔。在这段谈话期间，似乎什么都打不倒贝丝。

第二天早晨，亚瑟夫妇收拾好东西，开车去了约翰斯·霍普金斯医院。贝丝在医院还要接受一系列的检查，以确保她的身体能挺过这场历时 12 小时的手术。

手术后，卡森医生在术后观察室里见了亚瑟夫妇，告诉他们手术一切顺利。卡森后来在他的第一本书里承认，自己判断错了。在长达 250 页的自我神化中，这一刻的坦诚尤为可贵。做完手术那一夜，贝丝出现了脑干水肿，陷入了昏迷。

在重症监护室，贝丝的父母、兄弟和祖父母都没敢合眼，徒劳地想把她唤醒。医生来来往往，机器不间断地发出哔哔声。除了这些，亚瑟夫妇还开着录音机，播放着罗杰斯先生节目中的经典台词，包括贝丝最喜欢的那句"我就喜欢你本来的样子"。

一个护士进了病房，告诉凯西有电话找她，说来电话的人自称"罗杰斯先生"。凯西去了护士站，来电话的确实是弗雷德·罗杰斯。自那以后的两周，弗雷德·罗杰斯每天都会打电话来询问情况。

一天早晨，罗杰斯问起他能不能亲自来探病。虽然贝丝还在昏迷，完全没有意识，但罗杰斯还是从匹兹堡飞到了巴尔的摩。他随身带来的只有一个行李箱。进入贝丝的病房后，他打开箱子，拿出贝丝最喜欢的

儿童大脑的可塑性

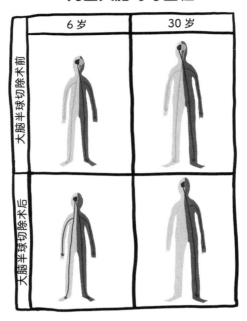

三个角色的木偶：国王星期五十三世、伊莱恩·菲尔柴尔德夫人和条纹虎丹尼尔。罗杰斯坐下来，为贝丝唱歌。亚瑟夫妇拍了一张当时的照片。在那张 5 寸照片里，罗杰斯倚靠在昏迷的贝丝的床边，手里拿着木偶。

　　要是贝丝能在罗杰斯在场的时候苏醒过来，那该是多好的结局。可惜的是，他唱完歌，站起身，最终回了机场。两个月后，医生检查发现贝丝的脑活动太微弱了，并且预计她的脑功能再也无法超过新生儿的水平。

　　再后来的一天晚上，布莱恩躺在贝丝病床旁的一张简易床上，他突然听到了微弱的声音："爸爸，我的鼻子好痒。"布莱恩一下子惊坐起来，问贝丝知不知道她自己的名字，贝丝回答说："贝丝·亚瑟。"

知道你住在哪里吗？

"康涅狄格州，斯托斯市。"

那你知道我叫什么名字吗？

问到这儿，布莱恩回忆说，贝丝看起来好像有点儿烦了。"布莱恩·亚瑟。"

笑声怎么能治病？

在曼哈顿一个公园的长椅上，如今已经 37 岁的贝丝向我展示了一张已经泛黄的报纸，报纸上有那篇她"发现自己的大脑正在缓慢死亡"的报道。她解释说是姨妈玛丽在做手术之前给她做了好几顶白色的帽子，想着帽子能盖住将来的手术伤疤，所以她那张照片才看起来那么复古，不过今天她的头发已经养得很长了。要说现在的贝丝有什么异乎寻常之处，可能就是她整个人还能如此"完整"吧。

一般来说，左脑控制着我们身体右侧的功能，因此在切除左脑之后，贝丝右侧的身体应该是会瘫痪的。但由于她接受手术时年纪很小，神经元的可塑性强，神经突触几乎还没有被免疫系统做过修剪，所以剩下来的右脑也可以学着去控制右侧的身体。经过 9 个月不间断的强化治疗，贝丝再次学会了走路，不过协调性不好，步态蹒跚，需要用右手支撑。她的右眼失去了外周视觉，所以不能开车。她的腿上戴着一个腿托，这东西据说能帮助她走路，不过有没有用她也不确定。但即便如此，和她聊天、散步时，我一点儿也看不出她缺少了半个大脑。贝丝的谈话能力甚至比大多数大脑完整的人还强。"我的思维永远在线。"她一边向我保证，一边看着我的脸，期待我给出她想要的反应。

贝丝相信，她既然能学会自己走路，就也能学会让自己快乐。"这件事是我可以自控的，"她说，"我可以让我的生活充满痛苦，我也可以选择笑。"

贝丝的母亲凯西告诉我，她和布莱恩两人总是担忧，总是哭泣，这让贝丝感到沮丧，所以贝丝开始逗他们笑。在别人对她不抱希望的时候，贝丝却能表现得很勇敢，她对别人说："你可以更开心点儿的，你还活着呢。"语气真诚，一点儿也不像随口说出的"心灵鸡汤"。

每次别人问起贝丝为什么跛脚，她就会从下列理由中选出一个：我在越南受过伤、我去帝国大厦蹦极没栓绳子，或者生物老师在我身上做过一个诡异的实验，结果失败了。贝丝还在纽约一流的 New York Goofs 小丑学校里专门学过滑稽表演。

"学校里都是职业的小丑演员，"布莱恩说，"所以课程还是挺难的。"1998 年，在著名的玲玲兄弟、巴纳姆和贝利小丑学院（Ringling Bros. and Barnum & Bailey Clown College）关门后，New York Goofs 小丑学校创立并填补了这个空白。很多原本在玲玲兄弟小丑学院接受训练的学员都转去了 New York Goofs 小丑学校。

在小丑学校，贝丝第一次体验到了别人把蛋糕扔在她脸上的感觉。她告诉我，小丑用的蛋糕上铺了一层剃须泡沫，因为剃须泡沫比奶油更贴合人的皮肤。这种东西是你不去小丑学校绝对学不到的。

贝丝还是个狂热的旅游爱好者，酷爱收集海玻璃。有一次去佛罗里达州旅游的时候，亚瑟一家去了奥兰多的迪士尼未来世界（迪士尼乐园内的一个主题公园，主题是 20 世纪 90 年代的世界将会很美好）。在有关医学前沿科技的展览中，贝丝发现有一张 CT 片的下角上居然写着她的全名"伊丽莎白·C. 亚瑟"[1]。她非常震惊。凯西回忆说："我们和卡森医生签过弃权协议。"因此他们没有再追究。

和大多数人不同的是，贝丝从不避讳告诉别人她切除了一大块大

---

[1]　贝丝是伊丽莎白的昵称。——译者注

脑。她把自己的经历看成一个机会，能让人们把对未知、疾病和身体差异的恐惧转化为彼此间的联系。"知道我的故事的人越多，害怕我和其他癫痫患者的人就会越少。"贝丝如是说。人们经常害怕与癫痫患者相处，她也鼓励人们不要这样。"你不应该远离癫痫患者，相反，你应该给他们一个拥抱。"

"笑声也是药"这个观点直击我心。我发表的第一篇学术论文就是关于笑对健康的益处的，论文题目就叫《幽默》。这篇论文的共同作者是著名的放射科医生理查德·冈德曼（Richard Gunderman），因此我得以成功地把论文发表在《放射学》（Radiology）杂志上。每当我和一些资深的医生谈起这篇论文时，他们总觉得我是在开玩笑，可我其实非常认真。

在医院的各个科室里，放射科能吸引来的都是特别沉静的人，能谋善断、寡言少语，能在暗室里一坐就是一天，连病人本人都见不到就对着片子分析疾病。X 光胸片和 CT 片上连个人脸都没有。我们那篇论文的观点是，即便是在读片室，幽默也是有用的。

有些医生在职业生涯中感到未能实现梦想，没有职业满足感，可又不愿意面对转行带来的不确定性，他们现在有了一个没那么极端的选择。不管你是不是医生，现在都可以通过认证成为一名幽默专家。玛丽·凯·莫里森（Mary Kay Morrison）就是这样的人，微笑始终挂在她的脸上。面对这个有时难于解释的世界，幽默是她的应对方式。1969至 2005 年间，莫里森一直在伊利诺伊州北部的教育系统工作，最终忍无可忍。她还记得当幼儿园的管理层不让教师在课堂上带着孩子们玩，而是让孩子们都坐好考试的时候，她"感到失望"。在大多数人眼中，她所说的失望更像是愤怒。莫里森还听同事说，他们带着孩子在教室里玩要时必须把门关上，以防园长经过时认为他们在偷懒翘课。"孩子们不应该这么学习。"她对我说。于是她开始创办一些工作坊，教授教师们幽默工作法。这些工作坊很快就面向所有人开放了。莫里森提倡利用幽默里的正能量——按她的说法，叫"幽默能量"——来促进心理平衡，减轻心理压力。她的电子邮件的签名档也向收件人保证，她在"发送幽默能量"。

莫里森现在是美国应用和治疗性幽默协会（Association for Applied and Therapeutic Humor，简称 AATH）的主席。她设计并开设了一个为期 3 年的幽默课程教育项目，对参加课程的心理咨询师给予继续教育学分，并给课程的毕业生颁发幽默专家的认证书。毕业生可以把这个认证写进简历、个人网站或者领英网上的个人简介中。不过，莫里森本人还是喜欢直呼他们"幽默学院毕业生"。这个教育项目目前只有 25 名毕业生，不过他们都热情满满，想把笑容变成治病良药。

"很多人一想到幽默就会想到小丑表演，"莫里森对我讲道，"我们的组织里也有很多承担治疗工作的小丑，但这并不是工作的重点。"著名的"小丑医生"帕奇·亚当斯（Patch Adams）晚年也加入了 AATH，他曾做过极为重要的工作，致力于推动幽默被医学界接受。但治疗性幽默在更多时候并不需要化妆，不用穿上巨大的小丑鞋和戴红鼻子，也并不悲伤。

AATH 向每一个立志学习"治疗性幽默的益处和应用"的人敞开大门。治疗性幽默的作用从安抚绝症患者到疏解日常压力，无所不包。教育项目面向全世界招募学生，远程进行大部分授课和实践。每年，AATH 的年会都能吸引超过 200 名成员参加，其中很多人都是被单调乏味的工作压垮精神之后才投身这项事业的。课程二年级学生哈罗德来自挪威，是一名政治家。另一名来自澳大利亚的学生则和医生们一起，飞去内陆地区帮助病人。还有一名日本学生说要把幽默带回"毫无幽默感"的日本。毕业后，这名学生还在 2015 年拿了演讲比赛的冠军。

有证据表明，笑能促进内啡肽的分泌，效果和跑步、吸食鸦片类似，还能减少压力激素皮质醇和肾上腺素的分泌，提高免疫系统的功能。而且如果你不觉得有什么好笑的，只是假笑也能达到这样的效果。仅仅是笑的动作似乎对血压和情绪都有积极的调节作用。关于笑和幽默的科学研究很少，即便有也规模很小，这主要是因为笑和幽默作为医疗干预手段并不好施行，也难以产生高的收益。和往下颌注射胆酸、心脏消融手术这样的医疗干预手段不同，制药公司和医疗器械制造商是不会给笑容投资科研经费的（要知道，现在都已经有价值 100 万美元，会做子宫切除手术的医疗机器人了）。

AATH 的宗旨是"致力于成为一个研究、实践和促进健康的幽默和笑容的专业群体"，于是我问莫里森什么是健康的幽默和笑容。莫里森认为，评判幽默和笑容是否健康，要看其效果是正面的还是负面的。友好的、宣泄情绪的笑比出于恶意的嘲笑更有治疗意义。所以按我的理解，嘲笑别人的痛苦是不健康的，而如果你注意到了世界的美好，或者看到别人的行为很"无厘头"而发笑，甚至哪怕没有任何原因而笑，都是有治疗意义的。

2015 年，莫里森邀请贝丝·亚瑟在 AATH 的年会上做主题演讲。在手术切除半个大脑 30 年后，贝丝登上舞台，演唱了音乐剧版《绿野仙踪》的插曲《如果我有头脑就好了》（*If I Only Had a Brain*）。

"现场的气氛被她点燃了。"贝丝的父亲布莱恩回忆说。演讲时，贝丝对听众说，只要培养幽默感并有意识地加以实践，一个人就能挺过任何困境。她哥哥也在台上，帮助她给讲稿翻页。贝丝引用了心理学家卡尔·荣格的话："我命由我，不由天。"整场演讲过程中，听众多次起身热烈鼓掌。

"我的演讲把听众听哭了，太棒了。"贝丝说。

她一直以认证幽默专家的身份活跃着，在组织里带年轻学生，不管去哪儿都与人分享她的观点。

胸腔收缩的模式

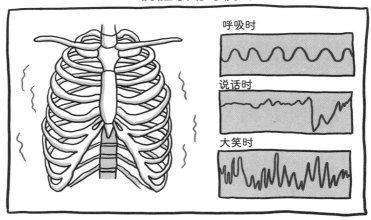

　　但真的有课程能让人变得搞笑吗？如果真的有，这种课要怎么上呢？我问了莫里森。她向我强调，培养幽默感"不是让人变搞笑，也不是教人讲笑话"，相反，她认为不管一个人搞笑与否，他都可以变得更积极、更乐观。"要学会在你的脑海里把消极的事'重塑'成积极的事，不管具体内容是什么。如果你得了癌症，那么这是你无法改变的事实。但如果你身边有那种我称为'幽默清除者'的人，他们就会把你的幽默能量给吸走，这就是你可以改变的，你可以想办法减少和这种人的联系。"

　　莫里森鼓励学生们把每天让他们发笑的事由都记下来，也记下来他们是如何把一个消极的事情变得积极的。

　　所以就像你在锻炼幽默"肌肉"？

　　"我锻炼的不是肌肉，"莫里森回答说，"是大脑里的神经连接。"

　　这里面的原理是：情绪和思维模式是可以后天锻炼的，锻炼的方式和你背诵一个笑话是一样的。经过反复锻炼，特定的神经通路就可以被训练得更强。贝丝的右脑逐渐学会控制右侧的身体也是因为这种神经的可塑性。莫里森指出，就幽默而言，如果在你的成长过程中父母和老师总是惩罚你，限制你玩耍，那么幽默在你的大脑中就不会那么根深蒂固。

"我的工作就是研究如何用幽默增进大脑中积极的神经连接，"她继续说，"我推荐人们每天都出去玩，我是个很活泼的人，只要天气允许，我每天都骑车出去，去公园，玩秋千。"

虽然这种有意识的玩耍很简单，但却不是那么容易做到的，所以莫里森一直相信她的工作很有意义，贝丝也是如此。

在他的余生中，弗雷德·罗杰斯每年都会在贝丝过生日的时候给她打电话。凯西邀请罗杰斯在1991年康涅狄格大学的学位授予典礼上讲话，他同意了，但他要求让贝丝帮忙写讲稿，贝丝也同意了。

"贝丝最厉害的一点是，她很快乐，"沃尔伯格说，"大多数接受了大脑半球切除手术的人都做不到这一点。她似乎找到了快乐的秘诀。"

对于贝丝的疾病来说，除了切除半个大脑外，唯一的治疗方法就是笑了。在神经外科医生的耀眼光芒下，认证幽默专家这种头衔似乎很容易被人忽略。在大多数人眼中，前者做的才是重要的、"真正的"工作。然而，虽然神经外科手术技术性强、复杂度高，但神经外科这门科学才刚刚开始搞清楚该如何防止我们的身体失控。要让我们不仅能生存，更要能生活，这门科学要走的路还很长。

2009年，一部本杰明·卡森的传记电影上映。电影将卡森医生——由奥斯卡获奖演员小库珀·古丁扮演——刻画为一名英雄。但像玛丽·凯·莫里森和贝丝·亚瑟这样的认证幽默专家却从未得到过这种程度的认可，尽管他们同样称得上英雄。

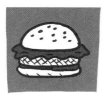
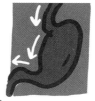
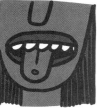
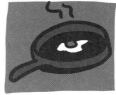
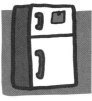

第三部分

进食

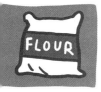

关于维系身体的一切

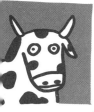

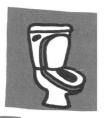
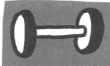
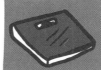

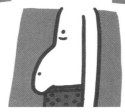
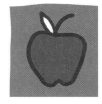

"我一天天过得就像犯了毒瘾似的，睁眼醒来肚子就很饿，强迫自己去吃东西，你懂的，吃完就吐。想象一下吧，你一天得吃三顿饭，集中精力吃，有时候还是会难受得哭出来。我每时每刻都身处在痛苦中。"

上面的话是摇滚歌星科特·柯本说的，他在形容折磨了他 6 年的持续性胃痛。"没人能搞明白是为什么。"他在接受 MTV（全球音乐电视台）的电视采访时说。这个节目首播于 1994 年，采访中，柯本倚在红色的帘幕旁，面容枯槁，连续抽了 30 分钟的烟。"大多数消化科医生根本不懂胃病……他们只会说：'喔，你这是肠易激综合征。'"他继续说，对这个病名的适用范围之宽感到不屑。到最后，柯本甚至认定胃肠病学这门科学就是骗人的把戏。他吃过数不清的药，医生开的也好，私下买的也好（甚至连海洛因都试过了），最终发现自己的病似乎"并不是某一种特定的胃病，连个确定的病名都没有"。"现在的问题已经不是判断我到底得了什么病了，这就是……你懂吗，一种心身障碍，病根在我的神经系统里。"[71]

在很多方面，柯本都领先于他的时代，虽然发现肠神经系统的功劳并没有算在他的头上。柯本死后又过了几十年，人们才慢慢意识到消化系统的功能和人的情绪以及大脑认知功能之间的联系有多紧密。

"心身障碍"是一个大家都倾向于与之保持距离的术语。许多人认为由这种问题引起的疾病就等于疯了，因为病人的症状并不是"真实存在"的。柯本就是这种"病"的典型代表，病情又重又复杂。1994 年那个时候，"肠-脑轴"（gut-brain axis）这种术语只会出现在内行人之间传阅的学术期刊上，指的是中枢神经系统（大脑和脊髓）与肠神经系统（围绕着胃肠道的一系列神经）之间双向沟通的渠道。

直到 2011 年，这种"对话"的意义才得到进一步的阐述。在发表于《自然·神经科学》的一篇论文中，加州大学洛杉矶分校的教授埃默伦·迈耶（Emeran Mayer）指出，胃肠道和大脑之间的"对话"不仅能影响消化功能，还能调节"行为动力和更高级的认知功能，包括决策过程中的直觉"，而且"多种疾病都与这一'对话系统'受到干扰有关，包括功能性和炎症性的胃肠道疾病、肥胖症、进食障碍等"。[72]

这就解释了为什么很多流行的减肥食谱都是由神经科医生，而不是消化科医生写的。除此以外，我们目前也认识到，生活在消化系统内部数不胜数的微生物（胃肠道菌群）也对调节肠-脑互动起着重要作用，所以微生物学家也开始著书立说了。微生物很可能也会变成这一互动的第三个要素，也就是说，这是一个微生物-肠-脑轴（microbiota-gut-brain axis）。

科学家已经证明，人体内的微生态平衡状态遭到破坏（微生态失调）与中枢神经系统疾病，如自闭症、焦虑症、抑郁症等有明确的关系。微生物-肠-脑轴的外在表现就是神经元之间传递的电信号、通过血液传递的激素和发生在全身的免疫反应。2015 年，罗马大学的一个医生团队发表论文指出，肠易激综合征正是"这些复杂的互动关系被破坏的一个例证"。

在加州大学洛杉矶分校，迈耶负责教授内科学、精神病学、生物行为学和生理学课程。他的定位很特殊，一直致力于跨越医学各专业之间的界限。他创立了一个研究中心，专门研究"神经内脏学"——这个术语是迈耶自创的，目标是研究胃肠道与大脑之间的互动。（他对患有慢性疼痛和肠易激综合征的患者特别感兴趣，很想研究这些疾病的症状为什么"男女有别"。）

　　直到今天，医院的消化科基本上仍然只能治疗一些器质性的病变，比如癌症、溃疡，或者其他一些能够通过胃肠镜看到的问题。胃镜和肠镜就是一根导管，顶端有摄像机，可以被患者吞入口中或者伸入患者的肠道。但这个科室还没有能力找到一些更复杂（也更常见）的功能障碍的成因，因为还没有简单的化验或检查方法。

　　所以，人们很容易和柯本一样对消化科不屑一顾。许多肠易激综合征患者都很抗拒就医，因为医生通常都说他们"查不出什么异常"。这可能是因为检测技术不够发达，也可能是因为现有医学知识还不够丰富，但对患者来说，这句话的言外之意就是他们撒谎、装病、懦弱，或者三者兼备。

　　2015 年，在纽约的翠贝卡电影节上，柯本的遗孀科特妮·洛芙曾透露柯本患有克罗恩病。虽然她对丈夫的了解肯定比我们外人要多，但她的说法却和事实不太相符。虽然肠易激综合征从症状上看确实和克罗恩病很像，但克罗恩病之所以能有这个明确的病名，就是因为医生们从很久以前就能精准地诊断这种病了（虽然还不知道成因，也无法治愈），如果柯本得的真是克罗恩病，他自己肯定也会知道的。他大概肯定会直呼其名，不管能不能治好。

　　肠易激综合征的症状和克罗恩病相似，但人们对它的研究更少。还有证据表明，被诊断为肠易激综合征的患者有极大可能同时患上抑郁症。在 1994 年的 MTV 电视采访中，柯本的言语似乎也在提示他出现了抑郁症的症状。"我疼了太久，根本不在乎还能不能组乐队了，甚至不在乎自己还能不能活下去，"他的语气十分平淡，"我曾经想自杀，这种想法已经在我脑子里持续好多年了，我一度不想活了。"

　　虽然柯本当时说自己的症状已经消失了，但还是在那一年的晚些时候留下遗书自杀了。他在遗书中写道："从我那灼痛和欲呕的胃之深处

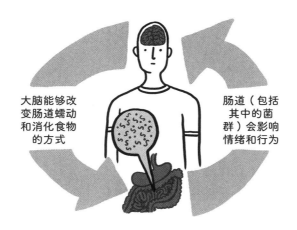

大脑能够改变肠道蠕动和消化食物的方式

肠道（包括其中的菌群）会影响情绪和行为

感谢你们所有人。"

如今，我们才刚刚开始了解肠道和大脑之间的联系，人们也越来越关注饮食对健康的影响了。在过去的几十年中，食物一直都只参与"口腹之欲"和"控制体重"之间的博弈，可现在大不相同了——焦虑症、粉刺、清醒的头脑，甚至多动症和癌症，都多多少少与饮食存在联系。在这一领域，明确的结论还很少，误导性的信息却铺天盖地，不过只要我们懂得一些人体的基本常识，还是很好分辨的。

为什么肚子会"咕咕叫"？

趴在任何一个人的肚子上认真听一下，不出几秒钟你一定能听到几声"咕噜"声。如果对方让你把头移开，你最好照做。可即便就是这么短短的一瞬，你应该也能听到胃壁和肠壁的肌肉不断收缩时发出的声响。这种肌肉的收缩能推动食物在胃肠道中移动，和蛇吞下一只老鼠的道理是一样的。

这个过程产生的"咕噜声"叫腹鸣，腹鸣是不会停止的。不过通常只有房间空旷到能产生回音时，腹鸣音才能被别人听到，就好像你对着空咖啡杯子说话时声音会变大一样。

2010 年，一位英国女性肚子"咕咕叫"的声音一直停不住。医生将她的情况发表在了期刊《英国医学杂志》上，称其为"顽固难治性腹鸣"，翻译成大白话就是"她的肚子一直在叫，没办法使其停下来"。只有在该患者躺下来的时候，腹鸣音才会消失，可一旦她坐起来，"咕噜声"立刻就又回来了。为了查找病因，医生们给她喂了钡餐。钡餐中的物质能附着在咽喉和胃肠道表面，让这些器官在 X 光的照射下显出亮白色。在 X 光片里，患者的上消化道仿佛一条发着白光的路线图。造影显示出了不同寻常的地方——她最下方的肋骨向内弯的角度过大，延伸到了胃的中部。在吸气时，她的肋骨就会挤压她的胃。如果躺下，重力将她的胃往下（脊柱的方向）拉，此时就不会被肋骨压迫了。[73]

医生们就是否要做手术摘除那几根肋骨进行了讨论，但不确定是否有必要为这点儿事儿承担手术的风险。他们能想出来的唯一一种暂时降低腹鸣音的办法就是按压左侧季肋区，也就是肋骨以下的上腹部。"季肋区"这个词的英文是"hypochondrium"，正是"疑病症"[①]一词"hypochondria"的来源，因为过去人们认为担忧来自腹腔。后来人们发现了中枢神经系统，就开始嘲笑以前的观点，但现在，我们又发现了微生物－肠－脑轴的存在，不得不为古人的智慧鼓掌。

在这位患者身上，季肋区按压似乎是有效的，因为这种动作能改变胃所处的位置，因此她的 5 名医生（均为男性）建议她一直穿束腰内衣。但这些医生在论文中报告称最后的治疗并未起效，他们表示这或许是因为患者没有做到始终穿束腰内衣。在论文中，他们不得不直接用专业术语继续写道："患者的大声腹鸣音始终不断出现，这继续给她造成

---

①　疑病症是一种精神病理状态，受检者在没有明确医学根据的情况下认定自己患有某种特定的疾病。——译者注

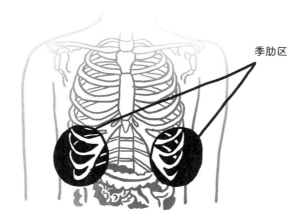

社交上的尴尬。"

　　6 年后，我又与这几名医生联系了一次，想问问那名女患者的情况如何。她的消化科医生基兰·莫里亚蒂（Kieran Moriarty）非常兴奋地回复了我，称她"已经好了一半"，但几周后又追加了一封邮件说："更新一下，情况一般。"

为什么我总想在夜间吃垃圾食品？

　　宾夕法尼亚大学的科学家最近做出了一项重大发现：睡眠不足是如何让人体重增加的。生物钟研究专家大卫·丁格斯带领团队在实验室里对 198 名实验者进行了观察。在实验中，实验组连续 5 晚每晚只能睡 4 个小时，而对照组则可以悠闲地睡满 7 小时 15 分钟。实验者以为研究人员记录的是他们的种种表现（也确实记录了这些数据），但其实研究人员还把他们的食物摄入量和代谢率悄悄记录了下来。在仅仅 5 天的时间里，睡眠不足的实验者每人平均增长了整整 1 公斤的体重。[74]

　　"熬夜能让人产生吃比萨饼这类油腻食物的欲望，因为这正是你的大脑想要的，"丁格斯向我解释说，"在你睡眠不足的时候，你的大脑就会吵着说：'我饿死了，我需要能够快速供我利用的热量！'"其他团队的研究也得出了类似的结果。

人们习惯于在晚上10点到凌晨4点之间摄入额外的热量，塔可贝尔（Taco Bell）快餐厅也在广告里把这段时间称为人们吃"第四餐"的时间段。各大城市的酒吧街都在这个时间段生意火爆，洛杉矶的回声公园（Echo Park）社区就有热狗店专门选择在午夜到凌晨3点营业。人们在午夜感到饥饿并不光是因为喝了酒。你在白天喝醉过吗？可能没有，但如果你喝醉过，你会注意到醉酒很少会导致你对通心粉和奶酪产生疯狂的渴求。相反，就算你很清醒，一到半夜你还是会感到很饿，虽然你其实并不需要吃东西。与这相反的是，在睡上一晚之后，虽然你距离上次吃饭已经有12个小时了，但你仍然很少一醒来就感到饥肠辘辘。

宾夕法尼亚大学的研究人员还发现，睡眠不足的实验者不仅吃下的食物变多了，他们的静息代谢率也下降了，也就是说，他们的身体摄取了更多的能量，但消耗得却更少了。丁格斯认为睡眠不足和代谢紊乱是息息相关的。"年轻人的静息代谢率高，运动量大，就算睡眠不足可能也不会增重，"他说，"但随着年龄的增长，你'发福'的速度可就该越来越快了。"

结肠镜检查 —— 这就是我们最好的检查手段了吗？

目前，很多人在达到一定的年龄后都会定期去做结肠镜检查。结肠镜是一个顶在机械导管 —— 足足有一个人身高那么长 —— 顶端的摄像机，医生会把导管伸进被检查者体内，探测和去除异常之处。结肠镜的导管顶部还有套索，手执导管另一端的医生可以直接利用这个套索切除长在肠壁上的任何可疑组织（通常是有癌变可能性的息肉）。结肠镜检

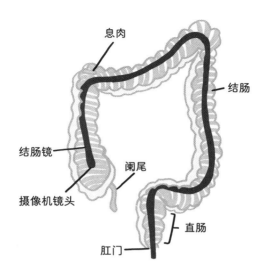

查是为数不多的能尽早发现病变组织并加以干预，从而预防癌症的检查手段之一。这是一种侵入式的检查手段，却成了检测和预防癌症最好的技术之一，这一点在提醒着我们，目前的医学还亟待更大的进步。

服用复合维生素对身体有害吗？

吃点儿维生素能给我安全感。

19 世纪，英国科学家发现，英国在东南亚殖民地的居民不知道因为什么原因开始感到双腿麻痹，双脚不听使唤。患者的双腿肿胀，想走路的话只能扭着屁股走，尿液也变成了亮黄色，同时还伴有胸闷的症状，甚至丧失平衡感、癫痫发作，最终死亡。当地人因为患者绵羊般蹒跚的步态，将这种病称为"beriberi"，[75] 直译成英语的意思是"虚弱病"（weak weak）。

1803 年，驻扎在斯里兰卡的苏格兰军医托马斯·克里斯蒂（Thomas

Christie）开始给患者服用维生素 C，试图治疗这种神秘的疾病。严格来说，他给患者吃的是新鲜水果，这种方法已经被证实可以治愈坏血病。人们当时还没有发现维生素 C 是水果中的有效成分。但让克里斯蒂疑惑的是，这种方法并没有见效。他写道："我发现'酸性水果'对坏血病患者很有效，但并不能治疗'虚弱病'。"克里斯蒂因此得出结论，维生素 C 虽然对坏血病有特效，但这不表示它也能治疗其他疾病。[76]

眼看着患者大量死亡，克里斯蒂又提出了新的猜想，他怀疑这种病可能是食物或饮水中含有毒素导致的。当时正值病原菌学说初具雏形，因此这种猜想倒也符合逻辑。克里斯蒂于是开始给濒死的患者服用泻药，想让他们把肠道中的"神秘毒素"给排出来。（虽然这种做法早就已经过时了，但直到今天仍然有不少人把它视为治疗许多疾病或者追求全身健康的方法。团购网站"高朋"总给我发"结肠水疗"的广告。高朋呀，就算你搞低价团购，这种水疗也不是什么好东西。）

结果可想而知，就算经过肠道"净化"，"虚弱病"患者依然很痛苦，而且这种病在越来越多的国家中出现了。在把暴发这种疾病的国家标在地图上之后，流行病学家发现，似乎爱吃白米饭的人群发病率更高，而且在停止以白米饭为主食后，人们的病就好了。很明显，白米就是这种疾病的元凶。和用维生素 C 治疗坏血病一样，"虚弱病"的痊愈也很迅速，患者有时在几小时内就会停止抽搐症状，完全康复。但在之后的几十年里，医生们都搞不懂其中的缘由。疾病是由某种侵入人体的东西——比如微生物或者毒素分子——导致的这种思维定式蒙蔽了科学家们的双眼，使他们难以发现"虚弱病"的真正病因。

在当时，所有人都沉迷于寻找引发"虚弱病"的物质，却没有人"反其道而行之"。从本质上讲，"虚弱病"的确是白米造成的，但却不是因为白米中含有"毒素"，或者当地人对白米过敏。克里斯蒂在 1803 年刚开始施救时的想法其实是对的——患者的虚弱症状是白米中**缺乏**

某些东西导致的。

随着技术的进步，人们学会了碾米，去除米糠。无数人的饮食结构从此产生了翻天覆地的变化，从过去吃整粒棕黄色的谷粒，到现在只吃其中的胚乳部分（白米），因此也就无法从大米中摄入一种只存在于麸皮中的物质。科学家后来鉴别出了这种物质——硫胺素焦磷酸，硫胺素焦磷酸也是科学界定义的第一种维生素，[①]也就是从食物中分离出的可以预防疾病的化学物质。它在多种基本的生理活动中意义重大，主要参与碳水化合物和氨基酸的代谢，它的发现也从本质上改变了我们对身体健康的看法。

维生素的英语是"Vitamin"，其词根"amine"的意思是"含氮"，并且其中的氮为含有一对孤对电子的基本形式。硫胺素是人们发现并命名的第一类只能从食物中获取的必需营养物质，所以波兰化学家卡西米尔·冯克（Casimir Funk）就把词根"amine"（胺）和"vital"（维持生命）合到一起，发明了"Vitamin"（维生素）这个词。1912 年，冯克发表论文《缺乏症的病因》（*The Etiology of the Deficiency Diseases*），首次提出了维生素的概念，论文中列出了 4 种由于饮食中缺乏某种物质而导致的疾病："虚弱病"[②]、坏血病、糙皮病和佝偻病。

虽然当时人们只发现了硫胺素这一种维生素，但冯克依然大胆预测其他的"缺乏症"也是由于人体缺乏类似的维生素导致的。"我们会找到'虚弱病维生素'和'坏血病维生素'，证明某种物质能够预防这类特殊的疾病。"事实证明，"糙皮病维生素"烟酸其实根本不是一种胺，但我们仍然把它归入维生素的范畴了。"坏血病维生素"抗坏血酸也不是一种胺，但也被命名为维生素 C。"佝偻病维生素"是一种激素前体，

---

① 作者此处的维生素指的是维生素 B_1，但表述不够严谨。维生素 B_1 是硫胺素，硫胺素焦磷酸是维生素 B_1 的一种衍生物，硫胺素在体内会被转化为硫胺素焦磷酸。——译者注
② "虚弱病"现被称为脚气病。——译者注

我们叫它维生素 D。

今天，一共有 13 种化学物质在缺失时会导致疾病，因此它们都被冠以"维生素"的名号。在化学结构和功能上，这 13 种物质并没有共同点，仅仅共享这么一句"人体离不开"的概述罢了。记者凯瑟琳·普赖斯在详述维生素历史的著作《维生素狂热》中写道，许多科学家都以为"维生素"只是一个暂定的名称而已，并且认为等人们真正把这些物质研究清楚以后肯定还会给它们各自单独起名的。

然而这种情况并没有发生，人们还是约定俗成地沿用这个并没有科学意义的名字。20 世纪 50 年代，大众对维生素产生了疯狂的渴求，"维生素狂热"一词应运而生。这种"狂热"到今天其实都还没过去，部分原因在于这个名字对体量庞大的保健品行业来说有巨大的价值，能供他们贩卖概念。要不是冯克发明了"维生素"这个词，硫胺素焦磷酸可能到现在还被称为"抗虚弱病化合物"，维生素 C 到现在可能还被称为"抗坏血病化合物"呢。这些名字倒是真的很准确，表明了缺乏某种物质就会导致身体患上某种疾病的意思，但如果这样的话，你还会专门为了补充"抗坏血病化合物"而去购买食材吗？我跟你说吃下每日必须摄入量 30 倍的"抗坏血病化合物"会对身体更好，你还会相信吗？想想看，如果我把"抗坏血病化合物"改成"维持生命的要素"，我的话是不是就变得更有说服力了？（同样的情况现在也开始发生在益生菌的身上了。）

这 13 种维生素大多数都属于辅酶，辅酶能够帮助特定的酶完成特定的化学反应。每个人对维生素的需求都是不同的。部分停经后的女性，尤其是生活在阳光照射不充足地区的女性，可能更需要补充钙质和维生素 D 来预防骨质疏松。美国儿科学会也建议母乳喂养的婴儿应每日补充微量（400 国际单位[①]）的维生素 D。

---

① "国际单位"（IU）是衡量药物效价的国际标准，400 国际单位的维生素 D 相当于 10 微克。——译者注

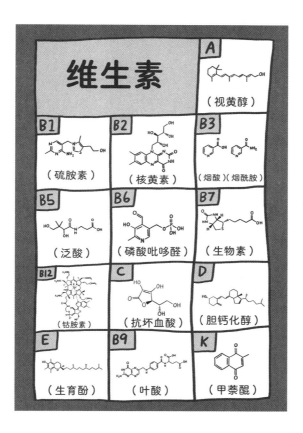

最典型的需要补充维生素的例子是孕妇必须补充叶酸（维生素B_9）。在孕期的前几周，胎儿的神经管会闭合，而叶酸是调控这一过程的重要物质。如果神经管闭合不全，出生的胎儿后会出现各种畸形，如唇腭裂、脊柱裂（脊柱畸形，导致脊髓完全暴露在外）等。因此，美国疾病控制与预防中心建议每名备孕中的女性每日服用 400 微克的叶酸。虽然这个量比大多数人需要摄入的量大，但其实还是很微量的，而且叶酸通过以蔬菜为基础的饮食很容易摄取到，不过医生还是建议这一人群服用补充剂，因为现在有很多人每天的饮食太缺乏微量营养素了。

除了叶酸外，没有什么明确的人群有必要补充其他维生素。抛开用药过量的风险不谈，把各种补充剂吃进肚子这个行为本身就伴随着危险，美国就出现过一个恶性案例。Purity First 品牌的"健康生活化学补剂"（Healthy Life Chemistry）系列产品被发现含有同化类固醇成分。Purity First 公司生产的"维生素 B-50"药物（目前已知的 B 族维生素只有 6 种，并不含 B-50）中被发现含有甲基屈他雄酮和二甲雄嗪两种类固醇，有女性服用者出现了体毛异常生长和停经的症状，有的男性服用者则出现了阳痿。在共计 29 名服用者发起正式投诉后，FDA 要求 Purity First 公司召回该产品，但被其拒绝。[77]FDA 随后威胁将对其发起诉讼，Purity First 公司才最终妥协。[78]

然而直到今天，Purity First 公司的药物仍在纽约的法明代尔售卖。这家公司也只是数千家维生素补充剂生产商中的一家而已。

维生素如今被公众视作万灵药一般随意服用，甚至还有人把它当成美德的代名词。2016 年，体育娱乐明星胡克·霍根以名誉侵害为由起诉了八卦网站掴客网（Gawker），因为后者公开发布了一个霍根与朋友妻子的不雅视频。霍根称，这一行为粉碎了他"无可挑剔"的公众形象。当时他说过，他的公众形象就是"美国人都崇拜的英雄，你懂的，积极训练，积极祷告，积极吃维生素"。（技术大亨彼得·蒂尔为霍根的这场官司提供了支持。）

不过，根据胡克·霍根自己在 1994 年的一份证词，他的公众形象还得包括十多年使用同化类固醇的历史。[79] 相比之下，大量补充维生素虽然也有危险，但对大部分人似乎都不会产生什么实际的伤害。这是因为在全部的 13 种维生素中，有过量危险的主要是 4 种可溶于脂质，且能在脂肪中累积的维生素：维生素 A、维生素 D、维生素 E 和维生素 K。这些脂溶性维生素可以在身体组织中越积越多，而且不易察觉，所以过量症状可能在几年之后才会显现。除了这 4 种维生素外，其他的维生素均为水溶性维生素，所以即便过量服用，一般也可以安全地通过肾脏排出体外。这种现象其实很常见，在吃过富含维生素的食品之后，你可能会发现自己的尿液变得很黄，这是因为你摄入了过多的核黄素（维生素B_2），你的肾脏为了重新达到营养平衡开启了排泄机制，排出了过量的核黄素。有些维生素补充剂中的核黄素含量高达建议摄入量的近百倍，这就好像人们眼睁睁地看着自己的钱白白被冲进厕所里一样。

医生们在不断地明确告诫公众不要过量服用维生素补充剂，因为维生素并不是多多益善。维生素补充剂也是药，应该谨慎服用，尤其是复合维生素补充剂这种同时将多种化学物质组合在一起的药物，药效更是难以预测，而且也很难说这种组合本身会不会影响效果。

对一些特殊人群来说，大量服用维生素对身体是有益的，比如厌食症患者，或者身上有外伤正在恢复，无法通过口腔进食的人。刚从家庭暴力环境中被解救的儿童常常患有严重的营养不良，也需要补充维生素。但对一般人来说，完全没有必要服用复合维生素补充剂。

2006 年，美国卫生和公共服务部的一个科学团队发表了一份翔实的报告。在审阅了所有研究复合维生素对健康产生的潜在影响的论文后，他们发现就算对那些饮食并非完全健康的人来说，复合维生素补充剂也没有降低他们罹患任何慢性病的风险（不过除了 β - 胡萝卜素会使皮肤发黄外，也没有明确证据表明复合维生素补充剂对人体有害）。美国预防医学工作组（U.S. Preventive Services Task Force）也做过类似的调查，发现复合维生素产品能预防癌症和心血管疾病的说法"证据不足"。此外，世界癌症研究基金会和美国癌症研究所都曾建议不要将服用膳食补充剂作为预防癌症的方法，称"潜在的作用和风险难以预料，很可能还会产生难以预测的副作用"。

科学家关于复合维生素产品的上述意见被媒体反复报道过，刊登在无数广为流传的报纸和杂志上，但依然有三分之一的美国人还在服用这类药品。[80]

不像少抽烟或者多运动，停止服用复合维生素补充剂是根本不需要你付出任何辛苦就可以做到的。你不需要出门前往健身房，不需要去看医生，什么都不用做，也不需要花一分钱，反而还可以省钱。甚至可以说，服用复合维生素片是少有的医生建议我们别那么努力去干的事情，可还是有那么多人顽固不化。

为什么人人都有口臭？

加里·博里西（Gary Borisy）人到中年还毅然改行，就是为了投身他热爱的事业——研究我们嘴里的细菌。博里西原本是一名生物物理学家，但在 2013 年决心离开老本行，转投口腔微生物学领域。口腔是研究瞬息万变的生态系统的好地方，因为用博里西的话说，我们的嘴巴是一个"开放的下水道"。

研究口腔生态系统的好处显而易见，不仅有助于预防牙齿烂掉、脱落，还在于——博里西认为——"口臭很可能是我们最常担心的问题，你去任何一个社交场合，肯定都会先检查一下自己有没有口气"。

我自己不怎么检查自己是否有口气（从来都没有检查过）。其他人会吗？我甚至连怎么检查都不知道。

博里西相信如果你嘴里有味道，舌头一定是根源所在。口腔中的许多味道都源自寄生在舌头上的细菌，是它们正在产生易挥发的巯基化合物，散发出典型的"垃圾臭味"。在牙齿上形成牙菌斑的细菌菌落也能产生一些难闻的气味，但据博里西介绍，口臭的主要来源还是舌头上的细菌。

但这是为什么呢？我们自打出生起，嘴巴就像一个下水道吗？

"关于这个问题其实有不少文献，很多人都不知道，不过是大家需要知道的。你是学医的，对吧？你听说过肠-唾液循环吗？"

完全没听说过。博里西解释说，口腔中有细菌能将食物中的硝酸盐转化为亚硝酸盐，亚硝酸盐在进入胃之后又能进一步被转化为一氧化氮。这一机制似乎是身体维持内环境稳态的一种手段，能够降低血压。

"我们用漱口水杀灭口腔微生物的时候，就会杀死一部分这样的细菌，"他说，"这样一来，我们的口气倒是清新了，但却增加了脑卒中致死的风险。"

我的天，这完全超出我的知识范畴了。这种理论很有意思，让我不想再刷牙了。不过此时此刻，这还只是一种可能性而已，只是为什么口腔中有这么多细菌的一种解释。这里的重点在于，原来我们口腔中的生态系统还能影响到身体其他部分的健康。[81]

"我并不是说产生异味的那些细菌是有益健康的，"博里西进一步解释，"那些细菌生活在舌头深处的位置，而产生亚硝酸盐的细菌位于舌头表面，它们是有益的。当然，我们把舌头表面的卫生搞好，给它适宜的环境也对它们有益，这是舌头上的互惠关系。"

这种互惠关系也可以用来解释为什么我们还在嘴里"饲养"着那么多产生巯基化合物的细菌。这些细菌对我们虽然没有直接的好处，但产生亚硝酸盐的细菌却需要它们。我们的牙齿虽然一动不动，但却也是许多化学过程发生的场所。

牙齿表面白色的牙釉质能够保护充满神经的牙根，但却容易被酸腐蚀。这些酸是口腔中的细菌摄入糖分，糖分被细菌发酵产生的。如果你想酿啤酒，或者开了家制药厂想合成维生素 C，那发酵就是好事，但在你嘴里却不是，因为发酵会产生乳酸。乳酸能腐蚀掉牙釉质中的钙化物，让原本存在的缝隙越来越大，细菌就会生活在这些缝隙之中。

通过研究这些过程，科学家或许能找到更加精准地控制口腔生态系统的办法，未来也许就能让人们免于刷牙的麻烦了。博里西改变研究方向的部分原因正是他看到了这方面研究的空白。

"DNA 测序的最新技术当时已经被应用到微生物研究中了,"他回忆道,"但其中还有缺失的环节。"这个环节就是微生物生态系统的结构。举例来说,科学家如果想鉴别胃肠道中的细菌,就必须先研磨粪便样本,取细菌的 DNA 来测序,然后才能知道体内细菌的种类。但这种技术无法得知各种细菌之间的关系以及菌群的结构,这就好像你想了解一个人,但你只有这个人大脑的各个部分一样。

2016 年,博里西的团队发表了第一张牙菌斑中菌群的 3D 荧光图像。他们想知道菌群中具体有哪些细菌,以及不同细菌之间有什么样的关系。

我们每天会分泌 1.5 升唾液,所以除非粘在了其他什么东西上,口腔里的所有东西都会被冲进胃里。口腔中的链球菌会附着在棒状杆菌上,而棒状杆菌则生活在白色的牙釉质上。棒状杆菌的功能似乎很单一,就是为链球菌菌落在牙釉质上生存、形成牙菌斑提供支架。(这两类细菌之所以能共存,是因为棒状杆菌能产生一种酶,这种酶可以破坏链球菌产生的具有杀菌作用的过氧化物。)棒状杆菌形成的这个黏性支架使牙菌斑很难去除,医生们必须使用金属器械用力刮擦牙齿的表面。这种金属刮擦牙齿表面的声音会让人产生不适,对有恐音症的人尤其如此。

链球菌能够产生酸性物质,但同时也能产生过氧化氢,杀死其他细菌,所以虽然它们会腐蚀牙齿,也不能说它们一无是处,毕竟它们能抑制其他有害细菌的生长。链球菌还能产生二氧化碳,为其他有益菌(如二氧化碳嗜纤维菌、梭形杆菌)创造合适的生存条件。博里西表示:"生物学教会你的第一课就是功能都与结构相关。"

由此可见,虽然我们可能会有口臭或者龋齿,但这都是因为口臭和龋齿总比脑卒中和脓肿要强。我们的身体之所以有某种特征,就是因为

牙菌斑内部

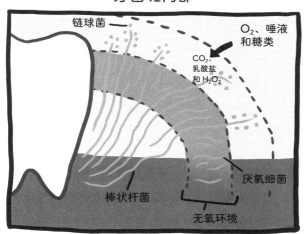

有这个特征会比没有要好。

牙菌斑的图像很像 20 世纪 90 年代 Windows 电脑系统屏保的那张繁复的珊瑚礁照片，搞得我再也不想刷牙去破坏这种美了。

博里西提醒我："我认为我们需要知道，口腔中有个复杂的生态系统，在搅扰这个生态系统前我们应该三思。"

所以你的意思是人们应该少刷牙？

"我没说我们应该少刷牙，"他说，"我只是说我们口腔里有一个精密的微生物生态系统，细菌之所以存活在这里一定是有原因的。"

碳水化合物和脂肪，哪个更有害？

我们肠道内发生的事情谁也看不见，但肠道却是我们身体内部与外部世界接触面积最大的部位。平均来说，一个美国人每年会吃掉约 905 千克的食物，[82]我们吃什么，这个问题不仅是影响身体健康状况的最重要的决定，往大里说，还决定了世界经济的走向和地球环境的变化。

如今，随着互联网上对有关营养的文章的需求越来越大，每天都有成百上千篇相关的文章发表。随着这个数字的升高，你的文章里要是没有耸人听闻的故事，就越来越难被人关注。这就相当于在激励人们夸大最新研究的重要性，暗示自己的文章里介绍的研究能"掀起革命"。如果我把我的文章的名字起成《从统计学的角度看如何吃饭才最不容易长肉：那些你都听过的方法论》，你还会看吗？这种"风尚"和乱讲故事的行为，会给公共卫生事业带来严重的问题。

也正因为这个原因，2015 年 11 月的一个温暖的周末，我去了一趟波士顿。我被邀请参加了一场会议，与会者都是食品科学领域著名的营养学专家。会议的主办人是耶鲁大学格里芬预防研究中心（Yale-Griffin Prevention Research Center）的主任大卫·卡茨（David Katz）和哈佛大学陈曾熙公共卫生学院（Harvard T.H. Chan School of Public Health）的营养学系主任沃尔特·维列特（Walter Willett）。参与会议的基本都是年长的白人男性，身着庄重的西服，穿梭在波士顿港凯悦酒店的会议室当中。红色的挂绳连着一个个姓名牌挂在他们的脖子上，仿佛就是一整部营养学的大师名录。一直以来，这 25 名专家都不吝把自己推到大众的眼光之下，此次会议的目标就是纠正营养科学的乱象，同时提出一些真正对社会有用的营养和健康理论。

他们中有《救命饮食：中国健康调查报告》（The China Study）的作者 T. 柯林·坎贝尔（T. Colin Campbell），他的著作如今已经成了素食主义者的"健康圣经"。坎贝尔从小生活在奶牛场，1958 年，他因为想要搞清楚牛奶优于其他食物的原因而攻读营养学博士学位。如今，白发苍苍的他已经从康奈尔大学荣誉退休，但依然反对一众畅销书的观点，坚定地告诉我牛奶是一种致癌物。斯坦利·博伊德·伊顿（Stanley Boyd Eaton），是一名从埃默里大学退休的医学人类学家和放射科专家，也是著名的"原始人饮食法"（Paleo Diet）的提出者之一。汤姆·凯利（Tom Kelly），新罕布什尔大学可持续发展研究所的首席可持续发展官；从希腊雅典远道而来的安东尼娅·特里朝普鲁（Antonia Trichopoulou），世界健康营养协会（World Health Nutrition Association）主席。在雅典大学，她提出了"地中海饮食法"（Mediterranean Diet），并将这种健康饮食法推向了世界（她认为这是唯一健康的饮食方法）。来参会的还有：达里什·莫萨法里恩（Dariush Mozaffarian），塔夫茨大学弗里德曼营养科学与政策学院院长；大卫·詹金斯（David Jenkins），血糖生成指数（Glycemic Index）概念的提出者；哈佛大学的营养学教授大卫·路德维希（David Ludwig）、弗兰克·胡（Frank Hu）、迈尔·斯坦普菲尔（Meir Stampfer）和埃里克·里姆（Eric Rimm）。当然，还有加州大学旧金山分校的传奇医学教授迪恩·奥尼什（Dean Ornish）。即便在这样一个"大咖云集"的地方，奥尼什依然带着一种名流的风范。

　　会上，每位专家都基于各自多年来的研究经验（许多人还写书和做演讲），简明扼要地提出了他们认为最有利于健康的饮食方式。在一整天漫长的发言环节后，专家们围坐在一张大桌子前，寻求能达成共识的观点。

　　会议的发起人之一大卫·卡茨似乎低估了这项议题的难度，他以为晚餐结束的时候大家就能讨论出完美的结果。他站在一个画架前，画架上是一块空白的白板。我是在场的唯一一名记者，并且答应过不具体引述发表任何一个人的言论，以确保所有人都能自由地"头脑风暴"。但现场的情况却是下面这样的：首先，某个人开启了一个最没有争议性的话题。

　　可以说每个人都需要吃蔬菜吧？

　　大多数人点了点头，然后有人问，什么样的蔬菜？

煮熟的，还是生的？

对，我刚也在想这个问题。我们不能只让人吃土豆吧，那东西全是淀粉。

炸薯条和番茄酱算蔬菜吗？

我觉得人们都知道我们说的"蔬菜"不是炸薯条的意思。

他们真的知道吗？

政府出台的学校午餐计划说炸薯条算蔬菜。

（互相争论）

好吧，那我们改成，吃各种不同颜色的蔬菜，可以吗？

我觉得这没有科学依据吧。

必须要有吗？

当然了。

人们一样可以在各种颜色的蔬菜上加一层盐烹饪啊，这也不健康。

还有人吃油炸蔬菜。

那让他们生吃蔬菜？

不行！我们也不能忽视味道的重要性！

还有各地的文化传统。

还有季节性的问题。我们总不能让所有人吃牛油果吃一整年吧。

第一个小时过去了，我们都没能就人应不应该吃蔬菜这一点达成共识。

又过了4个小时，所有人都发现这种普适性的规则其实是不存在的。在座的 25 名专家都明确地同意人们应该吃蔬菜，还有水果、坚果、种子、豆类，他们都认为这些东西应该成为普通人每日饮食的基础，每个人都应该搭配各种食材，食物也不应该被过分加工，但问题是这应该怎么去界定。那天，专家们在波士顿一直待到了半夜，想找出个好说法。

最终，他们只达成了一项共识：如果他们再有分歧，就该出现严重的健康危机了。如果公众没有一条明确的营养学准则可以参考，那么他们就可能会跟风任何一种饮食风潮，相信任何一条新闻提供的饮食建议，相信卡戴珊家族的"保健"做法，或者畅销书里"碳水化合物、脂肪、面筋都有毒"的论断。斯坦福大学的比较无知学教授罗伯特·普罗克特指出，"专家无法达成一致"这种话术是培养无知的关键。想蛊惑人心的人都爱用这种策略，让人们相信没有人能弄懂这个问题，所以你不妨相信他们的荒谬观点。

专家们肯定还会在各种观点的科学依据上继续产生分歧——这是科学发展的基础，也表明科学在以该有的方式进步——但这并不意味着在营养学领域没有所有人都认同的共识。

这些营养专家之所以齐聚波士顿，为的就是求同存异。经过讨论，这些专家达成一致并写下了他们的建议：应该主要吃植物性的食物，蔬菜最好是不经处理的完整形式，这肯定对健康是有好处的，不管是对个人的体质健康还是对人群整体的健康水平。

他们也同意食物有药效，是达成群体健康最简单的方式。目前，大多数死于可预防的心血管疾病的患者，其病因基本上都是饮食不当。但吃得有营养的意义并不只是预防某些疾病那么简单。我们摄入身体的每种物质，不管是内服还是外用的，都有自己的效果。饮食方面的决定看似微不足道，但我们每天都要吃好几顿饭（至少大部分人是这样），经年累月，这些决定给我们的健康带来的影响就不容小觑了。

这些专家还指出，虽然他们的言论和著作中常有碳水化合物、蛋白质、脂肪这些营养学名词出现，但人们并不应该以这种营养还原论的视角去看待饮食。他们的意思是，我们不应该只着眼于食物中的某一种营养成分，将之过度妖魔化或者过度神化，虽然这种想法听起来很刺激。

把食物简单视作碳水化合物、脂肪、蛋白质等营养物质的载体的观点源自威廉·普鲁特（William Prout）出版于 1834 年的著作《化学、气象学和消化的功能》（*Chemistry, Meteorology, and the Function of Digestion*）。普鲁特在书中指出，食物是由三种含能量的"供能物质"组成的。这话倒也没错，但这就好像是在说太阳系是由行星和太阳组成的一样。然而，在大约 2 个世纪后的今天，许多人对营养学的认知还停留在只知道碳水化合物、脂肪和蛋白质上，甚至在许多国家的食品标签中也只标注了这三类营养物质的含量。

普鲁特那个时代的多数科学研究在现在看来都过于笼统，19 世纪 30 年代的"营养"概念也不例外。如今，营养物质除了上述三大类外，还包括许多其他类别。维持身体健康的蔬菜中除了有维生素、矿物质之外，还有所谓的植物化学物，科学家近年来才开始慢慢了解它们的作用。此外，就算我们知道所有营养物质的作用，并且能调配出理论上与植物中比例相同的配方，以这种配方进食仍然有可能违背功能生物学的一条基本法则：形式同样重要。整体不是部分的简单加和。在医院，如果一个病人的病情已经严重到无法通过口腔和胃肠道饲管来进食，那么最好的营养补充方式就是将营养通过静脉导入体内，这种方法叫作"全胃肠外营养"（Total Parenteral Nutrition）。然而，即便操作是经过谨慎、严格的计算和监控的，全胃肠外营养依然只能让病人维持几个月的生命，病人的肝脏随后就会衰竭，胃肠道菌群也会大规模死亡。

综上所述，无论是对个人还是对一个人群，同时考虑可持续发展、获取难度、各异的文化传统、对口味的偏好以及成本是否低廉等因素，最简单的健康饮食建议是：多吃非精细加工的植物性饮食！

什么是面筋？ ①

　　在歌星科特·柯本去世20周年之际，加州一位名叫莫里斯·莫斯勒（Morris Mesler）的成瘾专家再次谈到了柯本的胃病。"他可能只需稍微调整一下饮食就好了。"莫斯勒表示，柯本很可能只是有点儿"乳糖或者面筋不耐受"。

　　在Reddit等网络论坛上，许多没那么专业的人（匿名用户）也在推测柯本可能患有乳糜泻。一个正在尝试无面筋饮食的用户最近还写道："我认为无面筋饮食就能让他好受很多，甚至能救他的命。"

　　柯本生前酗酒成性，吸烟无度，还吸食海洛因，患有双相情感障碍，从此一蹶不振。到今天了，你们居然把他的病归罪到面筋上？

　　小麦、黑麦和大麦中富含两种蛋白——麦醇溶蛋白和麦谷蛋白。把面粉加水搅拌，这两种蛋白就会融合，形成另一种蛋白——面筋。面筋的网状结构比麦醇溶蛋白和麦谷蛋白的网状结构更柔软，能使揉出来的面团黏性更大，既更有弹性，强度也更大，因此更易成型，这对喜欢烘焙的人来说是极佳的品质。

　　因为有了面筋，智人才能做面包。随着智人在全世界迁徙和繁衍，面包后来就成了全人类的主食之一。面筋本身其实并没有什么特别的，有趣的是我们近年来与这种蛋白建立了一种全新的、相互折磨的关系，还为了维持这种关系花费了大量的金钱和精力。面筋已经不仅仅能给烘焙食品带来形状、弹性和结构了，还给许多人的生活"塑了形"。

　　要讨论面筋，首先我们必须要承认面筋过敏的症状是真实存在的。

---

① 面筋（gluten）在很多大众媒体上常常被译作"麸质"，科学界较为正式的译法为"面筋蛋白"或者"面筋"，本书统一译作"面筋"。——译者注

肯定有人误报，但在表现出相应症状的人中也一定有人真的对面筋敏感。第二步就是仔细研究一下这种蛋白质以及我们身体的结构，看看面筋导致这么多过敏症状的可能性。

1944 年 11 月至 1945 年 5 月的那个冬天，纳粹占领下的荷兰有 1.9 万人死于饥饿，因此那个冬天在荷兰被称为"饥饿冬天"。但就在那次饥荒当中，随着面粉越来越少，一些长久以来患有乳糜泻的人神奇地痊愈了。几十年后，英国的医生们发现，导致人们患上乳糜泻的并不是面粉本身，而是其中的一种蛋白质——面筋。

全世界大约 1% 的人患有乳糜泻。这是一种典型的自身免疫病，也就是说我们的机体将自身的东西误认成了外来物质。在这种情况下，特定的抗体（组织转谷氨酰胺酶）[1] 会在面筋蛋白存在时破坏小肠内壁的组织，导致患者消化不良，严重时还会导致营养不良。在肠壁遭到破坏后，微生物-肠-脑轴的功能也随之发生紊乱，部分患者还会出现头痛、抽搐、指端麻痹和抑郁等症状。乳糜泻会影响患者生活的方方面面，导致身材矮小、贫血甚至流产。

做个化验就能查出一个人有没有上述抗体，如果有，那就患有乳糜泻，目前已知的唯一治疗方法就是无条件地彻底避免摄入面筋蛋白。和其他大部分疾病不同，只要你避免摄入面筋蛋白，就能有效阻止乳糜泻发病。在医学上，很少有如此清晰又绝对的二元情境：如果你有抗体，那么在你摄入面筋后你的肠壁就会遭到破坏；如果你没有抗体，那么摄入面筋就不会有事。

---

① 作者此处有误，这些抗体并不是组织转谷氨酰胺酶，而是这些抗体会攻击组织转谷氨酰胺酶。另外，这种抗体是面筋诱发免疫系统产生的。——译者注

面筋是如何产生的

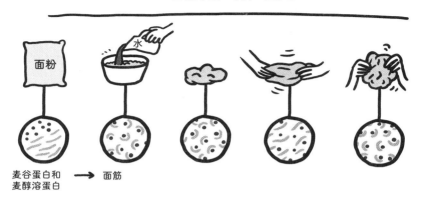

麦谷蛋白和 ⟶ 面筋
麦醇溶蛋白

从这个意义上讲，乳糜泻其实有点儿像坏血病或脚气病。可能也正是这个原因，面筋让很多人产生了与维生素截然相反的印象，但两种印象都很绝对化和极端化。人们总觉得，如果一种物质在某方面（非常明晰且有限地）有害，那它就一定在各方面都有害。

大剂量服用抗坏血酸（维生素 C）不能帮你预防流感，同样的道理，没有乳糜泻的人避免摄入面筋也毫无必要。我倒不是说将来不会发现什么新的原因，有必要让人们避免摄入面筋，毕竟什么都有可能。但至少目前来看，食用谷物给健康带来的益处远比武断地拒食谷物要多。然而，和医学中很多其他领域一样，那些与健康相关的"微瑕"——哪怕相关性很小——总会被很多人注意到。

如今，"无面筋饮食"已经成为网上搜索量最大的饮食关键词。仅在 2012 至 2015 年这三年间，标有"无面筋"标签的产品的销售额就翻了一倍，从 115 亿美元飙升到了超过 230 亿美元，产品类别从完全无面筋的面包、无面筋的狗粮到无面筋的化妆品，无所不包。我们竟如此惧怕一种植物蛋白，这无疑会是一个很好的营销学和从众心态的研究案例，同时也从侧面佐证了人们有多渴望保持健康。看到这些产品，一个

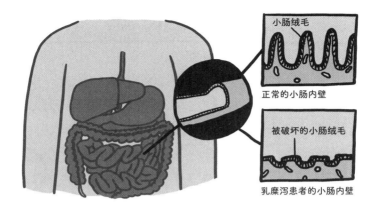

理智的人可能会想："为什么我不能吃面筋呢？"可转念一想，又会耸耸肩说："又何必非要吃呢？"

Cyrex 实验室（Cyrex Laboratories）坐落在菲尼克斯的一片写字楼当中。写字楼是 20 世纪后期修建的砖砌楼，外表平平无奇。我听说这家公司是在 2016 年，当时他们的宣传人员给我写了一封邮件，标题是"如何确定你是否应该吃'无面筋饮食'"。他们说只要"简单地验一下血，就能准确地鉴别出你对面筋的敏感性"。他们的这种化验并不只是针对乳糜泻的患者，而是面向大众，任何认为自己对面筋可能过敏但还不能确定的人都可以来验血。

这种检测立刻吸引了我的注意。如果确实有效，那么这项服务的意义将会非常重大，能给胃肠病学带来巨大的进步，还能给"无面筋饮食"的风潮画上句号。"不吃面筋，会对你有好处吗？"做做这个简单的化验就能知道。这样的一种检测手段简直是全世界研究机构的科学家梦寐以求的。

我问了 Cyrex 实验室的宣传人员许多问题，她把我的问题转达给了一位专家，说这位专家能"跟我谈谈化验的细节，以及一个人有什么样的症状就表明他应该去做化验了"。宣传人员把这位专家称作查德·拉尔森（Chad Larson）医生。在很多国家，医生都需要取得医学专业的学位，但这位拉尔森医生没有，他有的是"自然医学"的学位。这和真正的医学学位可不能混为一谈。（对拉尔森医生这样的人来说，会不会最好能混为一谈？）

拉尔森学位的性质可以说正是面筋过敏风潮的核心问题。有关面筋敏感性的问题把我们所有人分成了两类：一类人认为世界是"非黑即白"的，在这里所有的概念和物质都是要么完全好要么完全坏；另一类人则习惯于暧昧和不确定性的世界。面筋敏感性的问题已经不只是人和面筋的关系这么简单了，更反映出了人和知识的关系。

在美国，医学博士学位（Doctor of Medicine）长久以来都是决定一个人能否行医的学位条件，由 141 所有资质的研究生院授予，学制四年。完成医学预科学习并通过医学院入学考试的学生才能进入医学院就读博士学位[①]。从 1876 年起，全美进行医学教育的院校都要接受美国医学院协会（Association of American Medical Colleges，简称 AAMC）的监管，这些院校都需要以"在预防疾病、祛除痛苦、提高生活质量方面掌握广博的医学知识、治疗方法和技术"为宗旨教育学生，同时还要教授学生"保持同情心，关注质量、安全、功效、责任、成本、专业精神并心系民众"。

然而，拉尔森等"自然医学"医生使用的是"替代医学"的方法。

---

① 　与中国不同，美国的医学院均为研究生院，任何专业的大学毕业生均可申请就读，申请者需修完医学预科课程且通过入学考试，在医学院完成四年学业后即可获得医学博士学位，获得医学博士学位后方可参加执业考试成为临床医生。一般中国的医学学士学位可认为与美国医学博士学位等同。——译者注

他的自然医学博士学位（Doctor of Naturopathic Medicine）是一所名叫西南自然医学与健康科学学院的学校授予的。这所学校还联合另外 6 所学校组成了一个新的联盟，脱离了 AAMC 的监管，并于 2001 年组建了自己的监管机构，叫作美国认证自然医学学院协会（Association of Accredited Naturopathic Medical Colleges，简称 AANMC）。

AANMC 的网站几乎是 AAMC 网站的翻版，甚至他们也拿医学界的传统象征——希腊神话中信使之神赫耳墨斯带翅膀的双蛇杖作徽标，唯一的区别是在 AANMC 徽标中的双蛇杖上，两相缠绕的蛇头被换成了两片树叶。乍一看，这两条"叶头蛇"倒是挺致敬自然的，可蛇头都变成树叶了，还能有多自然呢？

"自然医学"的盛行似乎重塑了医学与自然的关系。这个专业方向的从业者都把自己的职业看作医学的"替代"，因为医学在许多方面的效果都不理想（这倒不假）。临床医生总是看不到社会环境对健康的影响，临床医学只能解释并有效治疗人类疾病中的一小部分。通过把自己置于这些缺憾的对立面上，AANMC 巧妙地避免了解释"自然医学"究竟是什么的麻烦。

举例来说，增生注射治疗是"自然医学"医生经常使用的一种核心疗法，也就是当病人感到关节、脊柱等部位疼痛时，医生会在患处注射葡萄糖溶液（说白了就是糖水）。这种"治疗"不仅疗效未经证实，甚至都无法给出一个靠谱的原理来说明为什么可能会有效。但在某些小圈子里，这种"无法证实"的特质竟然成了一种优点。如果一种东西被证实有效和好用，那就会被大型机构采用，从而失去其对医学的"替代"意义，因为它已经直接变成了医学的一部分。

至今，查德·拉尔森都坚信面筋就是给病人造成各种痛苦的元凶。

"如果病人有慢性疼痛，不管是偏头痛、肠易激综合征、关节痛、慢性腰痛，还是甲状腺功能失调，你基本上都能找到原因，"他对我讲解道，"如果一个人有这些慢性疼痛，并且饮食中含有面筋，那我一定会先去检查是不是面筋导致了这些问题。"

那有没有患者有这些症状，但病因不是面筋呢?

"我想不出这样的患者。"

值得注意的是，拉尔森担任 Cyrex 实验室的顾问是要收费的。能这么理所当然地摆出一副反正统的姿态去误导公众，也算是比较无知学的一个壮举了。

虽然医学界早在 20 世纪 40 年代就已经知道乳糜泻这种疾病，但直到 2012 年，哈佛大学医学教授阿莱西奥·法萨诺（Alessio Fasano）和同事才提出了"非乳糜泻面筋敏感"（non-celiac gluten sensitivity）的概念。作为这种新疾病的提出者和定义者，法萨诺自己都认为 Cyrex 实验室的所谓"面筋敏感性检测"纯属无稽之谈。

"他们的说法没有说服力，"法萨诺对我说，"我不知道他们的依据是什么，会认为他们的检测指标是很好的生物标志物，可供诊断对面筋的敏感性。"

拉尔森这些"自然医学"医生兜售的血液化验甚至连非营利性组织乳糜泻基金会都不支持做。这个基金会同样致力于对面筋敏感进行全面的研究。（"对面筋敏感的人如果摄入面筋，可能会感到头脑混沌、抑郁、多动、腹痛、水肿、腹泻、便秘、骨关节痛和长期疲劳，还可能表现出其他症状。"）然而在乳糜泻基金会的网站上，有一条很显眼的提示："目前没有任何血检手段能诊断出面筋敏感。"

再说说"免疫反应"，法萨诺向我解释说，免疫反应有三种形式。第一种是经典的过敏反应（例如坚果过敏、海鲜过敏、小麦过敏等）。过敏反应很容易诊断，其标志就是体内产生了攻击过敏原（比如坚果碎屑）的抗体，引发了炎症，过敏的症状都可以说是免疫攻击的附带损伤。第二种是自体免疫反应，比如由于吃了某种食物，导致免疫系统直接对体内的某些细胞发起攻击。乳糜泻就是自体免疫反应的一个例子，面筋导致人体开始攻击自身的肠壁细胞，破坏肠壁结构，而在没有面筋存在时，免疫系统就不会攻击肠壁细胞，我们也就不会感到不适。最后，还有第三种免疫反应，叫作食物敏感。

"这第三种免疫反应，"法萨诺说道，"是一片几乎无人探索过的领域。"

法萨诺给自己发现的新病起名为"非乳糜泻面筋敏感"，也是为了让病听起来更像传统上的精神心理类疾病一些。精神心理类疾病和器质性疾病的一大区别就是它们是如何定义的。精神心理类疾病通常是医生观察到患者的一系列症状，然后起一个病名，并以这一系列的症状为依据来定义和诊断这种疾病。器质性疾病则正好相反，医生能够找出可以量化检测的异常生理活动，从而定义疾病。法萨诺和各国的其他一些乳糜泻专家都发现，有的病人在生理指标上并没有类似乳糜泻或小麦过敏的特征，反而表现出一些类似精神心理类疾病的特点，这些病人都有面筋敏感的症状，并且在停止摄入面筋后症状就有所好转。

但我们依然不能就此盲目地将面筋认定为罪魁祸首。想当然地认定一种疾病的病因，然后被这种错误的猜想蒙蔽，反而忽视了真正的病因，这样的例子在医学史上比比皆是，比如我们曾经确信霍乱是通过空气传播的，还曾经认为脚气病是由大米里的"毒素"导致的，如今这个问题似乎又发生在面筋身上了。

事实上，就连"面筋敏感"这个概念都很容易让人产生误解。对那些真正深受乳糜泻折磨的病人来说，"面筋敏感"更像一种嘲讽。乳糜泻互助协会的负责人玛丽·施路克比尔（Mary Schluckebier）曾在一次采访中谈到这一点："一个病人去看医生，想要一个明确的诊断。他说：'别告诉我我没得什么病，告诉我我究竟得了什么病。'所以医生只能想出一个病名来。我觉得这无非是安抚病人的一种方法罢了。我只能这么直白地谈这个问题。"[83]

或许这种坦诚才是阐释这个问题最好的方法吧。施路克比尔还必须小心说话，避免让一些患者觉得医生们认为他们在撒谎或者装病。

"目前我们还没有定论。"法萨诺在谈到非乳糜泻面筋敏感时谨慎地为自己的理论辩护，"我们的研究才刚起步，还不知道到底谁会得这种病，这种病的病程是怎么样的，发病机理是怎么样的，这都是因为这种病没有任何生物标志物可以告诉我们身体到底出了什么问题，以及谁有这种病，谁没有。"

缺乏明确的诊断标准使这种病看起来很不合理，因此就连专家群体内都无法达成共识，更别说大众了。法萨诺的团队最近估测了人群中面筋敏感的普遍程度，检测标准很简单，就是在摄入面筋后感到难受，并且在停止摄入面筋后就有所好转（同时通过检测确认受调查者没有乳糜泻和小麦过敏）。

"我们的推测数据是6%。"法萨诺说。话音未落他又警告我说："不过，这只是估测数据，还是非常不成熟的研究。"

当然，由于这项研究中"面筋敏感"的定义很宽泛，因此研究基本上是在调查人们对自己身体状况的主观理解。

"他们得出的这个比例全无根据可言。"哥伦比亚大学乳糜泻研究中心的主任彼得·格林（Peter Green）坦言。格林指出，人们依据自己的主观感受得出的比例不能等同于实际患有某种疾病的比例。想要真正确定这么多症状的病因，格林和法萨诺还想做更大规模的实验，不仅使实验者饮食和生活中的各种变量都有对照，还要采用双盲的形式。双盲实验能区分出真正有价值的结果和安慰剂效应。（法萨诺总强调："安慰剂效应真实存在。"）除了安慰剂效应外，双盲实验还能摒除正好相反的"反安慰剂效应"，也就是在心理上坚信自己在做有害的事情（比如食用面筋）的人也会出现难受的症状。

同样是在2016年，另一名宣传人员邀请我和一位彼得·奥斯本（Peter Osborne）医生聊一聊，话题是"慢性退行性疾病（主要聚焦在面筋敏感上）的自然疗法"。这名宣传人员向我吹捧奥斯本的新书，说这是"第一本认定饮食——准确来说是谷物——是人类病痛的主要原因的作品"。

事实上，第一批宣扬小麦是疾病之源的书早在2011年就由威廉·戴维斯（William Davis）和大卫·珀尔玛特（David Perlmutter）先后出版了。这里所说的疾病不只是少数小麦过敏和乳糜泻患者才有的异常免疫反应，还包括阿尔茨海默病、抑郁症、心脏病等各类疾病。这两位学者就像在做政治宣传一样，贩卖一些与正统医学相反的观点，"揭露"其他人不愿意说，尤其是主流医生"不想让你知道"的"事实"。奥斯本的理论也类似，向身陷病痛的人们灌输"从饮食中去掉所有谷物比去医院开药安全、有效得多"的理念。

奥斯本还创立了一个组织，名叫无面筋协会。他在这个组织中兜售各种膳食补充剂和其他产品，宣称能"增强免疫系统"和"排毒"，其中许多产品的标签上最大的字眼就是"无面筋"。无独有偶，在珀尔玛特的第二本饮食类畅销书上市时，他也开始在个人网站上销售"健脑"药片了。他的出版商把他吹捧成脑科学和饮食方面的顶级专家（这是他们的原话，在出版和宣传他的理论时，出版商也确实是这么看待他的），当我向他们询问他卖药的情况时，出版商回复我说："他的网店马上就会关了。"威廉·戴维斯目前还在卖课，他的"10日排出谷物毒素"的课程只要79.99美元。他还出版了一本名叫《无小麦生活》（*Wheat Free Living*）的杂志。戴维斯的出版商罗戴尔出版社（Rodale）一直在努力保持他的饮食畅销书在全世界不断货，还说他的书"源自尖端科学"。

民众愿意为这些人的产品买单，愿意拥护他们的理论，这很可能是因为正统医疗系统内部出了问题。2015 年，我去塔夫茨大学参加了一场营养学研讨会，还在会上发了言。另一名发言嘉宾道格拉斯·塞德纳（Douglas Seidner）医生在会上也对病人不愿意听最可信的饮食建议，反而去听信那些未经证实的理论表达了愤慨。塞德纳是范德堡大学人类营养学中心的主任，在那里当了 25 年的消化科医师。他从医学发展史的角度对面筋敏感这一问题进行了分析。

塞德纳指出，在他当初受训的时候，也就是几十年前，医生的医嘱还会被患者当成"圣旨"。主导医学领域的是专家意见和循证医学的理念——医生以化验数据为基础，为病人做出最好的医疗决策。但在最近一些年，情况变了。随着病人自主权越来越强，医学的面貌开始逐渐向医患协作转变，这种新模式被称为共同决策。

从理论上看，赋予病人自主决定权绝对是有好处的，但事实证明这在实践中会遇到很多困难。医学从"大家长制"到"大管家制"的转变在那些声称自己患有非乳糜泻面筋敏感，来范德堡大学看病的人身上表现得最为淋漓尽致。病人从 Cyrex 实验室之类的公司、这类公司雇来的"自然医学"医生，或者铺天盖地的畅销书那里知道了一种血检，就要求医生给他们做。这些病人用从上述渠道获得的信息把自己"武装"了起来，如果医生不认同他们的观点，病人就会让医生拿出证据来反驳。如果医生没法说服他们，他们就会换人（很可能会转投替代医学），找其他愿意顺着他们意思的医生，给他们开他们想吃的药，给他们做他们想做的检查。

时至今日，仍然只有两组随机对照实验研究过主诉肠胃莫名不舒服的患者（通常会被诊断为肠易激综合征）换成无面筋饮食之后的情况，而且两组实验的规模都很小。在第一组实验中，研究人员告诉 34 名日常食用无面筋饮食的实验者，要在未来两周里给他们的日常饮食中加入松饼和两片面包，但其中有一半的人吃到的松饼和面包是无面筋的。实验最后，这一半人发生疼痛和胀气的概率确实比吃常规的松饼和面包的那一半人要低，但实验者抗麦醇溶蛋白抗体的水平并没有上升。因此研究人员总结道："非乳糜泻面筋敏感可能是真实存在的。"但非乳糜泻面筋敏感的发生机理仍然未知。然而在两年后，澳大利亚的研究人员重复了上述实验，实验的规模和设计都相似，却没有发现食用正常食物和无面筋食物的两组实验者在症状上存在明显不同。

　　法萨诺、塞德纳和格林都不建议人们在未咨询过专业医生意见的情况下擅自开始无面筋饮食。"这可能会导致很大的问题。"格林说。他指出，这么做可能会让人们忽视自己生病的真正原因。在宣称自己对面筋过敏因而来哥伦比亚大学找他看病的患者中，有近半数最后发现自己是得了别的病。一般来说，除非你被确诊患有乳糜泻或者小麦过敏，否则格林都不建议你采取无面筋饮食，因为这样的饮食通常不太利于健康。采取无面筋饮食的人通常会把谷物替换成高度加工过的食品，为了保持更好的口感，这些食品中需要加入大量的糖和盐。人们总认为"无面筋"就是健康，但对大多数人和产品来说却恰恰相反。举例来说，无面筋食品品牌 Glutino 出品的硬面包圈，比普通的硬面包圈多出了 43% 的钠、一倍的糖，却少了 50% 的膳食纤维，但这些数据不会被人关注，就因为它被摆放在一排特殊的货架上，那里的商品全都带着"无面筋"的标签——在很多人的眼中，有这个标签就够了。

　　在食品包装或菜单上标明"无面筋"，表明人们认为在饮食中避开面筋是有意义的。食用无面筋食品期间人的感受变好了，还有一种可能的原因，那就是人们同时对饮食习惯做了其他积极的改变。

　　"很多人说把饮食调整成无面筋饮食之后感觉身体变好了，"法萨诺指出，"真的不是以前他们吃了太多不健康的食物，现在饮食习惯稍微健康了一点的缘故吗？"

"我见过很多人，他们的饮食限制非常多，"格林也说，"又不吃面筋，又不吃大豆，又不吃玉米，我真是搞不懂，这到底是为什么。"

对一部分人（甚至大多数人）来说，这种"减法饮食"的诱惑力在于它能给你提供一种控制感，满足我们希望发出直接、可行的指示来保持身体健康的欲望。这种欲望再正常不过了，就是那种"不吃这个东西，你的身体就会更好"的感觉。

"比你不吃什么东西更重要的，是你吃什么东西。"格林说。

前文已经说过，营养学家们达成的共识是多吃植物性的食物，这样的饮食绝对有好处，但却没有商业价值。回顾过去，我们会发现乳糜泻变得越来越普遍了，这表明一定是有什么因素发生了改变。

人们对面筋敏感的担忧越来越甚，却似乎都忽视了乳糜泻正迅速变得越来越普遍的事实。法萨诺和格林都表示，这种疾病目前的发病率是上世纪后半叶的大约 4 倍，这并不只是因为现有的诊断水平更高，患者的数量确实越来越多了。哈佛大学和哥伦比亚大学的两个研究中心不约而同地将研究重点放在了微生物上。这些微生物生活在我们的体表和体内，还影响着我们的 DNA。麻省总医院也刚启动了一项针对乳糜泻和面筋敏感的研究项目，项目名叫乳糜泻微生物组和代谢组学研究（Celiac Disease Microbiome and Metabolomic Study）。这一项目旨在对人群进行细分，以便开展有针对性的干预，阻止乳糜泻的进一步扩散。相关的研究需要在基因组、微生物组以及人体等多个领域深入探索，相当于在这些学科的交叉点上打击多个"移动靶"。我们对绝大多数疾病都远没有研究到这种程度。

"在我小的时候，大家都只能吃到时令蔬菜，"格林说，"可现在，任何东西你一整年都能吃到。"他还提到了剖宫产的流行和抗生素的滥用，人们平时生病和暴露在自然环境中的机会也变少了，这些因素都在影响我们的微生物组和人的健康。

另一方面，法萨诺提到，母乳喂养、人们食用面筋的多少、面筋食品的质量，以及面筋食品加入幼儿饮食的时间点，这些因素都可能是乳糜泻发病率升高的原因，但截至目前又没人能证明哪些因素确实有影响。

如果让我给一条建议，说说什么东西一定要避免或者注意，那么有两点——其中绝对没有面筋。第一，要避免傲慢。用格林的话说："很多人以为他们什么都知道，但其实不是。没有人什么都知道。"第二，要避免过于容易受他人的影响。我们不可能什么都知道，但这并不代表我们一无所知，我认为每当有什么饮食风潮流行起来时，其核心都是人们没有区分好这两者。

"乳糜泻是所有自身免疫疾病中我们了解得最多的，但依然有很多我们没研究出来的地方，"格林表示，"这表明这种病比人们想象的更加复杂。除了基因和饮食，还有很多方面是我们不知道的，比如我们的微生物组和免疫系统。每个领域的专家现在都把目光放在了微生物组上，似乎每种病都和微生物组沾点儿关系，但我们还是不清楚微生物组是如何被扰乱的，更不清楚该如何让被扰乱的微生物组恢复正常。"

我告诉法萨诺，我曾为上述问题"做过贡献"——我给我的微生物组做过基因测序。这种检测目前还不普遍，但在过去 10 年里，这种检测的价格已经从 1 亿美元"跳水"到了 100 美元，所以将来很可能会流行起来的。检测公司是位于旧金山的一家初创公司，名叫 uBiome。我得拿一根棉签，沾上粪便（我自己的），然后寄给他们，由他们"破解"出其中的 DNA，鉴别出生活在我肠道中的部分细菌的种类。微生物学家罗布·奈特（Rob Knight）在给我的回复中写道："这种检测可能很快就会成为医院的常规检查项目了。"微生物组检测目前还是个新鲜事物，但却能向我们展示关于微生物-肠-脑-免疫系统轴的一切。uBiome 的微生物学家告诉我，根据我的检测结果，我很可能会肥胖，还会抑郁，但我现在两样都没有。我把结果告诉了法萨诺，他听完笑了。

"这也证明这个领域有多复杂了吧。"

从统计学的角度来看，微生物组检测的结果只是根据数据——某些肠道菌群的生长状况和某种特定症状的相关性——做出的一种推测，不过这种检测倒是很有可能成为我们了解许多症状背后复杂成因的钥匙，比如那些被很多人全都归咎于面筋的症状。

"真正的发病机制一定更微妙，涉及的因素也更多。"法萨诺总结道。这就和涉及健康的问题一样，"如果你只拘泥于一个方面，就很难看清全局"。

鸡蛋 vs 燕麦

达里什·莫萨法里恩在哈佛大学工作时当过心脏科医生，那时候他发现，与其给患者开药降低血脂或者安装支架撑开栓塞的动脉，还不如把精力放在帮助患者预防这些疾病上。对他来说，最明显的预防方案就是吃好。

莫萨法里恩现在是塔夫茨大学弗里德曼营养科学与政策学院的院长，该学院是全美唯一的一所营养学专科学院。如果你和健康专家一起吃饭会紧张，那和莫萨法里恩共进晚餐可就不舒服了。我们俩在科罗拉多一起吃过一次早餐，当时他点了煎蛋饼，于是我也点了一样的煎蛋饼，但我特地只要了蛋白。他问我为什么只吃蛋白，我回答说……我这人办事经常不怎么过脑子。我知道摄入胆固醇不会显著增加我患上任

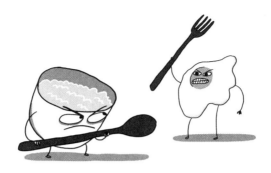

何疾病的风险，但这些"约定俗成"的概念已经根植在我的脑海中了。

我还没说我另外一个吃鸡蛋的习惯呢。那年年初，我去波士顿参加过塔夫茨大学营养学院的一个研讨会。我到的时候，塔夫茨大学正在召开一个大型会议。这是一个生命科学领域的大会，会议名称叫实验生物学大会。大会每年都会邀请数千名各领域的科学家来展示他们新奇、有趣的科研成果，参会者有解剖学家、生物化学家、分子生物学家、病理学家、营养学家、药理学家等等。

我喜欢在事物之间做比较，所以一个塔夫茨大学的学生就带我去听了一场我可能会感兴趣的学术报告，主题是"鸡蛋 vs 燕麦"，这个问题或许很多人都想过，如今新的科研成果可能会在它们之中选出胜利者。

报告坚定地站在了鸡蛋这一边。做报告的研究者指出，鸡蛋能改善人体内胆固醇的水平。这个结论挺让我意外的，因为虽然早就有研究表明一个人摄入的胆固醇的量与血液中的胆固醇水平之间的相关性并不像此前科学界认为的那么大——许多专家（包括莫萨法里恩）甚至认为两者毫无关系——但没想到这项研究竟然得出了相反的结论。

所以，这就是说多吃鸡蛋更健康吗？我和开展这项研究的科学家取得了联系。这是一个由玛丽亚·露丝·费尔南德斯（Maria Luz Fernandez）领导的康涅狄格大学的科研团队。费尔南德斯是该校营养科学研究生院的院长，主要研究饮食对心脏病的影响。费尔南德斯在 1988

年取得博士学位，之后做了几年学术期刊《营养学杂志》的编辑，还在FDA 下辖的食品顾问委员会（Food Advisory Committee）工作了 5 年。

费尔南德斯向我介绍了这项鸡蛋与燕麦的对比研究。在实验的前 4 周，实验者每天的早餐会吃燕麦，接下来的 4 周则换成鸡蛋，她们的研究发现，在吃鸡蛋的 4 周里，70% 的实验者体内"有益胆固醇"高密度脂蛋白的水平升高了。费尔南德斯指出，每个人在实验中每天都吃了两个鸡蛋，吃了整整 4 周。"一般来说，很少有人会吃这么多鸡蛋，"她说道，"尤其是女性。"

费尔南德斯从 2002 年起就开始研究鸡蛋了，我还在 YouTube 网站上找到过她做的宣传鸡蛋益处的视频。她发视频的频道叫鸡蛋营养中心，在视频里，她对鸡蛋大加赞扬，称其中含有抗氧化剂叶黄素。这很有趣，因为叶黄素通常存在于植物当中，动物性食物中含量很少。我问她自己吃不吃鸡蛋，答案在我意料之中，她说吃，一周大概吃六七个。

我继续深挖她的实验。他们用了什么样的燕麦？是那种速溶的即食麦片包吗（里面含有糖）？是的。

实验有没有设置对照组？没有。

随着对话的进行，我越来越疑惑了。如果她想听我说实话，我会问她，为什么把鸡蛋和含糖燕麦那种垃圾食品做对比呢？

采访完后，我给她写了一封邮件，问她是否和任何机构有利益关联，如果有的话请她说明一下。

她回复说："美国鸡蛋委员会资助了这项研究的大多数实验。"

幸亏我问了这么一句。实验生物学大会这种场合，以及康涅狄格大学的名声让这个实验显得很有公信力，但结果却是个拿鸡蛋和糖包作对比的不靠谱研究。不过这个实验倒也点出了如今的科学界——尤其是营养学界——屡见不鲜的一个问题。

美国鸡蛋委员会是美国各大禽蛋农场——每家农场都有超过 7.5 万

只母鸡——联合组建的贸易组织。你可能听过那句浮夸的广告词——"难以置信的可食用蛋"（最新版的广告是影星凯文·贝肯和他的哥哥一起出演的），这个广告就是美国鸡蛋委员会做的。鸡蛋营养中心，也就是费尔南德斯的那个 YouTube 频道，是美国鸡蛋委员会的"营养学科普部门"，任务是"作为可靠的信息源，介绍有关鸡蛋的营养学和健康科学信息"。

标榜自己可靠，正是一个行业能做出的最不可靠的事。我承认，我没有细看美国鸡蛋委员会网站上"鸡蛋科普与科学"版块里的内容，但他们的网站给我的印象是，鸡蛋已经被他们形容成仁慈的上帝赐予我们的奇迹了。（"鸡蛋对控制体重、增长肌肉力量、保持孕期健康、增进脑功能、提升眼睛健康等许多方面都有助益。"）

即便他们说的这些益处确实存在，美国鸡蛋委员会也没有给出能够给出的所有信息。比如，2012 年出现过一个重大新闻，加拿大韦仕敦大学的科学家开展了一项大型研究，将吃鸡蛋和吸烟做了对比。研究者分析了 1 200 人的数据，将吃鸡蛋和吸烟这两种行为分离出来比较。早就有科学证据表明吸烟会导致动脉粥样硬化（斑块堆积和动脉硬化），进而引发脑卒中和心脏病。加拿大科学家的这项研究则发现，经常吃鸡蛋对身体这方面造成的危害可达吸烟的三分之二。

费尔南德斯对上述研究的结果视而不见。"人们总会被热血冲昏头脑，但我坚信吃鸡蛋是健康的，所以我才一直努力开展研究。"

在有关鸡蛋的研究中，有一个核心问题，或者说在任何领域的科学研究中都存在这个问题，那就是就算鸡蛋委员会资助了这项研究，这项研究的结果就一定不可靠吗？研究结果确实会影响禽蛋行业的经济利益，可是如果不指望这些人，我们又能指望谁来资助这类研究呢？

美国国立卫生研究院的存在可以解决上面这个问题。美国国立卫生研究院负责从纳税人缴纳的税款中分出一部分拨给科学研究，但他们的预算也不算多，而且很多年都没有增加了。然而，由于科学家、有待研究的科学问题以及商业产品的数量越来越多，所以像费尔南德斯这样想研究吃鸡蛋是否有益健康的科学家只好要么依赖慈善机构，要么依赖鸡蛋委员会这类贸易组织的资助了。纵观整个医学研究的历史，学术界和制药企业、医疗器械公司合作的事再普通不过了，而且往往无法避免。当大型企业插手实验，希望找到证据来支持他们的产品时，就可能会出现利益冲突。

这当然无法证明费尔南德斯的实验结果是鸡蛋委员花钱"买"的。费尔南德斯和她手下的科学家完全可能通过实验取得不利于吃鸡蛋的发现，不过至少目前还没有过。可如果真的取得了不利于吃鸡蛋的发现，她以后还会获得资助吗？对一名科研工作者来说，论文发表数量基本上就决定了你工作的稳定性，因此能和一个能保你论文高产的行业伙伴强强联手，自然是人人梦寐以求的。

只有当你以一种偏执的目光审视人性的时候，才会认为大多数科学家都愿意主动造假、歪曲实验结果，就为了讨好研究的资助者。只有把眼光放宽一点——甚至要富有同理心——我们才能看出我们出于自保的本能而产生的偏见。

这个问题就大了，远远超出了鸡蛋本身。一名禽蛋业的"代言人"，不仅在一所著名大学领导研究生院，还在做科学期刊的编辑，并且是FDA 的顾问，想想吧。鸡蛋问题就此升华成了一个认识论的问题，不再是吃鸡蛋是否比吃燕麦更健康，而是我能相信谁？知识是如何获取，如何传播的？那些吃即食麦片包的人，真的认为自己健康吗？

关于有限的预算与科学家间日益激烈的竞争之间的矛盾，我和美国国立卫生研究院的院长弗朗西斯·柯林斯（Francis Collins）聊了聊。"有一部分竞争是有益的，能够激励人，"他说，"但另一些竞争是有害的。我们力图保持好平衡。也许这里的竞争有一点过于激烈了，我们应该适当放松一些，谨记我们的初衷是拓展对生命科学的认知以及帮助公众。"

对于生物医药领域，柯林斯的愿景是未来能够更加透明和协作，科学家获得奖励和认可不再只是因为他们在学术期刊上发表过多少论文，还因为他们所具有的协作精神。在更具协作精神的环境中，影响深远的研究论文将不再是换取名誉和财富的货币，各种科研成果——无论是有开创性的还是平平无奇的——都可以被等同视之，收获回报。

柯林斯畅想："在你将来写简历的时候，简历中或许不仅需要列出你在《自然》《细胞》和《科学》这些期刊上发表的论文，还需要写明你建立过哪些数据库或者为公共数据库提供过哪些数据集，你的数据被多少人引用过，有过多少次下载，这才是科学进步的方式。"

美国政府启动的精准医疗计划（Precision Medicine Initiative）是协作科研的一个实例。这个项目需要政府资助的科学家和私人企业资助的科学家通力合作。柯林斯希望在这个计划中看到科学家们实现"数据共通"：不仅分享实验结论，而且分享实验中得到的数据，这样我们就不必再去怀疑鸡蛋委员会资助的实验的结论是否可靠了。委员会和其资助的科学家可以把吃鸡蛋的实验者的数据上传到数据库，这样全世界的科学家就都可以对其进行分析、检验、比对和扩展。如果鸡蛋委员会真的相信吃鸡蛋有他们宣扬的那么健康，那为什么不让全世界的科学家用各种方式检验一下他们的数据呢？把吃鸡蛋的相关数据和其他饮食方面的数据放在一起分析，还有人的运动量、睡眠情况，甚至基因组的精确状况，这些全都分析到，这样我们或许就能真正开始了解吃鸡蛋和吃燕麦哪一个更健康了。

然而，在这种"学术大同"达成之前，我们还是要吃饭的。目前我们已知的信息也够多了，不至于盲目选择。在距康涅狄格大学不远的费尔菲尔德大学，生物学家凯瑟琳·安德森（Catherine Andersen）致力于研究利用食物预防疾病。她在 2015 年写过一篇综述，梳理了吃鸡蛋对健康的影响这一领域中的一些优秀研究，指出了吃鸡蛋与健康之间的复杂关系。她提醒我们，鸡蛋里影响健康的可不只有胆固醇，而且对每个人的影响也不尽相同。

安德森在 2015 年的一篇综述中写道："鸡蛋中的生物活性成分，包括磷脂、胆固醇、叶黄素、玉米黄素、蛋白质等，它们各有各的促炎或抗炎特性，对多种慢性病的病理生理学过程以及身体对急性损伤的免疫反应都可能有重要的影响。"[84] 翻译成大白话就是：鸡蛋的成分很复杂，这些成分在被消化之后对身体造成的影响不能用简单的"好"或者"不好"来回答。安德森还在综述中说明，她的研究没有获得任何禽蛋公司的资助。

那些喜欢明确答案的读者们，让我来给你们一个答案：无论是从营养的角度还是从社会的角度来看，（只要你不过敏）含有坚果和水果的全麦燕麦片是一个比较理想的选择。生产燕麦片比养鸡更节省土地，对水和空气也更加友好。工业化养殖场灯光阴暗，里面养的鸡比肩接踵，连走都学不会，还被投喂了各种抗生素。要是不给鸡投喂抗生素，让它们自由行走，那么如果全世界 70 亿人每天想吃两个鸡蛋的话，整个地球就要被母鸡占满了。不管你往哪里看，地上将会全是母鸡。那时再拿燕麦和鸡蛋来比就没有意义了，应该拿燕麦和钻石比。

真要是这样的话，倒是挺有意思的——吃点儿钻石。肯定也会有某人跟你讲吃钻石对身体有益，但在你真的吃钻石之前，先问问清楚，那个人家里是不是有钻石矿。

益生菌有用吗？

在人类微生物组计划于 2013 年完成之后，"益生菌"产品就火了起来。到 2020 年，益生菌产业的产值预计将蹿升到 460 亿美元。①这类产品的概念是，你可以在市场上买到一些微生物，吃下去，这些微生物就能对你胃肠道中的生态系统有所助益。操控体内的微生物确实能彻底改变我们的健康状况，但这种事在今天靠吃点儿益生菌产品是绝对做不到的。多年以来，企业家们都承诺那样的医学时代将会降临，但至少目前还不可能实现。

今天，益生菌产品所属的类别是保健品，这就钻了法律的空子，使生产商不需要证明它们有效（或者无害），甚至都不需要证明它们像广告中宣称的那样含有活菌。微生物需要很特殊的环境才能存活，所以你几乎不可能在这些细菌还活着的时候买到它们，尤其是在商场的货架上。就算有活菌，人们也不可能知道产品里的哪种细菌，会以怎样的方式，能在多大程度上影响谁的肠道菌群。去市场上买益生菌产品吃，就好像在一个标有"各类树苗"的袋子里随便抓一把，然后扔到一座森林里一样，其中的一些甚至可能都不是树苗。就算其中有几棵树苗生长了，它们就一定会对这座森林有好处吗？

往你自己的森林里扔树苗的好坏未知，不过有些物质是我们明确知道对体内的菌群有益的，而且科学家们很早就知道这些物质对身体有益了。专家们创造出了一个新词汇"益生元"（prebiotic），用来指代这些维持体内菌群的多样性，并促进它们健康生长的物质。目前已知的最有效的益生元是富含纤维成分的蔬菜和水果。哈佛大学的彼得·特恩伯（Peter Turnbaugh）教授的研究发现，肉类和乳制品占比很高的饮食能迅速并严重地改变肠道菌群，降低其多样性，进而诱发疾病。

虽然我们目前对体内菌群的了解还不足以推翻许多关于健康的固有观念，但现有的理论已经可以拿来分析很多我们一直认为对身体有益

① 本书英文版出版于 2016 年。——译者注

的东西了。微生物学家罗布·奈特是人类微生物组计划的领导者之一，他认为人们说"我要吃益生菌"就相当于"我感觉不舒服，所以要吃药，我听说这个药有用"。在他的著作《为什么有的人特别招蚊子？》①（*Follow Your Gut*）中，奈特指出益生菌在治疗肥胖症和肠易激综合征方面很有前景，但今天打着益生菌的旗号上市销售的产品大都"夸张大过实证"。他还表示，过去的一些研究确实能给我们一些希望，比如瑞士乳杆菌在小鼠体内确实起到了消除焦虑的作用，另一种益生菌则消除了小鼠的"强迫症症状"。此外，在早期的研究中，科学家还发现副干酪乳杆菌和发酵乳杆菌有助于缓解特应性皮炎（我得把这个消息告诉卡斯帕·莫斯曼，他到现在还全身瘙痒呢）。[85]

在健康这个问题上，如果我们对维生素态度的变迁反映了我们心态的变化的话，那么维生素产品的发展史很可能会在益生菌保健品上重演一次。有些益生菌产品似乎确实可能对一部分人的身体有益，于是营销人员就干脆把各种菌类混为一谈，宣称它们都对身体有益，然后把各种各样的菌类推向市场，并且数量多多益善。

相信要不了多久，市场上就会充斥着各类益生菌产品了。这些产品可能会号称有各不相同的功能，针对五花八门的疾病。没人会认为购买这些产品的消费者上当了，反而会觉得他们见识深远，紧跟潮流。而真正被证实可以维持我们体内菌群健康和多样的方法，其实成本更低廉，也没那么流行：避免服用不必要的抗生素、多吃膳食纤维、多参加户外活动，还有保持心情舒畅。

---

① 此处的中文书名使用了该书中信出版集团出版的中文版的译法。——译者注

高果糖玉米糖浆比"真正"的糖更有害吗？

"高果糖玉米糖浆"这个名字可以说是名称影响观感的一个实例了，它最大的错误就是起了这么一个名字。看到这个名字，人们可能会认为高果糖玉米糖浆是经过高度处理的邪恶工业产品，但其实它在各方面都和从甘蔗里提取出的糖一样。很多人都认为蔗糖才是"真正"的糖，可蔗糖和高果糖玉米糖浆一样，都经过了工业化处理。

玉米加工业注意到了这一点，于是一直试图给高果糖玉米糖浆改名字。一个名字的威力有多大呢？ 2015 年，蔗糖制造商美国炼糖公司起诉了美国玉米精加工协会，向其索赔 11 亿美元，就因为美国的玉米精加工企业在营销活动中把高果糖玉米糖浆称为"玉米糖"和"天然"的糖。

高果糖玉米糖浆这个名字是从过去沿用下来的。它确实比业界用以前的其他方法制造出的玉米糖浆含有更多的果糖，但高果糖玉米糖浆的果糖含量其实比蜂蜜和龙舌兰糖浆都要低。这几种甜味剂都含有一定比例的果糖和葡萄糖。一小部分科学家认为果糖比葡萄糖对人体的危害大，其中最公开表达这一观点的是加州大学旧金山分校的儿童内分泌科主任罗伯特·卢斯蒂格（Robert Lustig）。然而另一部分科学家则认为，人们应该更多吃血糖生成指数低（相对来说，果糖含量高于葡萄糖）的食物。

假如某一天我们已经苗条到有必要分析食物中果糖和葡萄糖的理想配比了，那估计我们一定是意外穿越到别的宇宙了。大多数营养学家都认为没有必要区分葡萄糖和果糖，不管什么糖，只要不过量，被身体消化时在本质上对身体的作用都是一样的。标榜"不含高果糖玉米糖浆"的食品都很危险，因为它们打着纯净或健康的幌子妖魔化一种类型的糖，就为了销售另一种。这类宣传口号的目的就是掩盖一个真相：不管

糖的种类

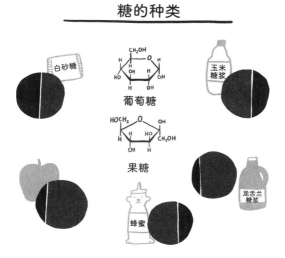

你往食物中加入什么糖，都会成为全世界各国人死亡的重要诱因（引发心血管疾病）。

在 2015 年的那场诉讼中，双方纠缠于什么产品能被称为真正的"糖"，玉米精加工协会又向美国炼糖公司发起了反诉，要求对方赔偿 5.3 亿美元。双方最后庭外和解了，但蔗糖制造商一方明显赢得了舆论战。根据一项统计，一个美国人在 1999 年这一年平均摄入了大约 39 千克玉米糖和 30 千克蔗糖，而到了 2014 年，随着民意的改变，这两个数字变成了 28 千克和 31 千克。

同样利用这一风潮的还有用果汁浓缩物（从水果中提取的糖分）或者蜂蜜和龙舌兰提取物作为甜味剂的产品的制造商。要是这些甜味剂的名称能统一一下，那我讲述起来可能就更清楚一点儿了，比如叫它们玉米糖、甘蔗糖、蜂蜜糖、龙舌兰和水果糖。

把各种糖的区别留给医学界讨论吧。玉米糖浆是工业生产的产物，是其背后的技术让每个人都能接触到便宜的糖的。由于美国政府为玉米种植和加工业提供补贴，再加上美国农业的系统化程度很高，因此美国每年会生产出大量过剩的玉米。工业界则发展出了将这些玉米快速转变成糖的技术，而且玉米糖浆的生产成本还比蔗糖低，这使美国国民糖的摄入量变得更高。你完全可以对玉米加工业从政府获取补贴的现状不满——这在本质上是用税收来压低玉米糖浆的价格——但蔗糖制造业也没做什么好事。从短期来看，这个产业对环境的危害甚至比玉米加工业还大。在这场竞争中，你决定花钱去支持谁很有意义，但这个意义真的和你的健康没有关系。

我的舌环脱落，然后被我不小心咽下去了会怎么样？

应该不会有事的，但一般来说，不管你把什么尖锐的东西吞到肚子里了，医生都会担心异物穿透肠壁。一旦发生肠穿孔，原本尽职帮助我

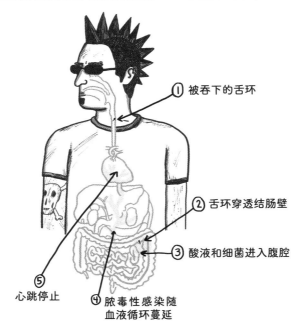

① 被吞下的舌环

② 舌环穿透结肠壁

③ 酸液和细菌进入腹腔

④ 脓毒性感染随血液循环蔓延

⑤ 心跳停止

们保持健康、清醒的胆汁和肠道菌群就会进入腹腔，造成致命的感染。舌环或许正是因此才看起来那么酷吧，因为它们让你随时命悬一线，就像是在朝穿孔的结肠竖中指。

不吃乳制品就会骨折吗？

关于乳制品，我印象最深的一个评论来自我对 Def Jam 唱片公司的联合创始人拉塞尔·西蒙斯的采访。西蒙斯曾经深陷海洛因和天使粉的毒瘾中，如今却是健康生活方式的践行者。他每天冥想，还经常在社交网站上发一些时而痛彻心扉，时而疑似宗教格言的名言警句（"思想到了，人就到了"之类的），同时他还宣誓要吃素。

西蒙斯的观点是，连奶牛自己都不喝牛奶。这话倒没错，如果你在牧场里观察一群奶牛一段时间（我这么干过），就会发现没有一头成年奶牛会跑去吸别的牛的奶头。幼牛会喝奶，但只喝到它们能吃固体食物为止。奶牛不分泌乳糖酶，所以成年奶牛和大多数哺乳动物一样，都是乳糖不耐受的。人类哺乳自己孩子的行为和牛差不多，在一段特定的时间中，喝母亲的乳汁对身体有益，但过了这段时间就没那么有益了。要是你在工作单位和同事说你到现在还在喝人奶，还觉得挺好喝，需要靠这来防止骨折，那人力部门一定会找你谈话的。

那么，为什么牛奶在西方文化中占有如此重要——不是作为少数人才能享用的珍馐美味，而是作为一种日常必需品，而且还有很多人相信它对维持身体健康至关重要——的地位呢？

这个问题倒真不是因为有人把钙质和骨骼发育用作获利和宣传的噱头。在一定程度上，牛奶的流行和还原论的观念有关，因为总有人强调钙、磷和维生素 D 的好处，而牛奶中就含有这些物质。2013 年发表的一篇综述就是一个例子，这篇综述指出："乳制品是这些营养素的重要来源。"[86]

　　理解这句话要谨慎。当你看到某种产品是某些物质的"重要来源"这类说法时，或许你会发现其他东西里也含有这些物质。

　　20 世纪 20 年代，总有些小孩在成长的过程中会出现罗圈腿的现象。随着城市化的发展，人们逐渐涌入城市，在户外沐浴阳光的时间变少了，佝偻病也就流行起来。最终，英国科学家发现，食用被紫外灯照射过的酵母片能预防佝偻病。这是因为紫外线将酵母合成的一种类固醇——麦角固醇转化成了维生素 D。而当人体缺乏维生素 D 时，骨骼就会弯曲。英国政府因此开始往牛奶中加入麦角固醇，然后再用紫外线辐照牛奶。科学家后来发现了在实验室中用麦角固醇合成维生素 D 的方法，牛奶生产商就开始直接向牛奶中添加维生素 D 了。这么做之后没几年，佝偻病就彻底在英国消失了。这是公共卫生领域的一次创举，也让维生素被推上了神坛。食品生产商开始向各种各样的食材中添加维生素 D，比如热狗、啤酒等。当时还有这么一句广告语："味道强劲，安抚过热的神经，唤醒疲惫的精神：舒立兹啤酒——加入了阳光维生素 D 的啤酒。"

　　维生素 D 在人体内的最终效果是促进肠道和肾脏吸收钙质。但如果血液中钙的浓度过高，就会扰乱心脏的电流，造成心律失常。此外，钙还会缓慢地累积在血管壁上，使血管变得僵硬，很容易堵塞（引发心脏病）。当血液中的钙浓度过高时，肾脏会试图排出多余的钙，但部分钙质会残留在肾脏中，逐渐积累，形成肾结石。很小的肾结石可以通过排尿的方式排出体外，不过有的人认为这个过程的感受堪比分娩。

　　到了 20 世纪 50 年代，有研究发现英国儿童的血钙浓度普遍偏高，因此许多国家就停止往牛奶中加入维生素 D 了。首先采取措施的是英国，除了人造黄油和麦片等少数几个特例外，禁止再向其他食品中添加维生素 D，其他欧洲国家随后也纷纷效仿。[87]直到今天，许多欧洲国家仍然禁止向牛奶中添加维生素 D。

随着年龄的增长，我们骨骼的矿物质密度会下降，强度也就跟着变弱了。由于现代人的寿命达到了前所未有的长度，因此老年人的骨骼也就越来越脆弱易断。多吃含钙的食物能增强骨密度，这没错。磷对钙的吸收有助益，足量的维生素 D 同样如此。不过如果有充足的阳光照射，人体的皮肤就足以产生身体所需的大部分维生素 D 了。

群体观念和科学事实可以携手传播和巩固一种理念，多喝牛奶就是一个实例（在这个例子中，群体观念是"喝牛奶能强化骨骼"）。在目前的全球食物体系中，许多人获取钙质和磷（在部分国家，还有维生素 D）还很依赖于乳制品。从这个角度看，乳制品确实"很重要"。

但这仅限于我们之前一手创造的食品体系。其实钙质、磷和维生素 D 也都很容易从乳制品以外的其他食材中获得，维生素 D 还广泛存在于多种强化食品当中。许多食物中的钙、磷含量都和牛奶不相上下（钙：菠菜、西蓝花、芝麻、燕麦；磷：豆类、洋蓟、牛油果）。美国、英国、芬兰、丹麦是世界上牛奶消费量最大的几个国家，但在这些国家，骨质疏松症的发病率也是最高的。在这种情况下，仍然将喝牛奶宣传为摄取上述营养的最佳方式就显得很奇怪了。当然，这只是一种数据上的相关性而已，不过也能提示喝牛奶在保护骨骼方面到底有没有用。

根据我个人的经验，那些强烈推荐人们喝牛奶的人基本上都是乳品相关行业的从业者。仅在 2015 年，美国的乳品行业就创造了 360 亿美元的产值。[88]内布拉斯加州克瑞顿大学的退休教授罗伯特·希尼（Robert Heaney）花了大半辈子推广喝牛奶，说喝牛奶是促进骨骼健康唯一有效的方式。在大众媒体上，希尼总在很奇特的时机说牛奶的好话，比如在 2015 年接受《时代周刊》的采访聊到气泡水时，希尼说："气泡水没有坏处，但如果要用它代替健康饮品，比如牛奶，那就不好了。"

（那索性以后所有的健康建议都这么说好了，就看它影不影响你喝牛奶，比如，剧烈运动对心脏好，不过不能让它影响你喝牛奶。）

在克瑞顿大学的官网上，希尼曾输出过一个有意思的观点。他说只要你有毅力，就能耐受乳糖。"有人说自己严重乳糖不耐受，但只要你慢慢地提升喝牛奶的量，一般都可以达到每天喝 3 大杯牛奶仍然没有不适症状的水平。"他还总结说："别让乳糖不耐受阻挡你给骨骼补充足够营养的脚步。"[89]

希尼是乳品行业的顾问，他的研究也接受乳品行业的资助。克瑞顿大学骨质疏松研究中心的网站主页上有一个微笑的老奶奶的图案，她正在喝一大杯牛奶，微风吹拂着她泛着金色的白发。上文中提到的那篇 2013 年的综述文章虽然没有接受乳品企业的直接资助，但也引用了 7 篇希尼过往的研究。

在我出席的那场 2015 年召开于波士顿，汇集了许多营养学专家的会议中，只有一名在会上发言的学者为牛奶说话。他叫史蒂文·艾布拉姆斯（Steven Abrams），是得克萨斯大学奥斯汀分校的儿科系主任。同样地，艾布拉姆斯也是拿着乳品行业的钱做研究的科学家，还被聘为行业顾问，目前领导着一个名叫"牛奶加工者教育计划"的项目，致力于"增加液态奶消费"。可即便如此，他的措辞也很谨慎。发言时，他最多也只是说喝牛奶"是消费乳制品的人健康饮食的一部分"，然后以一种猜想性的口吻提出并回答一个问题："如果我们从饮食中完全去掉牛奶和乳制品会怎么样？儿童的钙摄入量会大幅减少，维生素 D 的摄入量会减少，钾的摄入量也会减少。"

这话不假，但前提是每个人都把牛奶换成碳酸饮料，同时还不吃蔬菜和水果。艾布拉姆斯的这个推测意义重大，因为他还是美国政府一个委员会的委员。这个委员会负责订立法规，决定是否继续为乳品行业提供补贴。每隔 5 年，美国卫生和公共服务部就会召集一批专家，审阅全部相关的营养学研究。2015 年，14 名委员在研读全部相关论文后，撰写了一份 571 页的报告，给出了一个促进健康的最佳饮食方案。这里的饮食方案指的是怎么吃才最有可能保持健康。比较过各种证据之后，报告的结果再次指向了未经精加工的水果、蔬菜、谷物、坚果和豆类。报告只有寥寥数笔提到了乳制品，而且只是说乳制品"是营养素的一种可能来源"罢了。[90]

但这些推荐的饮食方案也仅仅是推荐罢了。报告发表后，美国农业部颁布了美国联邦政府的《美国居民膳食指南》。按道理，这份指南应该把上述委员会专家的意见也纳入考虑的，但农业部的根本利益是保证美国农业经济的蓬勃发展。让这个部门来为美国人提供膳食指南，这里面的利益冲突可不小。

在公共卫生领域，这是最根本的利益冲突之一（或许都没有"之一"）。

美国农业部不仅没有接受卫生和公共服务部委员会的种种推荐，而且在 2015 年审议《美国居民膳食指南》的听证会上，有美国农业部一个下辖委员会的委员（也是国会议员）公开指责当时的卫生和公共服务部部长西尔维亚·马修斯·伯威尔（Sylvia Matthews Burwell），称其拉

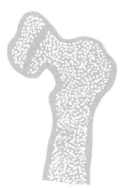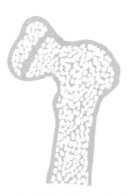

健康的骨骼　　　　骨质疏松症患者的骨骼

拢了一拨对牛奶心存恶意的科学家（然而事实正相反，卫生和公共服务部委员会里甚至有利益冲突状况与这完全相反的人，比如艾布拉姆斯就获得了乳品行业的资助）。

如你所料，这些"仗义执言"的议员正好来自那几个乳品行业经济占比大、游说团体势力强的州，因此在 2015 至 2020 年版的《美国居民膳食指南》中，乳制品依然是关键的一环。这份指南推荐每个成年人每天饮用 3 杯牛奶。

这份指南可不止是模糊的经验法则这么简单，它还会决定纳税人缴纳的税金被用于资助什么样的营养推广活动。比如"喝牛奶没有？"（Got Milk?）这个活动，就是由"牛奶加工者教育计划"和联邦政府一起资助的，你知道自己在花钱看他们的广告吗？更重要的是，通过"妇女、婴儿及儿童特别营养补充计划"等援助计划，《美国居民膳食指南》还影响着流向最贫困阶层的数十亿美元，并资助着美国学校的午餐。这就是你在美国的所有餐厅都能见到牛奶的原因。

哈佛大学公共卫生学院的营养学和流行病学教授弗兰克·胡是《美国居民膳食指南》顾问委员会的委员，他受邀领导这个委员会对指南做了审慎的评估，结果却被美国农业部批评带有偏见。对此，他非常沮丧。胡教授自己的研究结果不建议喝牛奶，同时他还很重视利益冲突对决策的影响。他的研究发现，乳制品中的脂肪和其他动物性脂肪并没有明显的差别，但如果人用植物性脂肪替代摄入的乳制品脂肪，那么人患心血管疾病（美国排名第一的死亡原因）的风险将会显著降低。

美国联邦政府给乳品行业提供了巨额的资助——声称这是为了使我们的身体更健康——对果蔬产业的资助却微乎其微。我倒不是说参考国家的政治和农业建设规划来安排自己的膳食有什么错，只是我没见过有那么多人有意识地主动选择跟这种风罢了。

我们身体的特点就是为了有利于吃肉吗？

你的身体没有什么部分是"为了"干某件事情的。一些生理过程发生了，进而触发另一些生理过程，我们的身体就是这些生理过程的集合。

……我明白，我没有别的意思。我应该采取原始人饮食法吗？

我懂你的意思，我也没有别的意思。

哲学家可能会首先通过观察得出我们不该吃石头的结论。如果我们吃石头，石头会硌坏牙齿，也无法被胃酸和消化酶消化，最终会经消化道排出体外。听着石头掉落在陶瓷马桶上的声音，在你旁边上厕所的人可能还会问你是不是不舒服。

所以结果显而易见，我们不是吃石头的材料。把视野放宽一点，我们会发现有很多人体"不该"吃的东西，也有很多人体"应该"吃的东西。再举一个没那么极端的例子，众所周知，大多数成年人都无法耐受乳制品中的乳糖。现今"先人健康"（ancestral health）理念越来越流行，其理论基础就是我们应该从上万年的人类进化中学习"使用"自己身体的最佳方式，让其保持健康。如果我们的身体不能很好地消化某样东西，那就干脆别再吃这种东西了。

不过该不该吃肉这个问题不像该不该吃石头或者乳糖那么简单，因为严重乳糖不耐受的人如果被人恶作剧喝了牛奶，立刻就会呕吐，但却很少有人在吃完肉之后立刻感到不舒服。

在这里你需要区分两个关键的概念，那就是耐受某种食物和从某种食物中获益。比如说，有些东西——不像石头或者毒蘑菇——我们在短期内是可以耐受的，但长期食用却对人体有害。举例来说，我们的身

肥胖是什么造成的?

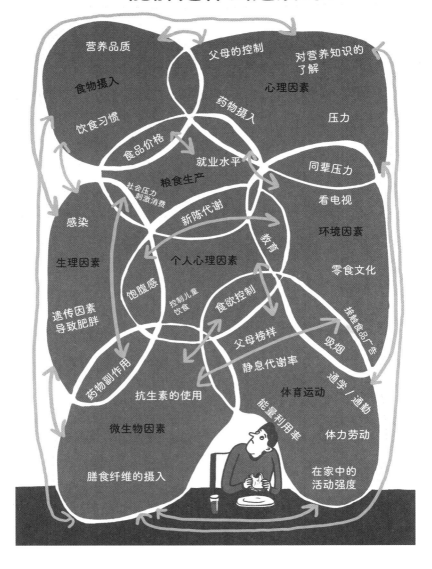

体似乎"适于"消化蛋糕，因为吃下蛋糕之后不仅不会立刻感到不适，而且正好相反，还会使大脑释放能导致愉悦的多巴胺。但我们也知道，如果长期吃蛋糕，胰脏控制血糖的能力就可能会受损，进而引发心脏病和脑卒中。

根据我们身体的解剖结构来判断哪些东西对身体有益，这种方法古已有之。大约 2 000 年前，希腊历史学家普鲁塔克就曾做出过这样的观察："生来食肉的动物，人类与之全无相似之处。"他还指出："人没有弯曲的喙，没有锋利的爪，没有尖锐的牙，也没有能帮助粉碎、消化活体组织的胃肠动力和体温。与之相反，我们的牙齿钝、口腔小、舌头软，消化系统还活动迟缓，可见大自然是严厉禁止人吃肉的。"[91]

人类有记录的解剖研究要到 300 年后才会出现。通过解剖，当时的希腊医生们发现，我们肠道的长度是我们体长的 12 倍。肠道长是食草动物的特征，因为食草动物需要消化富含纤维的植物，而狼、熊等食肉动物的肠道则比我们的要短很多，只有体长的 3 倍左右。此外，无论是胃酸的酸性还是下颌的力量，食肉动物都要比我们的强得多。普鲁塔克发现了我们臼齿的表面很宽，适于磨碎植物纤维，但他不知道我们的唾液中含有特殊的酶，能在食物进入胃中之前就开始消化植物成分。同时，我们胃肠道中的微生物（本质上是人体解剖结构的延伸）的茁壮生长似乎也依赖于富含纤维的食物（植物），而纤维成分很低的食物在很短的时间内就会使肠道菌群大范围地死亡，迅速降低其多样性。

以上这些发现都没有要禁止你吃肉的意思，只是说人类看起来确实更接近食草动物，而非食肉动物。我们口中还长有比较尖锐的两颗牙齿，一边一颗（这是许多食肉动物也有的特征），这种特征让部分科学家感到困惑。生态养殖的倡导者——以前是一名农场主——霍华德·莱曼曾在自己的书中写到，每当人们指着自己的"犬"齿，将其作为证据证明人应该吃肉时，他都会让他们试试用犬齿"从一头活的驼鹿身上撕下一块肉来，我让很多人试过，但没人能嘴里叼着鹿肉回来"。[92]

　　当然，他的这种思维方式也有明显的局限性——对一切现代技术的拒斥。比如，如今我们大部分人都近视，但这并不代表我们的身体结构使我们不适合戴眼镜啊。最近我去过一次微生物学家伊恩·利普金（Ian Lipkin）在哥伦比亚大学的实验室，他告诉我，很多人拒绝注射疫苗正是出于这种对现代技术的拒斥。这种想法很迷惑人，就连一些聪明人也难以逃脱。美国影星罗伯特·德尼罗就曾在 2016 年公开表达过对一部电影的支持，那部电影呼吁观众拒绝接种疫苗——公共卫生史上收益最大、效果最明显的疾病预防手段。再举一些极端的例子，你很难说服那些拒斥现代技术的人，我们"应该"使用防火梯，或者手机，或者 X 光。

　　最后这个 X 光，斯坦利·博伊德·伊顿倒是清楚得很。伊顿是哈佛大学医学院 1964 届的研究生，说话语气温和，毕业后在埃默里大学做了放射学教授。任教期间，他每天都与 X 光（后来又加上了 CT 和磁共振成像）打交道。在观察众多疾病的过程中，伊顿逐渐摸清了自己真正的兴趣所在——研究食物在维持健康状态中的作用。在波士顿的营养学大会上，我们俩讨论过类似的职业道路。他认为营养学的研究非常难做，人们对这一领域知之甚少，用哲学家托马斯·库恩的话来形容，这个学科就是个"还没有范式的新生事物"。营养学还没有形成一系列统一的理论，用以解释疾病在人群中的发生规律，现有的只是对人体解剖和各种文化传统的理解而已。伊顿还引用了遗传学家西奥多修斯·杜布赞斯基（Theodosius Dobzhansky）的一句名言："如果没有进化论，生物学里的一切现象都无法解释。"他总结说，关于人如何饮食才健康这个问题，很大程度上应该多看看历史，他的结论是我们应该吃肉。

　　1985 年，伊顿和同事梅尔文·克纳尔（Melvin Konner）在《新英格兰医学杂志》上共同发表了一篇论文，不曾想却掀起了一场风潮，规模之大他们自己都没想到。论文的标题是《旧石器时代的营养学：对其本质和影响的考察》，这篇论文后来成为"原始人饮食法"的奠基性文献。不过出版了 7 本原始人饮食法指南的却是伊顿的另一位同事洛伦·科丹（Loren Cordain），伊顿把他称为"这个领域的顶级创业家"。

　　伊顿曾经提出过一种范式，希望填补营养学的范式空白，原始人饮食法正是以这种范式为基础的。这种饮食法的理念是，顺应身体的进化来安排饮食，从而预防现代疾病。这意味着需要考察远古人类物种的饮食，时间跨度从 260 万年前到 10 万年前早期智人出现为止，这段时间属于旧石器时代。原始人饮食法的要义是避免精加工的谷物以及额外加入食物中的糖，虽然这些在现代人的饮食中占了很大的比重，但实际上"都是人类祖先在自然状态下完全没有接触过的"。伊顿说，人类长久以来都吃蜂蜜，但吃的都是蜂巢中的蜂蜜，所以其中含纤维成分，和吃完整的水果是一样的。人类的牙齿虽然谈不上不锋利，但还是可以磨碎纤维的。

　　伊顿还表示，相比于如今大量销售的富含淀粉和糖类的食品，肉类和人的消化道还算"契合"。当然，这并不是说如果一个东西比奥利奥麦片更"天然"，它就一定对身体更好。事实上，真的像原始人一样吃饭也是很难的，毕竟环境不同了，我们已经没法下单点一份猛犸象的肉了。养殖业发展了几百年，全球的生态环境也在不断变化，今天的绝大多数可食用动植物都和它们的祖先大不一样了。虽然直立人（Homo erectus）也慢慢学会了用火，但现代的我们还是和它们有天壤之别呢。不论是内在的基因还是外在的表现，人类的变化都是巨大的，我们体内的菌群也一样在演化。尽管如此，很多人今天不仅把"像原始人祖先一样饮食"的理念视作明智之举，而且还广泛地将其解读为尽量多吃养殖的鸡肉和牛肉。

　　值得注意的是，这种解读是以对一段很长的历史时期——可以追溯到旧石器时代——的理解为基础的，但这种行为只是拘泥于过去，却没有考虑未来。

因此，在无意间提出了原始人饮食法之后，伊顿本人如今也公开表示，他认为这种饮食方式是一个重大的错误。据伊顿估计，旧石器时代的古人类吃的新鲜蔬果的量是现代人的 3 倍左右。人们把这一点给忽略了，他们一听到伊顿和同事们说人类生来"应该"吃肉，于是就立刻开始使劲吃肉。在旧石器时代，人类的数量很少，分散群居。但在今天，世界人口却已将近 80 亿。伊顿明确表示，让 80 亿人都以肉类为主要食物是不可能的，生产这么多肉类需要数不清的土地和水资源，对环境的影响也是无可估量的。

在波士顿的会议上，伊顿和迪恩·奥尼什、T. 柯林·坎贝尔等著名的素食主义倡导者相谈甚欢，一起讨论了他认为波士顿会议上最重要的一个问题：到 2050 年时，人类的食物需求将增加 70%。（这个数据被宣传得随处可见，我和好几名环境科学家也讨论过这一点。他们表示，根据联合国 2015 年的估算，全球人口到 2050 年时将增至 96 亿，在 35 年的时间里增幅高达 35%。这个速度非常疯狂，也完全不可持续，但至少不是 70%。）

"我觉得原始人饮食法可以等同于全素食，或者接近全素食。"伊顿在发言时说。与会者那天对"原始人素食主义"开展了广泛的讨论。如果这么吃，人体所需的蛋白质就都将来自植物或者某些人造来源。如果未来全球人口增长到那种水平，再去讨论以肉类为主的饮食会不会导致疾病——奥尼什和坎贝尔相信一定会——就没什么意义了，到那时，我们还不如讨论一下吃钻石健不健康。

虽然根本就不可能真正地采纳旧石器时代人的饮食方式，但借用功能生物学的方法来审视现代人的健康这种策略还是很有意义的。克里斯蒂娜·瓦瑞纳（Christina Warinner）是俄克拉何马大学的一位人类学

被减掉的重量去哪儿了？

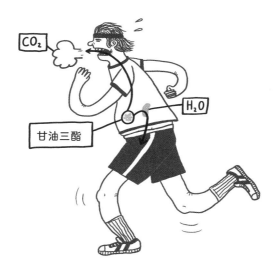

基本都转化为二氧化碳被呼出体外了。

家，专注于研究古人类的粪便。她领导着该校的分子人类学和微生物组学研究实验室，这里保存有全世界最多的古人类 DNA。古人类的牙菌斑（在人还活着的时候形成的）和石化的粪便（粪化石）中保留有人的遗传信息。通过研究这些 2 万年前的遗传信息，瓦瑞纳可以分析古人类体内的菌群情况，以及他们都吃过什么有机物。她告诉我："在古人类的食物中，纤维的成分很高，你可以在粪化石中看到种子甚至小块的植物组织，通过分析它们的遗传信息，我们就能鉴别出食物的物种。"

"电视新闻和畅销书里宣传的原始人饮食法其实并没有考古学证据支持。"瓦瑞纳表示。她的发现还将许多疾病的根源明确地指向了现代饮食。诚然，古人类的健康状况通常都谈不上好，基本上也活不过四五十岁，但却极少有人死于心血管疾病。大部分情况下，古人类都死于感染性疾病和意外事故，这些在今天发生的概率已经小多了。"我们认定这里面有重要的联系，"瓦瑞纳解释说，"城市化、工业化的生活方式降低了我们肠道内的生物多样性，从而让我们更容易患上代谢性疾病了。"

2010 年，瓦瑞纳在哈佛大学获得了人类学博士学位，那时的她并没想到自己会成为研究饮食的专家。但由于近年来人们开始从历史中寻找现代疾病的奥秘，再加上飞速发展的 DNA 测序技术让我们对古人类健康状况的研究达到了史无前例的细致程度，瓦瑞纳等一众人类学家在医学上的重要性逐渐显现了出来。从本质上讲，他们就是在从一场全球范围的大型实验中搜集数据，这场大型实验的持续时间不是几周、几个月，而是上千年。

通过在进化的时间尺度上审视人类的变化，瓦瑞纳能分析出重大疾病出现的时间点，以及具体是人类的什么行为引发了这些疾病。大量的证据表明，人类的适应性极强，能够耐受严苛的生存环境，连在沙漠和北极地区都能生存。5 万年前，智人并非地球上唯一的人类物种，但到最后一次冰期结束时，其他的人类物种都已经灭绝了。为什么仅有我们幸存了下来？为什么尼安德特人灭绝了，丹尼索瓦人、直立人灭绝了，单单智人活下来了呢？

"我认为这是因为我们的食性'灵活多变'。"瓦瑞纳告诉我。但这种灵活性也是有限度的。"从什么时候开始，我们的饮食产生了如此巨大的变化，以至于身体都跟不上这种变化了？我认为这种变化是从工业化食品加工开始的。这就是我们的极限，你从人类的健康状况中也能看出一二。"

工业化食品加工的盛行常常使食品中缺乏纤维成分。"膳食纤维的意义是对体内菌群有益。"瓦瑞纳这样说道。膳食纤维摄入不足会导致肠道菌群多样性降低，"对我们的健康产生广泛的影响"。

肉类不含膳食纤维，所以按照这种逻辑，肉类充其量只能作为健康饮食的一小部分。但如果养殖和肉类生产只能让我们走向灭绝——看起来确实是这样的，就连伊顿都这么认为——那接下来讨论肉类在饮食中的占比，以及什么种类的肉更健康就都是没有意义的。有人估计全球人口将在 2100 年达到 100 亿 ～ 110 亿，伊顿对这个数字表示认同。他在谈及未来的人时说："到那时，人的生活状态将是'生存'。而地球上的其他物种则行将枯竭。然而，如果采取多种措施对人口增长加以控制，并解决这个问题的根源，我们可以减少人口数量。"

从这个观点继续讲下去，时兴的原始人饮食法就有点反乌托邦的意思了。

"到 2200 年，将会只剩 1 亿人富足地生活在地球上，"伊顿在会上继续演讲道，"不是'生存'，而是'富足地生活'，地球上的其他物种也能慢慢恢复，这是完全有可能实现的。"

如果劝其他人不吃肉很难，可以试试劝他们控制人口。伊顿以这段话结束了那个面向营养学家们的小型演讲："目前的状况是不可持续的，我建议我们一方面努力适应——这是权宜之计——一方面控制人口，寄希望于在远期的未来能有更好的结果。"

伊顿希望能引入自愿的独生子女政策来缓解人口问题。坚持素食的奥尼什举起了手，问伊顿他的意思是不是如果把人口数减少一个数量级，就可以尽情吃肉了。奥尼什略带嘲讽的口吻说："用这个来为吃肉辩护可没什么说服力。"

"对你来说可能确实不合适。"伊顿回答道。在他背后的投影幕布上，是一幅菲力牛排的图片。

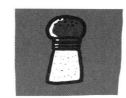
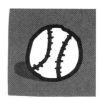
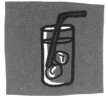
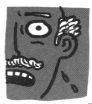
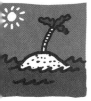

第四部分

饮水

关于水分吸收的一切

1897 年，企业家 E. J. 杨在美国俄亥俄州开采石油的时候挖出了些别的东西——一个数百万年前就已经干涸的远古湖泊的遗迹。留在遗迹里的不是石油，而是一种矿物——盐。这是一个巨大的盐矿，比当时美国境内已知的任何一个盐矿都大，杨顺势就做起了开采盐矿的生意。

和美国中西部的许多其他镇子一样，里特曼镇——坐落在这个盐矿上的小镇——也是随着铁路的铺设而诞生的（连镇名都取自铁路公司的一名官员）。所以杨来之后唯一要做的就是开家公司，生产装盐的盒子就行了。借着铁路带来的便利，他摇身一变就成了富有的盐业大亨。1948 年，杨的公司变成了一个在今天家喻户晓的企业——莫顿盐业。

莫顿盐业的商标是一个打着雨伞的小女孩，广告词是"不在任何天气下吸潮、结块"。[93] 夏天的湿气会让食盐凝结成块，而莫顿盐业的做法是向其中加入碳酸镁，让食盐即使在 7 月也能不潮。

这项举措很有效，莫顿盐业的品牌形象也由此深入人心。至今，这家公司大部分的盐仍然产自里特曼，这里有世界上最大的蒸发盐工厂。莫顿盐业的产品走进了全世界数百万人的厨房和餐桌。但就算在他把自己的公司经营到最风光的时刻，E. J. 杨也不太可能预料到，未来竟会有数百万人靠把他的产品注射进血管来维持生命。

要问现今全世界最重要——也是开出处方最多——的药物是什

么，答案一定是盐水。把 9 克盐溶于 1 升无菌水中，你就得到了生理盐水——一种全世界总价值达到数十亿美元的产品。大多数医院在收治大多数住院患者时都会给他们注射生理盐水，而莫顿盐业正是生理盐水生产商最主要的供应商之一。盐水里的盐没有被我们吃进嘴里，却直接进入了我们的循环系统，莫顿盐业的广告词"莫顿定义美式生活"可真不是空谈。

生理盐水的主要制造商之一——制药公司百特国际（Baxter International）每天会向客户提供超过 100 万袋生理盐水。在向灾区运送的物资中，盐也是最先抵达的。全世界对这种"药品"的需求量太大了，以至于过去两年 FDA 都声称生理盐水处于短缺的状态。[94]

虽然一袋生理盐水的成本一般来说大概只要 1 美元，但由于供应短缺，医院和诊所的要价有时能达到成本的 200 倍，算上注射的费用，甚至可能飙升到成本的 1 000 倍。2013 年，纽约州怀特普莱恩斯市的一家医院收治了一名食物中毒的患者，患者被治愈后立即就出了院，但治疗费用竟高达 6 844 美元。根据《纽约时报》的报道，这 6 000 多美元中包括 6 袋生理盐水的费用，共计 546 美元，而医院的成本只有 5.16 美元。[95]

在生理盐水短缺，价格飞涨的同时，美国卫生系统药师协会又提出了新观点，建议医疗机构在合适的时间让患者"口服摄入"生理盐水。"口服摄入"是医学术语，说白了就是"喝"生理盐水的意思。

对于该如何通过静脉给人补液，医生们都接受过严格的训练，但对于怎么喝水最好，似乎所有饮料公司和不少名人都认为自己有能力提点儿建议。比如泰勒·斯威夫特把乳制品抹在上嘴唇上啦；蕾哈娜沉迷于椰子水饮料啦；迈克尔·乔丹举着一瓶打开的柠檬味佳得乐在镜头前微笑着说"佳得乐无与伦比"啦（不过他后来也摆了个差不多的姿势拍过另一个广告，手里举着一罐可口可乐，广告词是"挡不住的诱惑"）。

在医院里，补液是治疗的头等大事，要专业人员谨慎操作。医生们需要根据血液中钠离子的浓度选择恰当的滴注速度。但在医院外，喝水这件事可真是一团糟。我们怎么喝水依据的全是饮料公司的宣传，看他们认为我们买什么喝最纯净、最快乐，对肾好。那么，我们到底应该怎么喝呢？

我需要一天喝 8 杯水吗？

美国前第一夫人米歇尔·奥巴马在公共卫生方面有过值得称赞的贡献，其中还有一个"亮点"。2013 年，她领导了一项运动，叫"喝光"（Drink Up）。"喝光"运动的主旨可以说一目了然——"多喝水"。白宫的营养顾问在"喝光"运动的发起仪式上表示："40% 的美国人每天的饮水量还不到建议饮水量的一半。"

这其实很难量化计算，因为所谓的建议饮水量根本不存在。自从给《大西洋月刊》写过一篇关于"喝光"运动的文章之后，我就一直追着饮水方面的专家想求一个答案，但他们谁都不肯给我一个明确的量。他们都说现代人喝汽水和果汁太多了，这正是导致肥胖和代谢性疾病的主要原因。然而在"喝光"运动的赞助商中，却有百事可乐公司。这家公司可不止生产水和"强化水"，还生产不少汽水饮料。

可能这就是在被问到有关汽水的问题时，米歇尔·奥巴马和白宫营养顾问山姆·卡斯不愿意正面回答的原因吧，而且回避得还挺巧妙："我们对什么都很支持，只是鼓励人们多喝水，但也没有否定其他饮品。"

饮料公司斥巨资请了那么多明星给汽水和果汁做营销，受此影响的公众确实需要被"反洗脑"一下了。"喝水越多越好"的理念不太可能直接对健康产生不良影响，但忽略喝水却会。不过长久以来，"喝水越多越好"的理念已经让很多人对人体补水的原理产生了很大的误解，给专业医生的工作带来了困扰，甚至让他们大为恼火。

"我不喜欢一天 8 杯水这种说法。"苏珊·耶尔金（Susan Yeargin）告诉我。她是南卡罗来纳大学的生理学家，在一个运动训练教育项目里工作，研究人体对水的吸收过程以及高温造成的疾病。"一天 8 杯水不是什么正确的经验法则。"在一个指导运动员教练的视频中，耶尔金讲解了如何通过冰浴的方式降低高热症患者的体温。她在视频中说："我们的目标是让浴盆中的水尽可能低温，如果你往里面加的是温水，那就得不断往里加冰。"

不过还有比冰浴更好的方法，那就是从根本上预防高热症和中暑，而这就需要我们适度补充液体。出汗能让热量通过皮肤快速传导出去，从而降低体温。当人体处于脱水状态时，汗液分泌会减少，体温就会快速上升。

耶尔金建议运动员通过关注自己尿液的颜色来判断身体是否缺水："淡黄色表示你的身体不缺水，亮黄色表示你缺水，而像苹果汁一样的暗黄色则表示你已经进入脱水状态了。我们应当多喝水，让尿液保持淡黄色。"我们都拥有一对蚕豆形状的肾脏，肾脏能通过代谢水、电解质和含氮物质来调节全身的电解质平衡。尿液的颜色能反映这些物质的浓度，因此数百年来，尿液的颜色（还有味道）都被看作人体健康状况的"指示剂"。

和其他物质一样，水也只是人体中的一种化学物质罢了，没必要对它特殊看待，更没必要像某些人说的那样，摄入越多越好。在一定的剂量下，连水都是可以要人命的。

要是你尝过血液的味道（承认尝过没什么大不了的），就知道血液是咸咸的。你血液中盐（很多都来自俄亥俄州）的浓度是最重要的生命体征指标之一。所以喝水绝不单纯只是给身体补水这么简单，其意义

如何接受我们在不断流汗的事实

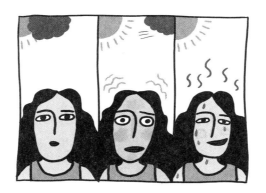

　　我们的身体做的很多事情不仅重要而且方式精巧，有的我们自己都能明显感觉到，流汗就是一个绝佳的例子。虽然流汗会导致脱水，脱水非常致命，但假如身体不再流汗，你的体温就会升得过高，死亡也会来得更快。我们之所以会流汗，是因为湿的皮肤比干的皮肤冷却得更快。皮肤表面的液体在挥发时能带走热量。走到10℃的户外不算什么，但跳进10℃的湖里可就很难受了，这就是因为水可以比空气更快地带走我们身上的热量。我们皮肤上的汗液能帮助身体降温，所以下次还是别那么急着把汗擦干吧，让汗多在你皮肤上停留一会儿。哪怕我们身处高温的环境中，汗液也在帮助身体状态保持平衡，多美的物理原理啊。

还在于给身体提供各种必要的物质，让整个机体系统得以保持一定的平衡。

我们每天吃那么多东西，喝那么多水，流那么多汗，尿那么多尿，背后都离不开肾脏的辛勤劳作。如果多吃了盐，身体就需要更多的水分来降低钠离子的浓度，以防血钠浓度过高（所以你才会口渴）。肾脏可以使你的血钠浓度保持在大约 140 毫摩尔 / 每升。让血钠浓度既不要过高也不要过低是你喝水的根本意义所在，也是使身体保持健康的不二法门。

假如我们因为流汗丧失了大量的盐分，或者在短时间内喝下了大量的清水，我们的血钠浓度就会开始下降。血钠浓度过低会导致低钠血症，表现为体弱乏力、焦躁不安、神志不清、头痛思睡，严重者甚至会导致抽搐和死亡，是非常危险的。

在一些经济发达的国家，偶尔会出现水中毒这样极端案例的新闻，比如险些丧命的马拉松运动员，或者大学生参加"加仑挑战"（以最快速度喝下 1 加仑[①] 水）结果喝出了脑水肿。在导致水中毒的原因中，最常见的是一种叫"精神性多饮"的现象。这种强迫性的喝水冲动在 6%～20% 的精神病患者身上都会发生，尤其常见于神经性厌食症、抑郁症和双相情感障碍患者。有的时候，喝水的冲动就是上述精神疾病的一种症状表现。[96]

但有的时候，水中毒本身就能导致某些精神疾病症状的出现。如果一个人喝水过多，稀释了血液中的钠，低钠血症就会引起脑细胞水肿，使人表现出某些精神疾病或双相情感障碍才有的症状。

爱尔兰医生梅丽莎·吉尔（Melissa Gill）和麦克达拉·麦考利（MacDara McCauley）曾在医学期刊上介绍过一个疑难病例。通过分享

---

① 约为 3.8 升。——译者注

这个被他们视为"灾难"的病例，吉尔和麦考利希望未来的医生避免犯同样的错误。患者为男性，43岁，患有双相情感障碍并且酗酒成性。他被强迫送往医院，因为他"行为反常，包括往儿子的脸上喷烟以及踢家里的宠物"。患者告诉医生，称其感到所有人都在背后议论他，同时身体乏力，难以集中精神。在病例报告中，两位医生特地写明，该患者"自知力差""表情困惑"。

虽然自己也没有十足的把握，但吉尔和麦考利还是给患者开了抗精神疾病的药物利培酮，辅以该患者已经在服用的治疗双相情感障碍的药物去甲替林和佐匹克隆。但在这之后，患者的症状"严重恶化"了。他开始拒绝洗澡，还"在多个场合暴露生殖器"。医生们把他隔离起来并调整了治疗计划，但他的状况仍然继续恶化。

最终，一名护士发现患者一直在大量喝水。要不是这个病例这么疑难，这一细节可能就被人忽略了。医生们随后检查了患者的血钠浓度，结果不出意料——浓度偏低，他已经患上了轻微的低钠血症。

患者的情况继续恶化，不断在医院员工和别的病人面前裸露身体，还公然在病房里撒尿，声称都是受到了上帝的指引。紧接着，患者出现了强直阵挛性癫痫发作，这通常是低钠血症患者最常见的入院原因。

紧急CT扫描显示，该患者的大脑已经开始出现水肿。很快，他的血钠浓度也降到了致命的低点。正常人血钠浓度的最低值是130，而他只有108。

吉尔和麦考利立即将患者送进了重症监护病房，并且采取了最关键的措施——控制他的饮水量。在这种情况下，他们还必须特别注意，不能让患者的血钠浓度回升得太快，因为血钠浓度的急剧变化有可能摧毁脑干的细胞，致人死亡。

随着血钠浓度逐渐恢复正常，患者的神志也开始恢复，不再朝着别人自慰了。他在痊愈后出院回家，此后也没有再出现过癫痫发作。[97]

这是一个极端的例子，充分展现了血钠浓度和饮水量失调的后果。精神性多饮的具体诱因目前还没有定论，但有人猜测是由于精神压力或者精神疾病突发使人体的渗透压感受器发生了重置。这种感受器是一个血钠浓度的"计量表"，以此检测渗透压。还有人认为口渴感和多巴胺的分泌水平相关，而多巴胺的分泌能被多种药物影响。此外，奥氮平等抗精神疾病药物也能导致服用者发生癫痫。

当然了，像上述病例这么极端的情况还是很少的。苏珊·耶尔金等科学家都明确表示，在大多数情况下，只要你正常吃饭（且餐食中含有盐分），那么日常饮水就足以满足身体的需求。我们的肾脏完全可以通过排出高浓度（颜色深）的尿液和稀释后（颜色浅）的尿液来维持血钠浓度正常。

还有一些科学家则更担心人们会为了给身体补水而盲目地喝水。爱德华多·多尔洪（Eduardo Dolhun）医生在救灾以及应对致命脱水方面有丰富的经验，他认为我们身边普遍存在过量饮水的情况，尤其是在人们长时间锻炼的时候，或者在炎热的天气下长时间待在室外，因为流汗丧失盐分和水，然后饮用大量纯净水的时候。

"只要别喝那么多水，那么就什么都好保持平衡，"多尔洪说，"你见过非洲的马赛人拿着水壶跑长跑吗？"

多尔洪是一名家庭医生，在旧金山执业，同时还是斯坦福大学族裔与医学课程的顾问。这门课向医学生讲述种族和文化在照顾病人时发挥的作用。多尔洪将自己描述为一名人道主义者和救灾专家，并把研究水分的吸收当作"人生大任"。提到这一"大任"时，他的声音都颤抖了："一天8杯水的说法简直就是胡扯。"

和多尔洪对"Smartwater"矿泉水以及佳得乐这类饮品的评价比起来，这话都算好听的了。

我需要喝运动饮料吗?

1993 年,在美国梅奥医学中心的医学院上学时,爱德华多·多尔洪前往危地马拉参加了一次志愿活动。在危地马拉,他被卷入了一场从哥伦比亚北上传来的瘟疫——霍乱。霍乱是一种严重的细菌传染病,每年会夺去 10 万人的生命。多尔洪表示:"得上霍乱是让一个人脱水致死最快的方式。"

霍乱的致死机理就是脱水。这种病非常直接,靠让人脱水夺人性命。霍乱不破坏肠道结构,只是把肠道的"放水闸门"永久打开,直到把人体内的水全部排空为止。

然而,如果患者能想办法保持补液,霍乱在几天内就可能痊愈。就是这么一种病,却成了人类历史上最棘手的挑战之一,几个世纪以来,不断考验着人们对于瘟疫的认知。今天,科学研究已经对霍乱有所了解了,而正是因为这些研究,"电解质"一词才在各大健身房里成了热门词汇。佳得乐这类运动饮料往水中加入糖和无机盐,这也是因为对霍乱的研究给了这种配方科学的依据。因此,就算你只想知道在健身房做瑜伽的时候喝点儿什么最好,也不妨先从了解霍乱这种疾病开始。

霍乱将世界清晰地分成了两极。在一极,各地都有清洁的水源,谁都得不上霍乱,这种病就像绝种了似的,有人提到这个病名往往是在谈到 1971 年的电脑游戏《俄勒冈小道》的时候。而在另一极,由于没有稳定的清洁水源供应,每年都有数百万人染上霍乱。患者可在几小时内迅速脱水,眼睛深陷在眼窝当中,皮肤褶皱,形如当地医学典籍中形容的"洗衣女人的手指"。如果得不到治疗,患者将在几小时到几天的时间内死亡。1994 年卢旺达种族大屠杀期间,一个难民营内的霍乱致死率竟然高达 48%,超过 1.2 万名卢旺达胡图族人死于脱水。然而若是可以通过持续口服补水进行治疗,几乎所有的死者都可以得救。[98]

多尔洪还在海地、菲律宾和尼泊尔做过急救医生，在他的经验里，给脱水患者饮用纯净水只会加速他们的死亡，但佳得乐也好不到哪里去。"医生给任何临床上被认定为脱水的患者开佳得乐饮料都应该算失职，"他言辞恳切地说，"明白吗？失职。"

苏珊·耶尔金也告诫那些在南卡罗来纳州夏天的烈日下中暑的运动员，喝太多佳得乐和喝太多清水一样危险。佳得乐配方中的钠含量太低，所以"暴饮佳得乐还是会有低钠血症的风险"。

过去200年来，交通运输和国际贸易的飞速发展让恒河三角洲的古老疾病霍乱逃出印度次大陆，向全世界传播。自那以后，这种疾病已经导致数千万人死亡。直到19世纪50年代早期伦敦发生霍乱疫情的时候，人们才刚刚开始搞明白霍乱的致病机理。疫情期间，约翰·斯诺（John Snow）医生开始调查病人的死亡地点和取水的地点。在地图上，病人的死亡地点和取水地点高度重合，因此斯诺推断霍乱是一种水源性传染病，认为疫情是由一种微生物造成的。彼时，病原菌学说还未获得广泛认可，因此斯诺的论断遭到了病原菌学说反对者的强烈抗拒。

30年后，斯诺的理论被证明完全正确。德国微生物学家罗伯特·科赫（Robert Koch）当时刚发现了炭疽杆菌和结核杆菌，他在探寻淋病和梅毒的致病菌的过程中发现了霍乱弧菌。胃内的酸性环境能保护人体，杀死大多数致病菌，肠壁上的黏膜也一样。但霍乱弧菌经过进化，浑身都长有小尾巴一样的鞭毛，能前后摆动，附着在肠壁上的细胞——肠上皮细胞的表面。霍乱弧菌会释放毒素，致使肠道开始排出水分和钠盐，速率可高达每小时两升。患者需仰卧在下方有洞的病床上，在病床下方还需放置一个水桶。霍乱的治疗方法是补液和等待，如果治疗不当，患者就会死亡。[99]

20世纪20年代，人们发现生理盐水可以通过针头直接注入病人的静脉，由此发明了静脉补液技术，这对霍乱治疗大有助益。生理盐水的味道很像血液，比海水的味道稍淡一些，但喝起来也不怎么适口，其调配的目的就是和血钠浓度匹配。用多尔洪的话说："静脉补液的本质其实是输入盐分。"

但这绝不表示我们什么都可以往静脉里注射。静脉补液前要进行严格的计算，还需要清洁无菌的场所和器具，操作人员也要经受训练。因此，在许多霍乱疫情的灾区，实施静脉补液并不实际。直到1982年，传染性腹泻每年还能导致约500万名5岁以下幼童死亡，而传染性腹泻的主要元凶就是霍乱。

但就在10年后，传染性腹泻致幼童死亡的数据就降到了300万。再到2012年7月，世界卫生组织估算霍乱在当年可能只夺取了12万人的生命。是什么让霍乱的致死人数在短短30年的时间里一降再降呢？

用哥伦比亚大学教授约书亚·鲁辛（Joshua Ruxin）的原话来说，这个"灵丹妙药"[100]就是口服补液疗法（Oral Rehydration Therapy），说白了就是喝水——但喝的肯定不是纯净水或者佳得乐。那么，病人喝的到底是什么呢？

最初，人们治疗霍乱的方法就是给患者补充大量纯净水，但这只能加速患者的死亡，因为这种做法会迅速将血液中的钠盐浓度降到致命的水平（也就是上文那名爱尔兰精神病患者的状况）。由此我们得知，补液的关键在于体液中糖分和电解质的浓度调节。让所有这些物质浓度达到平衡需要一种物理现象的帮助——扩散，有了扩散现象，你在将浓溶液与水混合时，才会得到稀溶液。就好比你把一杯咖啡倒进一杯酒，结果就会得到咖啡和酒的混合溶液，可要是没有扩散现象，就会看到一摊咖啡浮在酒的表面。难以想象。

"实施口服补液疗法的一大误区就是每个人都想往水中加入尽量多的电解质。"约翰斯·霍普金斯大学医学院教授威廉·格里诺（William Greenough）对我讲道。如果你把电解质浓溶液灌到肠道当中，扩散现

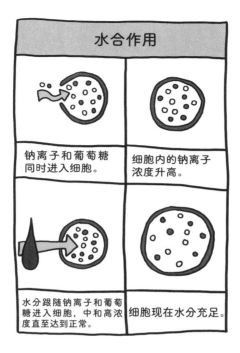

象就会把你全身的水分抽取到肠道里，直到溶液的浓度降下来。格里诺强调，因为"胃肠道的黏膜很容易使物质透过"，所以扩散现象才会发生。把咖啡倒进身体和倒进酒里是一个道理的，两种液体的浓度会趋于平衡，水分能流出肠壁也能流入肠壁。

这也正是运动饮料让人脱水的方式。在正常条件下，人体细胞内的盐-糖混合溶液的浓度较低。当我们喝下浓度较高的液体后，扩散现象会让细胞内的液体析出，流入肠道来中和高浓度，所以就算你一直在喝饮料，喝进去的饮料也能迅速把水分从你体内抽走。

50 年前，人们通过一个看似简单的实验发现了补液的关键。1958年，加拿大几名专攻糖分吸收的生理学家利用豚鼠的小肠研究发现，葡萄糖分子无法自己穿越肠壁的黏膜，它们必须和钠离子"结对出行"。这一发现启发了美国生理学家罗伯特·克兰（Robert Crane），他后来研究清楚了葡萄糖的运输机制：在肠壁的细胞表面有一系列微小的载体蛋白，能将钠离子和葡萄糖同时运进或运出细胞。克兰发现的这种细胞上的微小载体——钠-葡萄糖协同转运蛋白让人们对补液有了全新的认识。《柳叶刀》杂志 1978 年发表的一篇评论文章称这一发现"很可能是本世纪最为重要的医学突破"。[101]

当然，在教科书上，许多医学突破都被描绘成是几个满脸慈悲的知识分子（一般都是男人）在欠发达的国家解救病痛中的人们时发现的，这些白人男性往往被刻画成了英雄。这种英雄主义故事总能让人错误地认为这个世界需要他们来救赎，从而忽视掉病痛产生的真正原因。比如在这里我们就要问，为什么会有那么多人死于脱水？

为什么会有那么多人死于脱水？

1898 年美西战争结束后，双方签订了《巴黎和约》。和约规定美国以 2 000 万美元的价格换取菲律宾的所有权。然而早些时候，菲律宾已经宣布独立，美西两方签约时没人问过菲律宾人民的意见。

就在签约几个月前，菲律宾的革命者与美军并肩作战，将西班牙侵略者赶出了家园，显然是相信美国人是来解救他们的。8 月，菲律宾人解放了首都马尼拉。所以当看到美国人转过身来又开始驱逐他们自己的时候，菲律宾人简直目瞪口呆了。1899 年 2 月 4 日夜间，两名美国哨兵在马尼拉开枪打死了一名当地人，这一摩擦最终引燃了马尼拉战役。

翌日，美国军事长官埃尔威尔·奥蒂斯（Elwell Otis）将军拒绝了通过外交手段结束战争，并称马尼拉战役必须"打个你死我活"。之后的 4 年时间里，美国人与菲律宾人一直打个不停。美军将菲律宾平民赶到了好几个地方集中生活，这些地方环境条件极差，所以霍乱疫情暴发也就成了意料之中的事。疫情夺去了将近 20 万人的生命，比在战场死亡的人还多。历史学家大卫·西尔比（David Silbey）称当时的场景仿佛天灾一般，整个国家"陷入了残暴和混乱"。[102] 后来，当地又发生了一场蝗灾，战争才最终停止。

再后来几十年，美国一直对这片殖民地不管不顾，最后才同意让菲律宾成立自治邦，缓慢地向独立的主权国家过渡。然而没想到的是，二战的爆发又让这个计划流产了。珍珠港事件爆发几小时后，日军就向菲律宾群岛发起了进攻。美军很快就被击溃了，菲律宾再次沦陷。

日占时期，日军犯下了72宗战争罪行，包括骇人听闻的巴丹死亡行军。有将近100万菲律宾人被杀害，整个国家的局势进一步恶化。战争随着《马尼拉条约》的签订而结束，菲律宾最终实现了独立，但各种基础建设都很差。在这种情况下，1961年，一种新型、极度危险的霍乱暴发了。

这就是英勇的美国医生带着口服补液疗法前来营救的原因。

美国海军将罗伯特·菲利普斯（Robert Phillips）医生从台湾调往马尼拉，让他在圣拉扎罗医院开设霍乱门诊。多年来在台湾等地治疗霍乱时，由于条件所限，菲利普斯无法为患者实施静脉补液，因此也尝试过口服补液疗法。他知道其中的关键就是不能让患者的血钠浓度降得太低，但问题是就算他把钠盐溶入水中，患者似乎也不吸收，补液后依然会死亡。于是在马尼拉时，他活用克兰的发现，把葡萄糖也加入了他调配的电解质溶液——这么一来，菲利普斯永远地改变了传统上给病人补液的方法，他的创新赢得了"本世纪最为重要的医学突破"的称号。

1964年8月，菲利普斯带领团队给三名患者口服加入了钠盐和葡萄糖的电解质溶液，结果三人全部痊愈，这是钠–葡萄糖溶液可被人体有效吸收的第一个证据。他们又进一步开始临床试验，将新方法用在更多患者身上。这样的尝试很草率，但在无法静脉补液的情况下，不这样就只有死路一条。

想要彻底治疗霍乱，唯一的方法就是让口服补液疗法在院外也可以被所有人上手操作，场所可以是在家中，操作者可以是患者的亲人、朋友，或者任何人，只要他们还没病重到无法将葡萄糖、盐和清水搅拌在一起。

1968 年 4 月，医生大卫·纳林（David Nalin）和理查德·卡什（Richard Cash）只通过口服钠-葡萄糖溶液的方式就治疗了几名霍乱患者，这是历史上首次以这一方法治疗霍乱的记录。8 月，他们将结果发表在了《柳叶刀》上。

但上述疗法在应对大规模疫情时的效果究竟如何，人们依旧只能猜测。1971 年，巴基斯坦军队入侵孟加拉，将 900 万人赶出边境，进入印度。这一行为在边境的难民营中引发了又一次霍乱疫情。疫情暴发后，身在印度加尔各答的威廉·格里诺（当时他还是哈佛大学的住院医师）等一众医生赶来遏制疫情的扩散。医生们带着 30 升静脉补液用的生理盐水，长途跋涉来到了拉克什亚河沿岸的难民营。在这片小小的营地里，竟然挤着 5 000 个人，仅仅 30 多分钟，他们带来的盐水就用光了。

"当时我们的唯一的指望就是把病人和健康人隔离开。"威廉·格里诺回忆道。但在战争时期，把家庭给拆散开是十分困难的。难民营中的死亡率一度高达 40% 左右。

就在那时，身处绝望之中的医生们听说了口服补液疗法。格里诺当时说，霍乱患者流失的体液过多，通过口服的方式补液"太荒谬了"。但苦于没有更好的办法，格里诺和同事诺伯特·赫希霍恩（Norbert Hirschhorn）还是决定尝试一下，他们同时也对菲利普斯的溶液配方做了调整。开始时，他们只在静脉补液的盐水用完的情况下才对患者实施口服补液疗法，并且只针对送来时已经休克的严重患者使用。赫希霍恩非常谨慎，时刻保证口服的溶液浓度不多不少，和人细胞内的液体浓度保持一致。那年冬天，每个病例都证明了钠－葡萄糖溶液能被人体吸收并可以为患者补液。医生们使用起来也就越来越顺手了。不出一年，达卡医院内的霍乱致死率就降到了 1% 以下。

在难民营内，格里诺他们在完全不做静脉补液的情况下也成功地将死亡率从约 40% 降到了 3%。甚至对于那些严重脱水，已经休克的严重患者，口服补液疗法也是有效的。

这次成功吸引了世界卫生组织和联合国儿童基金会的注意，他们发起了好几次全球范围的倡议，想将口服补液的方式推广到全世界。"从实验研究到实际应用的速度极快。"格里诺回忆道。1964 年口服补液疗法首次被实际应用，没超过 10 年就被推广到全世界了。"一旦人们发现喝这种溶液就能治病，虽然它喝起来味道不好，但这种东西也很快就能流行起来的。"

到 20 世纪 80 年代，小于 4 岁的幼儿的脱水死亡人数已经从每年 800 万降到了 200 万，如今更是连 100 万都不到了，这在很大程度上都要归功于这种简单的口服溶液。

然而在发达国家，口服补液疗法从未掀起过波澜，至今也是默默无闻。不仅普通民众都没听说过口服补液疗法，连医生都几乎只会给患者开静脉补液的处方。而其中的原因，格里诺、多尔洪、鲁辛等医生都直言不讳。

"很简单，"格里诺和我讲道，"如果你因为脱水来看急诊，我让你坐下，给你喝水，那我怎么收你钱呢？我要是开静脉补液给你，那液体的制造商能挣钱，针头的制造商能挣钱，导管的制造商能挣钱，医院能挣钱，医生也能挣钱，没人会支持口服补液的。"

　　鲁辛猜测，口服补液疗法的发明表明，"医疗机构的偏见和其对发达技术的趋之若鹜，反而会使这些救命的发明被埋没了"。而赫希霍恩在 BBC（英国广播公司）的节目上谈到口服补液疗法时则直言："它的简便性正是它最大的敌人。"

　　"看人喝水这种事，放在电视节目上没意思，媒体也没兴趣报道，"格里诺说，"你去看急诊，如果血压低，人们就会冲到你身边，给你打点滴，做 CT 扫描，一切在电光石火之间就能完成。挺厉害的，但真的没必要。"

　　格里诺如今是约翰斯·霍普金斯湾景医学中心的一名主治医生。据他估算，大约 15% 的住院患者其实只使用适当的口服补盐疗法就可以治愈，完全可以免于住院的烦恼。

　　如果你不喝水，光喝钠-葡萄糖溶液，那么除非你是想挑战人体极限并且长时间不进食——比如参加铁人三项赛——不然你的身体就会摄入过多热量，同时在日常摄入钠盐的基础上进一步吸收过多的钠，这对身体是有害的。除了一些严重脱水的病人以外，对其他人来说普通的水就足够补充身体所需了。在喝水的同时，摄入含有盐分和碳水化合物的食物，你自己体内的"口服补液工厂"就能完成正常运转。

　　对人体补液的研究真正的意义在于，时至今日，由腹泻导致的脱水依然是世界范围内 5 岁以下幼儿排名第二的死亡原因，而这完全是可以避免的。患严重霍乱的人光靠喝水是救不活的，不管这水干不干净。在发达国家，人们可以通过静脉补液来救患者的命，这种做法虽然有时候没有必要，但也算成了一种传统。可在既没有静脉补液条件，也没有掌握技术的专业人员的地方，含有钠盐、钾盐和葡萄糖的溶液就成为"无国界医生"的医生们口中"青霉素之后最重要的医学进步"了。

　　口服补液需要拥护者，但这些溶液的重要性还体现在它们是一种标准，可以帮助我们评判摄入体内的其他液体。佳得乐算是比较常规的饮料，但倍得力——一种家喻户晓的补液用电解质饮料——就不是了。我在纽约的盛夏里尝试了市面上能买到的所有补液用的电解质饮料，但在我告诉过的人中没有一个认为用这些东西补液是合理的。

这可能是因为，配比正确的糖盐水溶液被 FDA 认定为"药用食品"。你去药店购买倍得力，大约 6 美元能买 1 升，密封在大塑料瓶中，就像止咳糖浆一样。可就在几排货架之外，非药用的补盐饮料也唾手可得。要是倍得力被规范为医用产品，为什么其他的这类产品不是呢？

后来我和一个精神病科的医生朋友吃饭，我把这件事讲给她听的时候她笑了，说我总是"有点儿阿斯伯格综合征的感觉"。（不然谁会去质疑一个大家都认可的东西呢？）更甚的是，她，一个执业医生，竟然承认自己从来没听说过口服补液。把糖和盐混合在清水里并不需要医生们引以为豪的严格训练。

"人们把口服补液疗法当成穷苦国家的无奈之举，"格里诺说，"但其实这是我们的身体在漫长的时间里进化出的精巧的机制。也许未来，在我们不想再在医疗上投入 3 万亿美元的时候，可能就会用起来了吧。"

那我需要喝"Smartwater"矿泉水吗？

每当说起"Smartwater"矿泉水时，爱德华多·多尔洪都会气得就像舌头打结了一样。在便利店里销售的所有瓶装水里，可口可乐公司出品的"Smartwater"矿泉水虽然是市场上售价最高的矿泉水品牌之一，却依然在 2015 年达成了 3.5 亿美元的销售佳绩，领先所有竞争对手。为什么会这样？

"这名字也不知道是谁起的，真是太绝了，'聪明的'水。"多尔洪感叹道。

还有人拍了女星詹妮弗·安妮斯顿喝"Smartwater"矿泉水的图片

广告，广告铺天盖地，照片中的安妮斯顿常常"衣着清凉"。广告宣称"Smartwater"矿泉水是"电解质增强饮料"，但事实上他们的水里并不含钠离子。

"电解质增强？"多尔洪大声吐槽说，"这是什么意思？这就是胡扯。"

事实上，"Smartwater"矿泉水中含有极微量的氯化钙、氯化镁和碳酸氢钾。在标签上，这些物质是"为了口味"而加入水中的，但矿泉水中的钠含量为零。类似的产品还有全食超市出品的 365 系列中的矿泉水，名叫"电解质水"，并在营销中宣称"适当补水对全身健康至关重要！"。这话倒是没错，但它误导公众的点在于它在暗示对补水有助益的是矿泉水产品中的电解质。用多尔洪的话说："费城的自来水都比它含的电解质多。"

确实，自来水中含有的电解质元素的量基本都能达到"Smartwater"矿泉水的两倍。如果电解质含量太高，自来水的水质就没那么透明，民众就会抱怨。不过，可口可乐公司，或者酷乐仕公司（可口可乐的全资子品牌，"Smartwater"矿泉水的制造商）把它包装成"电解质增强饮料"来卖，你倒也挑不出错。

"你去做化疗的时候，要打'化疗增强'药吗？"多尔洪假设了一个场景。他开始假设这是一场医生和患者之间的对话。

> "什么叫'化疗增强'药呀？"
>
> "噢，我也不知道，反正我要给你打点儿（高毒性的抗癌药）顺铂。"
>
> "打多大剂量呢？"
>
> "这你就别管了，相信我们，反正会给你打上点儿药的。"

要是你亲眼看过别人死于脱水，可能就更能理解他的反应了。对我们大多数普通人来说，这种东西就和所有的瓶装水一样，纯属浪费金钱，加工的过程对环境也没啥好处。广告还宣称"Smartwater"矿泉水是经过"蒸汽蒸馏"的，还说这个过程是"受了大自然净水过程的启发"……也就是说，这水就是白开水喽？

可口可乐公司解释称，蒸汽蒸馏水就是"加热使水蒸发，"——好吧，就是煮开嘛——"然后再让蒸汽冷却，凝结成纯净的水"。[103] 这不就是自然界的水循环过程吗？这就和扩散现象一样，你最好在上中学的时候就好好学，这样就不会被别人拿这些科学概念当幌子骗钱了。他们的解释忽略了一个事实，那就是，和单纯的过滤不同，煮沸是一个需要花费大量能量的过程，所以大自然或许的确"启发"了他们去这么做，可浪费这么多能量，这和用来装水的塑料瓶子一样，对大自然根本无益。

喝果汁健康吗？

给水果和蔬菜榨汁，就好像你给任何其他东西榨汁一个道理，想象一下，给衣服榨汁，那你的衣柜能多装多少件衣服？给汽车榨汁，那你原本只能停两辆车的车库，一下就能停下 40 辆车了。

果汁一直以来都是这个世界的宠儿，就连那些讨厌加工食品的人都对果汁青眼有加。塔夫茨大学弗里德曼营养科学与政策学院的院长达里什·莫萨法里恩一直反对盲目抗拒加工食品，虽然他自己也做过研究证明美国人摄入的 58% 的热量都来自所谓的"超加工食品"，而这绝对会提高代谢病的患病率。"加工"一词的定义太过宽泛，生活中几乎所有的食品都多少被加工过，想完全避开加工食品也不实际，虽然这个概念明显是有道理的。

榨汁是食品加工的一种简单的方式，其本质是把水果和蔬菜中的纤维成分去掉。如果只让我看食品标签上的一个数字，并让我猜这种食物对健康的益处有多大，我会去看膳食纤维的含量。故意去掉食物中的纤维成分是不太合理的，也是营养学上少有的被认定为有害的行为之一。

20 世纪盛行营养还原论，果汁因此应运而生。上世纪上半叶，人们刚刚发现维生素的存在，并且刚从经济大萧条的阴影中走出来，那时人们完全对过量摄入维生素没有概念。如果一天吃一个苹果有好处[①]，那一天吃 100 个肯定更好。如果榨果汁呢？你就能从更少量的食物中摄取更多的维生素，喝一个橙子体积的橙汁，你就能摄取相当于 20 个橙子的量的维生素——不如就给宇航员这么吃吧！

用现在的眼光去批判"后大萧条时代"的健康观念很容易，但我没经历过那个"营养过剩"还是神话的时代，所以没权利过于苛刻，但我还是要说明一下。

把糖水（果汁）喝进肚子相当于把一大把糖加入了肝脏和血液，于是胰脏会立刻分泌胰岛素来降低血糖水平。但在高糖的果汁消化完后，胰岛素还在，血糖水平就会开始变低，你开始体感不适，想吃点儿甜食。因此我们很容易因为喝过多的果汁而患上肥胖症和糖尿病。北卡罗来纳大学著名的营养学教授巴里·波普金（Barry Popkin）现在就致力于提高大众对果汁的警惕。他和其他许多专家都告诉我，果汁没比汽水好到哪里去，甚至许多果汁就是汽水生产商生产的。可口可乐公司 2001 年收购了果汁品牌 Odwalla，百事可乐公司也在 2007 年收购了

---

① 密歇根大学的科学家曾研究过如果人们一天吃一个苹果，生病的概率到底会不会下降，结果发现吃苹果和生病之间没有关系，因此判定西方谚语"一天一苹果，医生远离我"没有科学依据。这项研究是发表在《美国医学会杂志·内科学》的"愚人节"特刊上的，但结果却是严肃认真的。这就是为什么我们需要幽默的研究。整个事情涉及一个问题：让医生远离你是好事吗？有时，病得最重的人去看医生的次数反而最少，有一部分原因是他们不能很好地获得医疗服务；其次是文化上的厌恶，这常常植根于曾发生过的残酷的历史；还有一部分原因是否认生病和需要帮助的事实让他们的生活"轻松"一些。

Naked Juice。

因为直接说碳水化合物不好是无法在短时间内使民众接受的，所以莫萨法里恩带领塔夫茨大学的团队发明出一条能区分"有益糖"和"有害糖"的经验法则。他这条法则将目前在食品标签中的"碳水化合物"进行了粗略的进一步区分。

看看食品标签上"碳水化合物"的数值，然后拿它和"膳食纤维"的数值比较一下。"有益糖"的产品，其膳食纤维成分应至少占到碳水化合物总量的 20%。

这个方法目前还不怎么为大众所接受，毕竟你还得拿起食品袋，翻到背面去看营养成分表，更麻烦的是，你还得计算。

在理想状况下，食物都是自带膳食纤维的，膳食纤维不应该是以食品添加剂的形式添加到食物中去的（有些小熊软糖里面添加有纤维粉，这使这些软糖也"富含膳食纤维"）。按这条标准，基本上所有预包装食品的糖都不属于"有益糖"。

所以这让我们再次推荐吃全植物性的食物。

减重机构慧俪轻体（Weight Watchers）最近搞了个大动作，他们将水果的评分降到了零。在慧俪轻体的体系中，这个分值越低越好，也就是说，人们可以尽情地吃水果。耶鲁大学的医学教授大卫·卡茨曾经多次挑战我，让我给他找一个因为只吃完整果蔬而肥胖的案例。其实想吃下 20 个苹果是很难的，因为苹果中的纤维会填满你的胃，同时，完整果蔬吃起来更费时间，这可以给身体更多时间去告知大脑你已经饱了。就算你真吃得下 20 个苹果，整个过程花掉的时间，再加上 20 个苹果里的膳食纤维对你的消化道发挥的作用——减缓糖分的吸收——最终你表现出的血糖水平也与单纯地喝一杯苹果汁是大相径庭的。

如今，果汁的支持者也开始拒绝商家在果汁中加入额外的糖了。因此美国的葡萄汁巨头威氏（Welch's）也和 Odwalla、Naked Juice 这些果汁品牌一道，开始宣传自家的果汁"不含额外糖分"。但这就好像花生酱宣传自己"不含额外花生"一样，威氏的葡萄汁每盎司①的糖已经和可口可乐一样多了，除非你把它做成那种浓郁的、糖浆一样的产品（比如威氏自己家的果冻那样子），不然哪儿还能加进去额外的糖啊？

要我说，我还可以让莫萨法里恩的那条法则更进一步——如果你要喝果汁，可以找一只蜂鸟，一边喝一边驱赶它，不让它喝你杯子里的果汁，这样你就不用担心果汁里有多少"额外的"糖或者究竟从葡萄里榨取出多少糖了。

还有，你要真把蜂鸟给找来了，那干脆就让它喝了你的果汁吧，它们不像人一样能在体内储存能量，所以必须每时每刻摄取糖类。不信你每分钟挥动手臂 1 000 次试试，你也一样。

为什么"维生素水"会火起来？

1996 年，企业家 J. 大流士·比科夫（J. Darius Bikoff）濒临破产，他感到"精疲力竭"，于是就按照美国人的标准做法吃了维生素 C 补充剂，还喝了不少矿泉水，立刻感到好多了。他由此想到了投资人有时会把必胜客和塔可贝尔（Taco Bell）这两个快餐品牌放在一个屋檐下经营的先例，思考着："如果我把维生素和水结合起来会怎么样？"

同年，比科夫创立了酷乐仕公司。"酷乐仕"（Glacéau）一词来自英文的"冰川"（glacier），不过他们用的水只是康涅狄格州的地下水。酷乐仕的王牌产品维生素水是混合了糖、色素和多种维生素成分的饮料，于 2000 年上市，有多种配方，分别名为"夜游神""龙卷 C""小宇宙""十全小补"和"醒元素"。其广告语是："维生素 + 水 = 你需要

---

① 1 盎司 ≈28.35 克。——译者注

的一切。"（并没有提及其中的糖分和色素。）[104]

如今，人们都意识到水是比汽水和果汁更好的饮品，所以成长迅速的饮料业开始争相生产各种"强化水"。国际瓶装水协会给"强化水"下的定义是"加入了氟化物、香味剂或营养添加剂的纯净水"，其中也包括糖。[105]美国大多数地区的自来水都经过了净化的环节，去除了其中的矿物质和微生物，而且几乎都添加了氟化物，但自来水不算"强化水"，所以这变成一个哲学问题了，到底一瓶水怎么样才算被"强化"了？更重要的是，一瓶水被"强化"到什么程度，它就不算水，而要算作汽水或者果汁了？

酷乐仕如今已经有了可口可乐公司这个新东家。他们生产的每瓶维生素水中含33克糖，只比一罐可口可乐——39克糖——少一点儿。这就让人不解了，毕竟"水"这个大字还印在它的大名里呢。

瓶装水产品最早于1977年被引入市场，仅在美国一个国家，这个行业目前的年营业额就已经达到了118亿美元。在瓶装水上市后的前30年里，其产品和瓶装汽水、瓶装果汁、瓶装牛奶等饮品的差异还是很大的。[106]

2003年，酷乐仕招募了200名"水文学者"，专门负责游说政府、教育民众，宣传维生素水对人体健康的益处。但这些学者的贡献很有限，他们很难突破那些日常已经习惯于饮水的客户群体。公司急需一个能煽动大规模人群盲目跟风的代言人。转机发生在维生素水上架的同一年。那一年，曾当过青少年奥运会拳击手，还贩卖过毒品的业余说唱歌手柯蒂斯·杰克逊（Curtis Jackson）在纽约皇后区祖母家的大门口被人枪击了。痊愈后他取了一个艺名"50美分"（50 Cent），并于3年后推出了首张录音室专辑《要钱不要命》（*Get Rich or Die Tryin'*），这个名字也仿佛是他本人的人生写照。同时，这张专辑也开启了杰克逊与"强化水"制造商的商业合作，这对酷乐仕绝对是一大幸事。

2003 年，单曲《*In Da Club*》冠绝 Billboard 榜单，"50 美分"旋即吸引了全世界的目光。他对健身十分上心，这让他得到了维生素水的营销总监罗翰·奥扎（Rohan Oza）的青睐。双方见了面，约定生产一款能够吸引"50 美分"粉丝群体的产品。从小到大，"50 美分"最喜欢喝的就是皇后区地方工厂里生产的 25 美分一瓶的饮料，就是那种街面上卖的没有商标的速溶饮料，通常分装在酒桶形状的塑料瓶里，内含糖分，味道与维生素水和果汁差不多。对"50 美分"本人来说，从 25 美分一瓶的饮料升级到维生素水并不难，后来他还夸赞过酷乐仕，说他自己迷上这家公司了，因为"他们让水变得太好喝了"。当初喝那种 25 美分一瓶的饮料的时候，他最喜欢的口味就是葡萄，所以酷乐仕的研发团队就把新配方定为了葡萄口味，命名为"第 50 号配方"。[107]

为了换取"50 美分"对维生素水的支持，酷乐仕给了他很可观的一笔股份。很快，"50 美分"就开始在 Billboard 排行榜，以及附近的公交车站广告位上为维生素水做广告了，而这些地方以前从未出现过高端饮品的广告。除此以外，他还大搞"品牌跨界"。在一个广告中，"50 美分"调动了一支交响乐队，将自己的歌曲和贝多芬的第九交响曲融合在了一起，还举起一瓶"第 50 号配方"维生素水放在了指挥台上。之后，他在黑人娱乐电视大奖颁奖典礼上献歌，在一曲结束时高举拳头，唱出了一句："维生素水，女士们先生们，维生素水！"

2006 年，酷乐仕的品牌创始人比科夫花了 560 万美元在纽约曼哈顿买了一套 370 多平方米的顶层豪宅，转年，他就把公司以 41 亿美元的价格卖给了可口可乐公司。[108] 这笔并购在说唱史上也创了一项纪录——根据《华盛顿邮报》和《福布斯》杂志的报道，"50 美分"在此次交易中赚到了 1 亿美元。那年夏天，"50 美分"发行了新的单曲《赚钱了》（*I Get Money*）。他以说唱的形式在歌中唱道："我把'25 美分饮料'装在瓶子里卖两块钱，可口可乐却花好几十亿来收购，这是怎么回事？"

也正是这个时候，美国公共利益科学中心对可口可乐公司发起了集体诉讼，罪名是欺骗性营销。诉讼持续了 7 年，美国公共利益科学中心死死咬着酷乐仕出品的维生素水不放，称这款含糖饮料的名称和营销手段与事实不符，误导公众。

在跟我复盘诉讼过程的时候，公共利益科学中心的主任迈克·雅各布森（Mike Jacobson）声音听起来很疲惫。"他们在营销时使用了'拯救''能量''集中精神''苏醒'这些词汇，但其实其产品在本质上就是糖水，额外加了点普通的维生素罢了，并不能让你身体更加健康，也不能让你'苏醒'，或者让你'集中精神'，这些都是噱头。"几年前，雅各布森迎来了自己的高光时刻——可口可乐公司的律师辩称："没有消费者会被我们误导，认为维生素水是健康饮料。"[109]

2010 年，法官最终判定维生素水违反了 FDA 的规定，在宣传时使用了"健康"一词。在英国，政府也认定其广告中"有营养"一词"具有误导性"，带有此词汇的广告也被禁播了。[110] 因此，酷乐仕被迫不能再使用法律禁止的关键词进行宣传了，而且还被强制在其产品标签上标明"含糖"字样。败诉后，公司调整了饮品标签上的话术，让用词不再那么"言过其实"，新推出的版本把各配方命名成了"安宁""联结""火花"等。就连公司本身也采取了攻势，起诉百事可乐公司把旗下的 SoBe 品牌含糖饮料包装成"生活水"（Life Water）涉嫌侵权。

除了维生素水，可口可乐公司还生产一款产品，名叫"水果水"（Fruitwater）。可口可乐在网站上承认"在设计上……本品的成分中不含水果和果汁"。这比简单地说"我们不含水果和果汁"更容易给自己留退路，但依然会让你疑惑：那为什么要起名叫"水果水"呢？我问过雅各布森打不打算把这款产品也给告了，告他们冒用"水"作名称。他说这其实很难告，严格来说，水确实是果汁、汽水等饮品的主要成分，连啤酒和咖啡的主要成分都是水。

　　哦，懂了，那啤酒和咖啡不就是麦芽水和咖啡豆水嘛！请你别喝汽油水，那是给汽车喝的。

喝气泡水和普通水是一样的吗？

　　气泡水的势头在最近几年很旺，这在气泡水漫长的历史中都是头一遭。不过批评气泡水的人也不少，有人说它酸性太强，对牙齿和骨骼有害。为了公共健康着想，我看这些人最好别长牙齿，也别长骨头，这样就没法再胡言乱语了。

　　（不过我就是这么一说，你可别真把人家的牙齿和骨头给摘了。）

　　彩色易拉罐的 LaCroix 牌气泡水如今可谓风头正盛，也确实对健康有益。其实 LaCroix 的产品并不是新兴事物，在我小时候，我妈那辈人在威斯康星州北部就喝过这种东西，不过 LaCroix 如今却在洛杉矶和纽约被"封神"，还不是那种昙花一现的火爆，而是被真诚地追捧，这在浮躁的年轻人群体中可是很少见的。气泡水产品几乎没做过营销，也没打过广告，销量却在最近 5 年里翻了一番，而 LaCroix 正是其中的"领头羊"。

　　请先让我简单辨析一下几个用词。LaCroix 一直想把自己定位成"天然气泡水"，而不是一般的"气泡水"，因为它添加的是"从自然中提炼出来的调味剂"（并非人工合成的），且不含钠盐。不过说实话，大多数"气泡水"产品都不含钠盐，而且在向人工碳酸化的水中加入"自然风味"的增味剂之后就把自己说成是"天然的"，这简直就是对"天然"一词的误导。只有承认每个人都能看到的食品标签上的数据，我们才能真正实现健康公平，饮品行业是不能自定义健康的标准的。

　　虽然有资本的加持，气泡水产品的发展其实也是面临着阻力的，堪

碳酸化作用

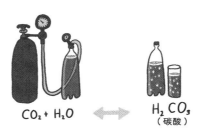

$$CO_2 + H_2O \quad \Longleftrightarrow \quad H_2CO_3$$
（碳酸）

称是典型的健康领域的"平民主义"。放弃碳酸饮料，改喝气泡水能够改善全球人民的健康，而且还是不小的改善。一罐可口可乐中含有 10 茶匙的糖。哈佛大学公共卫生学院的研究表明，在一个人每天的饮食中加入一罐碳酸饮料或果汁，会让他每年增长约 2.3 千克的体重，而且这些额外被加入饮食的热量还会让我们感到更加饥饿。把高糖的饮料换成水，就可以让很多人远离肥胖和代谢性疾病。

那么，如果纯净水在经过碳酸化后能够达到这一目的，那这种操作就是值得的。你把二氧化碳气体打进水中就能得到碳酸。诚然，碳酸的名字中带有一个"酸"字，但这就和"三明治""电视剧"一样，只是个名字罢了，酸也是有强弱之分的。碳酸是一种非常弱的酸。唾液的一个作用就是帮助中和口腔中的酸性物质，保护牙齿。如果你把一口硫酸含进嘴里，那唾液这点儿中和作用就没用了，硫酸会腐蚀你的舌头和牙齿，造成严重的化学灼伤。酸的 pH 值的范围是从 0 到 7，7 为中性。水的 pH 值为 7，硫酸的 pH 值为 0.3。

碳酸水溶液的 pH 值为 5.7，刚刚打开的气泡水的酸性可能更强一点儿，但总体来说，还在唾液可以中和的范围内。

大口灌下几口气泡水，最坏的结果无非就是一大堆气体在你胃里聚集、跳跃，然后掉头往上走，变成打嗝，"重见天日"罢了。但不管你喝什么东西，吞下几口空气都是正常现象。经常打嗝的人之所以经常打嗝，也就是因为他们比其他人吞下的空气更多。

真正值得我们关注的酸可不是气泡水里的那点儿酸，而是碳酸饮料和果汁里的酸——磷酸和柠檬酸。这两种酸的 pH 值分别为 1.5 和 2.2，与碳酸相比，它们可和硫酸接近多了。磷酸和柠檬酸能给碳酸饮料带来那种鲜明、扑鼻的香气，汽水制造商把这种感觉形容成"透心凉"的爽感，也就是勒布朗·詹姆斯喝了一口雪碧之后，朝着摄像机笑得露出两排大白牙的感觉。但你要是仔细去看看 NBA 的比赛录像就会发现，詹姆斯从不在比赛期间喝雪碧，他难道是不想要这种"透心凉"的爽感吗？

20 世纪 90 年代，经过碳酸化处理的运动饮料 All Sports 短暂地出现过一段时间。虽然百事可乐公司下了很大力气为之做营销（他们的营销手段厉害到让碳酸饮料都成了日常饮品），人体的自然规律还是拒绝了碳酸化的运动饮料（如今，未经碳酸化的运动饮料还是有销售的，而且其中加了 B 族维生素）。

虽然在你大口喝的时候，气泡水中的碳酸会让你打嗝，但真正破坏牙齿的其实是碳酸饮料中的磷酸和柠檬酸。把一颗健康的人类牙齿浸泡在可口可乐中一夜，牙齿就会被腐蚀成一个疙疙瘩瘩的肿块，颜色变得黑乎乎的，像一块木炭（我知道这个是因为我在小学的科学活动上做过演示，效果极佳）。产酸的菌落在水下无法长久存活，因此这表明这一现象单纯是碳酸饮料中的酸的腐蚀作用造成的，而不是糖分滋养了细菌。气泡水腐蚀牙齿的速度比碳酸饮料慢多了，而且也不会使牙齿变黑。

也许你要问，做实验的那颗牙我是从哪儿得到的？是个好问题，我以后再写书解答吧。

随着人们对日渐壮大的酸性饮料市场越来越担忧，另一种产品逐渐占领了市场，那就是和酸正好相反的物质——碱。然而，喝市场上所谓的"碱性水"其实并不能改变我们身体的酸碱度。血液的酸碱度是有严格范围的，大约为 7.4，即便是非常微小的变化，偏酸性或偏碱性变化 0.2 都是非常严重的疾病。血液酸碱度低于 6.9 或高于 7.9 都是致命的。这么看来，喝"碱性水"无法改变血液的酸碱度其实是一件好事。

肾脏承担了大部分控制内环境酸碱平衡的工作，万一肾脏一时满足不了身体的需求（例如因腹泻严重脱水，或摄入过多碳酸氢盐的情况），脑干就能感应到血液的碱性升高了，就会指挥身体减缓呼吸节奏，让二氧化碳聚集在体内，升高血液的酸性，将内环境酸碱度纠正到正常水平。这是非常精密的调节机制。

如果你真的那么相信多吃点儿碱性食物就能改变我们身体的酸碱度，那么碳酸饮料里的酸就足以要你的命了。就像我们能够自发地维持血钠浓度一样，人体把自身的酸碱度维持在 7.4 左右的能力是人体耐受力最好的体现之一。

要是我心情郁闷了，打算喝一瓶碳酸饮料，那我应该在喝之前刷牙，还是喝之后刷牙？

通常都不建议在刚喝完酸性饮料（果汁或碳酸饮料）后立刻刷牙。有研究表明，牙釉质会被饮料中的酸性物质短暂地削弱。但另一方面，让糖遗留在牙齿上，喂养口腔中的微生物，导致更多酸性物质生成，也是不理想的。所以我特意咨询了口腔微生物学家加里·博里西，在这种两难的处境中该如何取舍。

"嗯……"他思考着这个难题，"我会选择刷牙，但我也不确定，你得好好做个实验才能确定怎样更好。"

腐蚀牙齿的酸性物质主要是乳酸，由口腔中的链球菌产生。刷牙

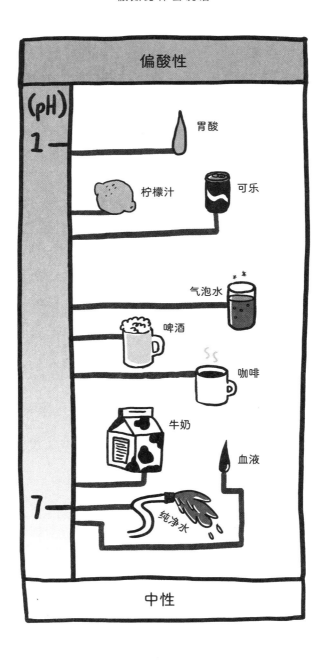

可以防止菌落聚集以及菌落硬化形成牙菌斑，但盲目地破坏口腔内部的生态平衡很明显是鲁莽的，所以更理想的办法应该是切断菌落的营养供应。链球菌靠氧气和糖类繁衍。糖类一直都是人类饮食必不可少的一部分。但无论是糖类的纯度还是含量，过去的饮食都是远远不及今天的饮食的。除非你有办法让你的嘴巴隔绝氧气，不然减少糖类的摄入就是唯一的办法（也就是说，首先别再喝果汁或者碳酸饮料了）。

"那么动物界的情况又如何呢？"被我鼓励着思考这一难题之后，博里西问道，"黑猩猩会一天刷两次牙吗？真的是由于我们人类吃了精细的粮食，改变了生活方式，这种问题才出现的吗？"

我告诉他，我们家的宠物狗口气也很难闻。

"那你都喂它吃什么呢？"

主要是糖——当然不可能了。不过我的狗确实从没刷过牙。

对生活在真实世界中的许多人来说，戒掉全部果汁和碳酸饮料是不现实的，但让你的口腔"浸泡"在酸性物质和糖中也是不健康的。不过，最不好的后果还是让这点儿小事就害得你"选择困难"。你站在壁橱前面，伸出手想拿牙刷，下一刻又收回了手，又想伸手拿牙刷，又收回了手，然后一天就过完了。

在我们怪罪现代社会损害了口腔卫生的同时，也必须要知道，不管什么饮料，其造成的损害都比不过我们自己（天然）的胃酸。有些患有贪食症或严重的胃食管反流的人经常呕吐，这会在短时间内腐蚀牙齿。即便只在胃酸中浸泡很短的时间，牙齿的边缘也会变透明。在牙釉质消失的过程中，牙齿逐渐褪色，最终留下一抹淡黄的色调。这种现象被称为牙冠硬组织破坏。由于大多数患有饮食紊乱的患者并不会体重过轻，所以牙齿的损伤通常是第一个信号，使患者的家人、朋友或者医生发现他们需要帮助。

牙齿美白是什么原理？

选择什么样的饮品是决定我们牙齿颜色的基本因素。牙齿上的牙釉质不是白色的，而是半透明的。如果我们长时间饮用碳酸饮料和果汁，这些饮品中的酸性物质就会逐渐腐蚀掉牙釉质，让色素越来越容易渗透进白色的羟基磷灰石层中。漂洗掉这些色素最常用的方法和造型师给你漂染头发的方法是一样的：使用过氧化氢，把色素氧化掉。一次性的美白牙贴和昂贵的定制美白服务，都是如此。

使用这一原理的还有那些特别便宜的漱口水。我偶尔会用这些漱口水快速地漱漱口，但我不确定这种产品对口腔内的菌群是否有害——很可能是有害的。另一类常见的牙齿美白产品是美白牙膏，这些牙膏利用微小的颗粒产生摩擦，机械地将色素从牙釉质的缝隙中刷出来。但这么做很可能会产生相反的效果——牙膏颗粒将牙釉质磨损得更厉害了，使其表面产生了更多孔洞，也就更容易脏了（然后我们就会去买更多的美白牙膏）。

要是人人都能把一口黄牙视为美，那一切就简单多了。欧洲在 16 世纪的时候流行过"牙齿美黑"，人们都说时尚是个圈，不过最好还是在这个"时尚"流行回来之前赶紧脱身吧。

氟化物是怎么回事？

氟化物是一类来自土壤和岩石的矿物质。羟基磷灰石是构成人牙釉质的物质，氟化物与其结合后能让牙釉质抗酸腐蚀的能力增强。氟化物在地下水中也存在，但会在净化过程中被去除，所以美国政府会在居民饮用水中额外添加氟化物。1948 年，政府在密歇根州大急流城的学生群体中首先测试了这项举措。测试原计划进行 15 年，但只过 11 年就中止了，这是因为带来的好处太明显了，再拖着不开展全国范围的补氟简直可以说是不人道的。在当时，牙齿脓肿真的是可能致死的疾病，所以在饮用水中添加氟化物的意义非常巨大，这一举措被迅速在全美推行。

氟化物是衬托人们两面性的一个好例子。如今在发达国家，已经很少有人因为龋齿失去孩子了，所以有些家长反而反对起氟化物来。有权有钱的人们花得起这个时间，去忧心最微不足道的"元素暴露风险"。

关于"氟化水"还有些更恐怖的阴谋论，这些阴谋论基本上都是基于人们对公共事业的强烈反对。我有时会想，如果当年杰斐逊总统在起草《独立宣言》的时候把"生命、自由、追求幸福"这三项基本权利中的"生命"改成"健康"，或者改成"生命，但不仅是让心脏别停那么简单"，那世界会变成什么样呢？对于那些人们因为政治意识形态反对的公共卫生举措来说，这又意味着什么呢？

为什么会有人乳糖不耐受？

乳糖不耐受症超越了种族和文化的限制，全世界将近三分之二的人都有这种"病"，而在不多久以前，几乎所有人都"乳糖不耐受"。"乳糖不耐受"只是对人类特征的一个描述罢了。

乳糖是糖类的一种，名称来自哺乳动物分泌的乳汁。如果"乳糖不耐受"真的是一种病，有正经的病名和症状，那就意味着我们在正常情况下应该可以毫无压力地消化牛奶及牛奶制品。然而正相反，"耐受乳糖"才是人类更罕见的特征，这表明喝牛奶是人类的一项创新之举，而绝非必要之举。

……好吧，那为什么有人能耐受乳糖呢？

谢谢你换了个问法。在过去大部分时间里，人类都是无法喝牛奶的，喝牛奶会导致一些不适，更可怕的是，你还得先能捕获一头野奶牛，然后驯服它乖乖让你挤奶。我们如今把喝牛奶产生的不适症状称为"乳糖不耐受"，包括腹胀、恶心、腹泻等。

和大多数哺乳动物一样，人只有在生命初期，母乳喂养的阶段才能消化乳汁。乳糖是一种只存在于乳汁当中的糖，会在人的胃中被乳糖酶分解。乳糖酶会将乳糖分解为更小分子的糖类，即葡萄糖和半乳糖，这些小分子的糖可以被肠壁上的细胞直接吸收。

然而，一旦断奶，我们就不再产生乳糖酶了，原因很简单，产生出来干什么用呢？

后来，在大约 7 500 年前，生活在今天匈牙利等地区的人开始驯养家牛，一种乳糖酶的新突变在他们体内出现了，即持久型乳糖酶基因（ *Lactase Persistence* ，简称 *LP* ）。拥有 *LP* 基因的人在成年后依然能产生乳糖酶。这在寒冷的环境中尤为重要，因为在寒冷的环境中人们难以捕猎、觅食或规律地耕作，喝牛奶可以让他们不会死于营养不良，在很不宜居的冻原环境中存活下来。活下来的人与其他人发生关系（说不定还一边喝着牛奶），*LP* 基因就传播开了。由此，很多人就能终生产生乳糖酶了，也就越来越能耐受乳糖了。

时至今日，我们能产生多少乳糖酶，能产生到多大年纪，这个问题的答案在不同种族和不同国家的差异很大。在瑞典，几乎所有的成年人都能消化乳糖，但在非洲的博茨瓦纳，这个数字只有大约 10%。

酒精真的能杀死脑细胞吗？

在医学界，酒精被归类为"神经毒素"。我不喜欢"毒素"这种说法，因为万物皆可有毒，万物也皆可没毒。在极端情况下，连水都能有神经毒性。我们体内存在极微量的甲醛，在这种条件下，甲醛是没有毒的。正如老话所说的那样，酒精也与生活中的其他事物一样：剂量决定毒性。

对大多数人来说，饮酒摄入的酒精剂量不足以杀死神经细胞。严重酗酒的人确实会损失一些细胞，并且有可能患上酒精性神经病（alcoholic neuropathy），让外周神经受损。著名作家亨特·S. 汤普森（Hunter S. Thompson）得的就是这种病。[111]

不过，要摧毁神经系统，并不是非得要杀死细胞的。酗酒会造成认知和情感障碍，这是由于酒精使神经细胞萎缩了，同时还影响了细胞间的沟通。从本质上讲，这些损伤"杀死"了这些细胞。我以前在英国剑桥的一家书店里见过一张促销海报，海报上印着海明威的照片，下面还写着一句致敬他的名言："醉时奋笔疾书，醒时编辑润色。"海明威根本离不开酒精，在 61 岁的时候饮弹自尽了，汤普森也一样，在 67 岁的时候一枪结束了自己的生命。然而，海报的制造厂商依然认为这种名言有市场，起到的不是警示作用，反而还能激发人们的创意。依我看，倒不如说是酒精把这些人的脑细胞全给杀死了。

和阿尔茨海默病、帕金森病等渐进性的脑部病变不同，酗酒者的大脑在酗酒者停止饮酒后就会停止病变。有些酗酒者在戒断过程中显示出了脑容量恢复的迹象，但这里所谓的"恢复"指的是支持性的细胞和

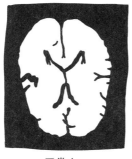
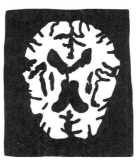

正常人　　　　　　　　　　酗酒者

部分神经细胞恢复到正常大小，一旦神经细胞死亡了，它们就永远地消失了。

什么是"天然葡萄酒"？

2015 年的时候，我住在纽约布鲁克林区的格林堡附近。在我家那条街的街角，有家酒水商店一直在门口的小黑板上宣传他们家卖的"天然葡萄酒"。后来我去洛杉矶和旧金山，也在这两个地方看到了类似的广告。我发现了一个规律，似乎每一个有休闲服饰品牌露露柠檬和高端家居品牌 Restoration Hardware 卖的社区，就必然会有这样的"天然葡萄酒"卖。

卖"天然葡萄酒"在我听来就好像卖"天然手机"似的。葡萄酒是一种由种植园里的葡萄加工出来的产品，需要把葡萄捣碎，放入木桶中发酵，然后分装入酒瓶，塞上软木塞，最后放入不透光的集装箱内运输，以防酒品受到阳光、空气和周围温度变化的影响。葡萄酒似乎与"天然"根本搭不上边，过于"天然"的条件反而会破坏酒的品质。

我向酒水商店咨询过"天然葡萄酒"是什么。酒商认为不含防腐剂的葡萄酒就是"天然的"，尤其是不能含有亚硫酸盐。亚硫酸盐能够保护葡萄酒在运输和贮藏过程中不被细菌破坏，还能保持酒液的质量稳定，不被氧化，所以它也是一种抗氧化剂，而人们宣扬饮用葡萄酒有益健康，就是因为葡萄酒中有抗氧化剂。

酿酒业者使用亚硫酸盐来保存红酒已经有数百年的历史了。有证据表明，古罗马人会在酒桶中点燃硫黄蜡烛，他们发现这么做可以阻止葡萄酒被氧化成醋（硫黄制成的蜡烛在燃烧过程中确实可能产生某些二硫化物）。后来，人们又将二氧化硫气体通入酒液，使其在酒液中溶解，以此来为葡萄酒保质。现代酿酒业使用的亚硫酸盐——焦亚硫酸

钾——是在大约 100 年前开始使用的。人们正是在那个时候学会了人
工合成这种物质。据化学家詹姆斯·科尔纳茨基（James Kornacki）介
绍，许多食物中都有焦亚硫酸钾这种防腐剂，"但葡萄酒很特别，它特
别特别需要这种物质"。（大多数标明"有机"的葡萄酒，都是说其使用
的葡萄是有机种植的，但依然需要依靠这种物质去保存葡萄酒。）

　　最近，科尔纳茨基刚在西北大学完成了表观遗传学的博士论文。他
还记得自己第一次听说亚硫酸盐的时候是在 2003 年，那时候他姑妈宣
称自己"对亚硫酸盐过敏"。科尔纳茨基回忆道："在家庭聚会的时候她
也不喝葡萄酒，可那时候还没人知道亚硫酸盐是什么东西呢，我还觉得
这是什么诡异的名词。"

　　对一部分人来说，"亚硫酸盐过敏"至今也挺诡异的。宣称对亚硫
酸盐过敏的人越来越多了，这种过敏症和面筋过敏类似，能引起一系列
各种各样的症状。而与此同时，不相信亚硫酸盐突然变成过敏原，觉得
这种过敏"矫情"的人也越来越多了。这些人认为但凡你吃水果干（亚
硫酸盐的含量是葡萄酒的几十至几百倍）没事，那亚硫酸盐过敏自然也
就无从谈起。

　　但科尔纳茨基却认为事实没这么简单，因为水果干里的许多亚硫酸
盐是和其他分子结合在一起的，所以没有葡萄酒的致敏效果那么强。但
不管怎么说，他都觉得只要有人认为自己对亚硫酸盐过敏，那就应该为
他们想办法去除过敏原。然而，亚硫酸盐对酒的保质还是必要的，没了
它，就只有住在酒庄或者"自然葡萄酒"商店附近的人才喝的上葡萄酒
了。于是科尔纳茨基便立志要发明一种去除亚硫酸盐同时又不损伤酒质
的方法。他的想法是卖给消费者一种产品，让消费者能在喝酒前一刻去
除酒液中的亚硫酸盐。

　　目前市面上的类似产品去除亚硫酸盐的原理是往酒液中加入少量的
过氧化氢。过氧化氢能与亚硫酸盐发生反应，将亚硫酸盐转化为硫酸。

虽然每次使用的剂量都极少，但这种方式对追求纯粹酒品的人来说依然难以接受，所以科尔纳茨基就搞出了一套"物理性"的解决方案：做一个能与亚硫酸盐结合的过滤器，在酒液通过过滤器的时候，让过滤器将其中的亚硫酸盐"吸出来"。

2015 年，科尔纳茨基的想法似乎深得人心。他在互联网众筹平台Kickstarter 上发起了众筹，设定目标 10 万美元，让人们帮他实现生产，结果最终筹集到了 157 404 美元。我又问他有没有上过《创智赢家》①节目，结果他说他讨厌这档节目，不想委屈自己，况且去之前也得有些销售数据才行（这话没错，我爱看这个节目，研究过那些投资人。我们能从那些投资人身上学到的东西还不少呢）。

而且他的营销话术也得再练练。我问过他认不认为所有人都得把亚硫酸盐从葡萄酒中"过滤"出来，他回答我"是也不是"，我在脑中首先就把他从节目里淘汰了。"要是你没有过敏症状，那滤不滤掉随你。我觉得随着时代的发展，最终我们会把自然界中一切不适应我们进化的化学物质都去除掉的。"

这么说的话，干脆把酒也去掉吧，这世上基本剩不下什么了。

根据过敏症专家玛丽·托宾（Mary Tobin）的测算，在人群中大概有 1% 的人对亚硫酸盐过敏。亚硫酸盐过敏会造成非常标准的过敏症状，包括皮肤发痒、发红、起荨麻疹，少数患者症状严重。对这些过敏患者来说，亚硫酸盐确实有害。20 世纪 80 年代，亚硫酸盐被用于绿叶蔬菜的保鲜，有些人发生了过敏，之后 FDA 介入干预，禁止再将亚硫酸盐用于保存生鲜食品。1988 年，曾主张过种族隔离和禁酒的参议员斯特罗姆·索蒙德（Strom Thurmond）通过了一项法案，规定葡萄酒必须带上"警示标识"，注明"含有亚硫酸盐"，但水果干等亚硫酸盐含量比葡

---

① 《创智赢家》是美国 ABC 电视台的一档真人秀节目，为发明创业者提供展示发明和获取投资赞助的平台。——译者注

萄酒更高的食品则不需要。

　　给葡萄酒瓶贴这样的警示标识其实和给花生酱瓶贴"含有坚果"的标识差不多。《芝加哥论坛报》的一名酒类专栏作家就曾吐槽过一些从欧洲休假回来的人，这些人声称自己在欧洲喝了"完美"的酒，因为欧洲的酒不含亚硫酸盐。这名作家说，他想提醒这些人，全世界各处的葡萄酒都含有亚硫酸盐，只不过在美国销售的葡萄酒必须贴上"含有亚硫酸盐"的标识罢了。这几个字就像供词一样，"自证其罪"了。瓶子上贴着这么个标识，暗示这东西可能有害，那人们也就难免会妖魔化亚硫酸盐这类防腐剂了。这里的道理并不难理解：大家都避讳它们，那我也避讳好了，反正避讳又能有什么坏处呢？

…… 好吧，**那为什么不干脆安全一点，不使用防腐剂呢？**

　　亚硫酸盐等防腐剂本身就是一种安全措施，所以你就好像在问我为什么攀岩时不能为了安全不挂绳子一样。毕竟，攀岩用的安全绳可能让你磨出水疱，万一挂在凸起的石头上，还能让你失去平衡，甚至还可能把你给勒死呢。

　　抱歉，这么说有点不太合适了。你之所以觉得防腐剂不像安全绳，是因为你已经把稳定的食物供应视作理所当然的了。但以葡萄酒为例，你能喝到世界各地酿出来的葡萄酒，靠的就是亚硫酸盐。亚硫酸盐在现代工业中的使用让葡萄酒变得更加大众化了。有人可能甚至会说，防腐剂对社会的贡献可比安全绳大多了。

　　人们能把葡萄酒储藏在酒窖里继续成熟几年的时间，也是有了亚硫酸盐的缘故。从这种意义上讲，亚硫酸盐不但不会破坏葡萄酒的品质，反而会提升酒的质量。如果不往酒液中加入亚硫酸盐，我们就只能将葡萄酒冷藏起来，但这样的低温环境不利于葡萄酒的发酵。而且如果没有防腐剂，葡萄酒的酿制就需要无菌环境，这样一来就会损失许多风味物质，酿出来的葡萄酒口味就会变得更像葡萄汁。

而且"天然葡萄酒"的困境还不止这些，它分散了人们对更紧急的公共卫生问题的关注，还鼓励人们浪费时间和金钱。从实际的角度讲，怂恿生产商不用防腐剂就意味着大量食物会腐败，会加剧全球粮食短缺。

不过，最关键的一点是，对"天然葡萄酒"的追求提醒了我们，追求所谓的"纯粹"常常也能把我们引入危险的境地。举个极端的例子，你可以找一些遗传学家，问问他们遗传学的发展史。他们或许会摸摸自己的衣领，问你说："这屋里有点儿热啊，屋里热不热？你不热吗？"之所以顾左右而言他，是因为不到100年前，许多德高望重的遗传学家还曾提议过穷苦、智商平平和身体残疾的平民应该被强制绝育。他们语焉不详地说这是为了"净化"人类物种。对那些真心害怕平民的基因"毒害"人类的人来说，这么做还仅仅算是个预防手段罢了。

当然，"天然葡萄酒"和人种改良还是不一样的，但它也是人们追求"纯粹"的一种产物。我举出这么极端的例子，做这样强烈的对比，就是为了说明我们是多么容易陷入误导性的危险理念当中。

不过，这种情况还是在我们谈论（或者避而不谈）性的时候最常发生。

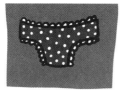
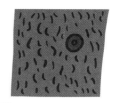
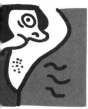
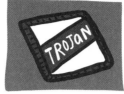
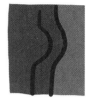

第五部分

连接

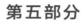

关于性的一切

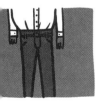
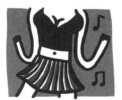
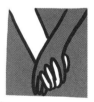
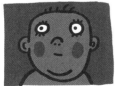
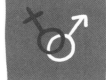

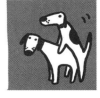

2011 年 10 月的一天，霍莉·范·沃斯特（Holly Van Voast）当众脱掉上衣，露出了自己的乳头。法庭一片哗然。霍莉顶着一头漂染过的金发，是法庭上的被告。纽约中城区社区法院的法官瑞塔·梅拉（Rita Mella）责令她道歉。

但道歉是不可能的。由于在纽约中央车站、斯坦顿岛渡轮等多个公共场所裸露上身，霍莉被送上了法庭。不过准确地说，裸露上身的应该是她所"扮演"的"角色"哈维·范·托斯特（Harvey Van Toast）。哈维和霍莉的长相一模一样，只不过多了条用睫毛膏画上去的精致八字胡，颇有些画家萨尔瓦多·达利的意思。"他"是霍莉研究人们对乳房做何反应的工具之一，曾在许多地方"现身"过。庭审当天，霍莉的律师富兰克林·施瓦茨（Franklin Schwartz）当着法官的面提醒她，不论突然脱衣服违不违法，凭她现在的行为就可以被判藐视法庭。

开庭的前一天，政府指派 89 岁的施瓦茨出庭为霍莉辩护。他后来对《纽约时报》坦承，自己从业 62 年，从来没遇到过这样的案子。

在法庭上，霍莉还是道了歉，随后被释放。每次被抓，最终她都会被释放。"重获自由"后，霍莉依然继续在纽约各处"脱衣服"，我行我素了将近两年，执法部门也基本上是"见一次，抓一次"。这出"行为艺术"，也就此逐渐演变成了一次在心理学与法律领域的沉浸式研究。

"不断有人报警，"霍莉向我讲述，"人们的各种观点如潮水般涌来，这一切就发生在你眼前，每个人的想法都会受到影响。我就是个活生生的罗夏测验^①工具。"

　　她后来又在纽约的圣帕特里克大教堂等许多地方被警方控制，被带上警车的经历多达十几次，但通常都能解释清楚，让警察放人。她会解释说，女性脱掉上衣裸露乳头在纽约是合法行为。虽然许多女性都因此被非法扣押过，但霍莉是对的：1992 年，纽约州最高法院在一个案件中判定暴露乳头合法。当年，法庭在公诉人诉拉莫娜·桑托雷利和玛丽·卢·施洛斯（People v. Ramona Santorelli and Mary Lou Schloss）一案中认定，被告因在罗切斯特公共公园暴露"乳房乳晕上端以下的部分"而被逮捕是一种歧视行为。判决称："法条将乳房的特定部分等身体部位定义为'隐私或亲密部位'，但这样的规定仅针对女性，而不针对男性。这样的话，公诉人必须证明重要的政府利益受到了侵害，且性别的区分与上述利益非常相关。"结果，公诉人自然无法证明。

　　我从没亲眼见过这些人，但一个名叫"户外女生半裸通俗小说鉴赏协会"的文学组织倒是偶尔会在布鲁克林区展望公园的大街上组织活动，正好在我家楼下。这些人很吸引路人的眼球，不光是因为她们手捧通俗小说，更因为这些活动是"解放乳头"（Free the Nipple）运动的一环。此前，政府出台政策屏蔽了脸书和"照片墙"上包含女性乳头的内容。该运动得到了麦莉·赛勒斯、莉娜·杜汉姆等多位明星的声援，旨在纠正人们认为女性暴露乳头违法的偏见。2015 年，在"谷歌"搜索引擎上搜索"解放乳头"的人，比搜索"同工同酬"和"性别平权"的人还多。可以说，这个运动背后投射出的思想，在许多方面都已经远远不止"乳头"本身这么简单了，乳头成了生物学和社会学的"交叉点"。为什么这个身体结构有如此重大的意义？为什么它们能成为得体和裸露

---

① 罗夏测验是由瑞士精神病学家赫尔曼·罗夏发明的人格测验，通过向被试者呈现墨渍模样的图片，让被试者自由地说出联想到的东西，然后将这些反应加以分析，进而对被试者人格的各种特征进行诊断。——译者注

的分界线？明明每个人都拥有这个部位啊。

为什么男人也有乳头？

2005 年，作家马克·雷纳（Mark Leyner）和医生比利·戈德堡（Billy Goldberg）合著了一本《为什么男性有乳头？》。该书在当年登上了《纽约时报》畅销榜榜首，成功地激起了许多人的好奇。两位作者言简意赅地提出这个问题并做了解答。这个问题的答案与我们在胚胎发育时都会默认遵循的"女性身体模板"有关。也就是说，我们所有人生来都是女性，发育到某个阶段时，控制男性性别的染色体才会开始发挥作用。

这种观点其实已经盛行好几个世纪了，古希腊先贤亚里士多德就认为男性的产生是一个活化的过程，而女性则是自然界的"默认"模式。斯坦福大学的科学史教授隆达·史宾格（Londa Schiebinger）向我解释说，如今我们的观点早已更加平等，胚胎发育的每一个步骤都是活化的过程。男性的乳头既不是进化的残余，也不是没用的"花瓶"，而是一个完美的例证，证明我们每个人从本质上讲都是很相似的。

我在医学院的时候，也学过女性是自然界的"默认"模式这样的说法。

"很遗憾，你们医学院课程的基础也是 2 000 年前的知识。"史宾格说道。她以尽可能显得平易近人的语气告诉我，斯坦福大学的许多人体生物学的课程也是这样教的。"教职人员还没有'跟上时代'，我们也试图宣传过我们的思想，但并不是每次都能成功的。"

走进任何一家医院的乳房 X 光检查科室，你都能看见男人们的身影。以我的经验，这些男人通常戴着墨镜。他们不是变态（也不排除有的人可能是），而是去做乳房 X 光检查的病人。这种事，男人一般都闭口不提，但确实有 1% 的乳腺癌患者是男性。乳腺癌对男性来说通常更致命，因为男人一般不做这方面的检查。为什么呢？因为"乳腺癌"这种话题，实在是太不"男人"了。

这个说法是宾夕法尼亚大学的医生罗伯·加菲尔德（Rob Garfield）提出来的。"按传统的观点，当一个好男人，你就在很多方面放弃了当一个有感情的人，"他告诉我，"一个成功的男人，要在感情上克制自己，喜怒不形于色，谨守自己的立场，时刻保持清醒，等等。可要是你完全被这些特征给'套牢'了，就没法做其他一些事了——比如与别人产生感情，倾吐心事，展示弱点，放下自控——你就没法发展出这些能力了。我认为男性更需要关爱，因为他们始终在和社会赋予他们的'男子汉行为准则'做对抗。"

男性也会患乳腺癌，这可能也算男女都有乳头和乳房的一个证据吧。就算是最平胸的男人也有乳腺细胞，虽然男性发育出足够泌乳的乳房组织的概率要比女性——有卵巢分泌的雌激素刺激乳房发育——低得多。即使是在完全健康的人当中，乳腺细胞的增殖程度也可能相差上千倍。很少有其他的身体部位有如此之大的差异。耳朵、双手、卵巢、阴茎、脊柱，或者全身其他任何器官，最大和最小的尺寸之间相差也不过两倍罢了。

这种个体差异在最不重要的地方被无限放大，又在最有意义的地方被人们忽视了。举例来说，隆达·史宾格在斯坦福大学领导了一个研究中心，专门研究性别形成中的各种问题。女性的"默认状态假说"一直是她的兴趣之一。长久以来，女性一直被认为是发育的默认模式，所以也就没人研究过女性的性别形成。"人体一开始都有相同的基础模型和结构，然后基因、激素、环境等各类因素的影响开始加入进来，我们才从男和女这两条路中择一而行。"

受精卵受精后的最初几周里，我们是没有任何性别特征的，每个人都遵循着相同的开篇：一个细胞，变成两个细胞，变成一团细胞，再变成一根细胞管，然后头部和脊髓形成，一步一步地走下去。

由来已久的性别分化理论基本上是这个样子的：胚胎内存在原始生殖细胞，一部分这些细胞会迁移到一个叫作生殖嵴的区域。随着发育的推进，生殖嵴将会变为卵巢——但如果胚胎拥有 Y 染色体，情况就不一样了。准确来说，Y 染色体上有一个 *SRY* 基因（发现于 1990 年），*SRY* 基因能够决定胚胎的性别。如果这个基因存在，胚胎性腺中的细胞就会接到指令，变为支持细胞，支持细胞紧接着又会发出指令，让胚胎向男性的方向发育——产生睾酮。睾酮使阴唇融合形成阴囊，使阴蒂扩展形成阴茎，同时还会阻止乳房的完全发育。原始生殖细胞也开始分化，但不会形成卵细胞，而是会形成精子。

然而，科学家在 1994 年发现了同时拥有 X 染色体和 Y 染色体的"女性"，而且她们的 Y 染色体上也有完整的 *SRY* 基因。科学家后来又发现，这些"XY 女性"拥有的一个名为 *DAX1* 的基因可以扮演"抗睾丸基因"的角色，积极抑制人体向男性的方向发育。[112]

"卵巢的形成"是一个活跃的过程，这一事实不只是说说而已。单单缺乏 *SRY* 基因是不足以让胚胎构建出一个功能完备的卵巢的，胚胎还必须拥有两条 X 染色体才可以。罹患特纳综合征的女性只有一条 X 染色体，胚胎的性别表现为女性，卵巢可以形成，却由于缺乏第二条 X 染色体，卵巢无法正常工作。

同时，"XX 男性"也可以发育出"具有一定功能"的睾丸（能分泌激素），但却无法形成生殖细胞。事实上，就算 *SRY* 基因存在，其他基因也可以"改写"胚胎的男性发育之路。性别的形成是多个基因共同作用的结果，活跃的 *SRY* 基因通过不断刺激一个叫 *SOX9* 的基因来促进胚胎发育成男性，而 β - 连环素（β-catenin）等一些蛋白质则可以抑制 *SOX9* 基因的表达，让胚胎发育成女性。

乳头的存在则证明男性和女性的发育道路有一小段是相同的，这段道路是我们每个人发育的"核心模板"。在胚胎还没有表现出任何性别特征的时候，乳头和原始乳腺组织就形成了。到了青春期，女性的乳腺组织开始增长。而如果男性使用雌性激素，他们的乳腺组织也一样可以增长。我们每个人都拥有发生这些生理过程必要的身体结构，只是影响我们的激素不同罢了。

这就让许多国家的制度显得尤其诡异了，女性在公共场合袒露乳头就会被抓去坐牢，但男性就可以随便袒胸露乳。早在20世纪30年代，美国许多州的法律就赋予了男人们这项权利，但至今全美女性的身体却还得被"遮盖"——尤其是在"裸胸日"（Go Topless Day）这天。"裸胸日"被定在每年8月最邻近女性平等日（8月26日，从1971年起成为美国认可的纪念日）的那个周日。在美国，有一些州有权评判"公共道德"，袒露乳头的行为就包括在内，所以一个处于哺乳期的母亲跑到另一个州去是有可能被捕的。我长大的地方离伊利诺伊州和印第安纳州的边界只有1.6公里，伊利诺伊州"对乳头友好"，但印第安纳州就"仇视乳头"。在印第安纳州露出女性乳头会被判处B级轻罪。脸书就是互联网世界的印第安纳州。

可就算法律允许露出乳头，女性依然常常会被拘留，被扣上"破坏公序良俗"的帽子，霍莉·范·沃斯特就是这么被告上法庭的。霍莉回忆称，当警察以有伤风化罪逮捕她，但之后意识到自己错了时，他们有时会给她扣上别的罪名，有一次他们甚至找了个卫生方面的理由。直到2013年2月，她再次被错误逮捕之后，纽约警察局才收到一份备忘录，让他们别再只因为"在公共场合暴露乳房"就逮捕和拘留女性。[113]

况且，男性和女性乳房的区分特征都不一定是乳房内有多少乳腺组织。很多男人，尤其是肥胖的男人，乳腺组织比女性都多。执法者也没法通过查一个人的染色体来判断哪个乳头是男人的，哪个乳头是女人的啊。所以说，"女性乳头"干脆已经成了一种象征，人们先入为主地认为"女性"加上"乳头"就等于违反秩序。

每一年都会有胚胎学的研究更加清楚地表明，人类每一个生理结果（包括性别）的发生都需要极其复杂的基因信号分子的调控和精确的发生时间点。史宾格提出的"性别在本质上是连续的"（Sex is basically a continuum）的概念也显得更加正确了。据估计，全世界有大约1%的人既不是男性也不是女性，而是居中的其他性别。这个估测数据非常粗略，因为许多婴儿在出生后就立即接受了手术或激素干预，使他们能够在男性和女性中择一而终。在婴儿出生后，产科医生必须填写纸质文件标明性别，这就让这个估测数据更加不准确了。全世界只有德国一个国家的出生证明上有"男性""女性"和"其他性别"三个选项。"在大部分地区，你只能被迫二选一，"史宾格说道，"但这种选择题并不能反映现实，这是为什么呢？"

难道是因为我们喜欢从复杂中创造秩序？这种特征尤其和"男性大脑"——在子宫中被暴露在更高的睾酮环境下的大脑——相关。在经历变性的人身上，我们也可以看到睾酮对性格的类似影响，而且这些人的大脑皮层有可能在一个月之内就能观察到变化。布罗卡区和韦尼克区是负责处理语言的两个脑区，一部分变性人的这两个脑区会肉眼可见地变小。维也纳医科大学的安德里亚斯·哈恩（Andreas Hahn）的研究表明，儿童的睾酮水平与词汇量水平呈负相关，而且在使用睾酮的"女变男"变性人群中，其语言的流利度也呈下降趋势。[114]

性别分化不仅是激素和生理上的问题，更影响到了人们在这个性别化的世界中长久以来的自我认知。2015年，刚刚完成由生理男性变为女性的演员凯特琳·詹娜（Caitlyn Jenner）在真人秀节目中表示："我的大脑不像男性，更像个女性。"她公开坦承自己属于边缘人群，赢来了很多人的赞赏。然而记者埃莉诺·伯克特（Elinor Burkett）却在《纽约时报》上撰文驳斥了她的"女性大脑"等言论。伯克特指出，詹娜在人生道路中没有被当成女性对待过，因此不可能拥有女性认同。她没有过"在社会文化中积累特定的经验，忍受特定的侮辱，同时也享受一些礼节"的经历。伯克特认为人们对女性的刻板印象甚至并不只限于生理上，还是一种社会构建，一直以来都在压抑女性，而且"冰冻三尺非一日之寒"。

与此同时，"男子气概"也没好到哪里去。罗伯·加菲尔德写了本书帮助男性摆脱"男子汉行为准则"，培养友谊，表达情感（除了愤怒以外的其他情感），而他发现大多数我们认为很"男人"的行为和特征都是后天培养出来的，虽然过程有时候很难。他拿《哈利·波特》小说中出现的人物"摄魂怪"打了个比方。"'男子气概'有点儿缠着你打转的意思，把你的生命力一点点吸出来，"他和我说道，"社会对男性的刻板印象就像摄魂怪对人的作用一样，而其中一只摄魂怪就叫'恐同'。文化传统让男性不敢对其他男性表达兴趣，给予温暖和爱慕，因为被当成同性恋是一种文化禁忌。"

男性比女性看医生的次数更少，每年能少 1.34 亿次。"这一切说到底都要归咎于'男子汉行为准则'：你要坚强、独立、身体强健，感到痛苦或难过时也不能表现出来。"加菲尔德说道，"现在的情况有所改观了，但这个问题依然很严重。"

加菲尔德研究男性之间的社会关系是从他自己离婚后开始的。那时候，他发现自己成年后就没有实质上的朋友了。如果他想搬个家具或者打个游戏，倒是可以叫上几个"朋友"一起来，但却没有真正能够共情的挚友。因此在解决了自己的问题之后，如今的他在费城开办了一个男性互助小组（名为友谊小组）。参加的男性可以放下社会对他们的期待，不用再禁欲、冷漠。其中一个组员——一名医生——和我谈了谈，但要求匿名，因为他不想让其他人知道他参加了这个小组（真够复杂的，不过他没说什么有意思的东西）。

加菲尔德讲解道，情感更开放、拥有亲密关系的男性，其健康状况要比情况相反的男性好很多。这种影响是多方面的。"从心理或生理疾病中恢复所需的时间、恢复能力、身体的抵抗力、在罹患绝症之后的生存时间，所有这些指标，社会关系不良的男性都会更差。他们得上心脏病的概率要高出 50%，死于心脏病的概率高出一倍。"

几十年间，女性死于心脏病的概率都比男性高出很多，虽然男性得心脏病的可能性更高。美国心脏协会（American Heart Association）认为这是由于心脏病在传统上被认为是一种"男性的疾病"，因此也就可能被医生误诊，或者被女性自己忽视，毕竟女人"怎么可能有心脏病"嘛。

用史宾格的话说，这就是一个性别造成的比较无知学的经典案例。她致力于研究性别造成的生理差异，就是为了避免类似的"盲点"再出现，为了明白什么时候强调生理差异是应该的、重要的，什么时候却可能适得其反。史宾格和斯坦福大学的其他科学家曾想过研究大脑的性别差异，但"这完全做不到，这种研究太复杂、太危险了"。她顿了一下继续说："研究膝盖倒还挺有意思的。"

这话不假。有个叫捷迈邦美（Zimmer Biomet Holdings, Inc.）的医疗器械公司就发明了一种专为女性设计的人工膝关节假体，名叫捷迈女性专用高屈假体（Zimmer Gender Solutions High-Flex）。公司在官网上赫然介绍道："膝盖，男女有别。"

这是为什么呢？考古学家看一眼尸骸就能判断出性别，这是真的。他们只看一处：尸骸骨盆的形状。女性的骨盆通常更宽，为胎儿通过做好了准备。这个特征使女性的股骨略微更向内旋，平均来看，和男性膝盖的角度略有不同。捷迈邦美声称，其设计的女性专用假体考虑到了这个角度差异，同时还考虑到了女性的膝盖一般体积较小。

"一开始，我是很兴奋的。"史宾格回想起自己刚听说这种新假体时

如何判断尸骸的性别

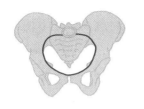
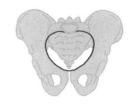

女子型　　　　　　　　男子型

的情景时说。她还专门向斯坦福大学医学院的师生们提起过："你们看，这个膝关节假体专为女性设计！"然而，在把这种假体拿给骨科专家看过之后，她却渐渐开始不安起来。专家告诉她，考虑女性膝盖的特殊角度诚然不错，但影响更大的其实是患者的身高，或者其他更重要的因素，比如主刀医生的经验、医院术后感染的评价，以及患者做术后理疗的积极程度。有时候，阐明男女之间的差异是有意义的，有时候则完全没有必要。

"我们应该接受差异但保持平等。"史宾格总结道。她深知收入差距以及其他持续存在的系统性性别歧视，本质上都是男性和女性存在根本性差异的观念的产物。这个理念也很明晰："通常，平等的意义归根结底就是我们都相同。"

而这就需要人们承认公认的"女性默认模式"的论调根本不成立，我们生来都是一模一样的，都是从一个个无性别分化的胚胎开始的，然后在多种化学信号的驱使下，发展出了一系列不同的生理特征。

那为什么乳房会被赋予性的意味呢？

在波兰这个女性裸露上身还属于违法的国家，人类学家阿格涅斯卡·泽拉斯维奇（Agnieszka Zelazniewicz）和博古斯拉夫·帕甫洛夫斯基（Boguslaw Pawlowski）针对胸部对人类的天然吸引力展开了大量研究。最近他们在一本科学期刊上发表论文，称异性恋男性"更加青睐大胸女性"，因为"大胸"被看成女性繁衍后代能力强的表现。虽然婴儿不是从乳房中孕育出来的，但腰臀比低、乳房大的女性，其与生育相关的激素水平确实也普遍更高。两位人类学家最后总结道："'大胸'很可能也就意味着基因的质量更好。"[115]

不过，他们的研究还发现，胸也不是越大越好的。男性认为C罩杯和D罩杯的乳房最有吸引力，A罩杯和B罩杯其次，最大的E罩杯反而吸引力减弱了。两位学者认为，由于乳房会在妊娠期和哺乳期不断增大，所以"如果胸太大，可能意味着这名女性此时不适合生育，因此对异性的吸引力也会下降，尤其是对那些只想短期交往的对象来说"。他们还说，男性还有可能会对那些胸部大的女性产生歧视，认为她们"可能会对自己不忠"。其他研究也证明，胸大的女性更容易被人扣上"作风不检点""性观念开放"的帽子，而胸小的女性则不仅被人们认为更忠诚、端庄，甚至还更有抱负、更聪明、更有竞争力。还有学者研究过饥饿状态是否会影响男性对胸型的偏好。这个实验基于一个资源短缺的假设，结果发现在日常生活基本需求难以得到满足的情况下，男性普遍偏爱胸部更大的女性。[116]

在纽约度过了两年赤裸上身的生活之后，霍莉·范·沃斯特的人生哲学现在更简明扼要，更放之四海而皆准了："你看吧，人人都爱胸部，它们就是这么诱人。从婴儿时代开始我们就会找它们，人们天生就喜欢这玩意儿。"当讲到在地铁或公园里裸露胸部遭人恶语攻击甚至肢体冒犯时，霍莉每隔几句话就要使用"认知失调"这个词汇。最严重的一次，一位带小孩的妈妈一把把她推到了警用路障里面。"别装得好像你不喜欢似的，别装了。我不是同性恋，但女性的乳头就是吸引人。"

如果男性感到这种观点冒犯到他们了，他们常常会把乳头和下体对标起来。有人就会说："那我也露着下体去外面到处逛，你觉得怎么样？"霍莉很震惊，人们居然会把乳头和阴茎对标到一起。这种"对标"，其实文化上的原因比生理上的原因更多。在生理上，和阴茎对应的应该是阴蒂才对。由此她意识到，男性在心理上给乳房赋予了性的意味，而一旦人们将某个身体部位与性联系起来，就会变得遮遮掩掩，变得吹毛求疵，这都是屡见不鲜的性压抑产生的结果。这种观念还对人体健康产生了实实在在的影响。举个例子，缩胸手术其实比隆胸手术更常见，而且医学也证实，缩胸手术确实能有效缓解或预防颈部与背部疼痛，提升睡眠质量和运动能力。[117]但由于给胸部开刀好像总显得挺丢脸似的，缩胸手术到现在都没被纳入医保。霍莉认为，要真想解决由乳头引发的不平等问题，女性根本不需要去参与现在流行的"解放乳头"运动，不用跑到首都的街上游行，直接在平时的日常生活中露出胸部就够了——虽然能做到这一点的也绝非等闲之辈了。"乳头活动家们，"用霍莉的话讲，"已经浮出了历史长河的水面。女性在历史上受到了太多的侮辱和攻击。"但她给出了特别的解决方案。"我有能力处理这些问题，大多数女性做不到。我也不知道为什么，真不知道。这就好像我是露胸界的艾伦·图灵①一样。"

然而，虽然霍莉表现出了极强的活力，但还是在2013年停止了"祖胸露乳"的行为。这种"认知失调"的压力太大了。她曾多次被非法逮捕，在法庭上直面纽约警察局，还得到过7.7万美元的赔偿金。拿到钱之后，她搬到了远离大城市的斯克内克塔迪。

"在我们的社会里，各种巨大的力量在不断争斗着，"她解释道，"祖胸只不过是一种让你把这一切看得更清楚的方法罢了。"

---

① 艾伦·图灵，英国数学家、逻辑学家，现代计算机科学的先驱。——译者注

为什么阴茎会长成这个样子？

为什么人类阴茎的阴茎体和阴茎头比阴蒂的茎部和头部大得多？这个问题一直是个未解之谜。关于阴茎为什么长有一个球状的阴茎头，而不是一根平平无奇的圆柱体，甚至人工授精时用的那种中空的圆锥体，有一本书提出了重要观点，那就是记者杰西・贝林（Jesse Bering）所著的《为什么阴茎长成那样？》（*Why Is the Penis Shaped Like That?*）。在书中，贝林提出了精液取代理论（Semen Displacement Theory）。

任何在 YouTube 上看过几分钟视频的人都知道，许多动物都长有阴茎，但并不是每种动物都和人类的男性一样，会一次又一次地奋力把阴茎"捅进去"再"拔出来"。人类会这么做，一半是因为本能，以及他们无聊的"男性雄风"，但还有一半确实是出于生理方面的需求。把阴茎"捅进去"再"拔出来"的时候，为什么男女双方都感觉如此愉悦呢？为什么我们就不能像狮子那样，就躺在那儿，一动不动地，直到阴茎完成"任务"，释放精液呢？

其中的缘由很有可能也能拿来解释为什么阴茎头是球形的。精液取代理论认为，阴茎头和冠状沟的形状，再加上反复抽插的动作，能起到将精液"扫"出阴道的作用。为什么要这么做呢？其实这和雄性动物做很多事的原因一样：因为交配是要竞争的。他们认为，最近很有可能还有其他男性也把精液释放在这个女性的阴道里了，所以此时，男性和他的阴茎就有两个任务：第一，释放自己的精液，这是当然的；第二，在此过程中去除其他所有竞争者的精液。

如果真的要从生理学角度上找一个一夫一妻制并非一直存在的证据，那应该就是精液取代理论了。根据这个理论，阴茎越大的男性就越有优势，原因很浪漫——因为更大的阴茎在扫除别人精液的时候更有效。

纽约州立大学奥尔巴尼分校的心理学家戈登·盖洛普（Gordon Gallup）验证过这个理论——当然不是让人在不采用保护措施的情况下连续和多个伴侣性交，他是用阴茎模型做的实验，结论是这个理论似乎真的有道理。[118]

那有人会问了，这种做法不会影响繁殖吗？阴茎不会把自己的精液给除去吗？

这是不会的，因为虽然歌里总唱"做爱一整晚"，但大多数人在射精后很快就不能持续勃起了。歌词是不会告诉你这种事实的，也不会告诉你阴茎在射精后会有抗拒进一步的刺激的倾向。几分钟前男性费尽九牛二虎之力求来的欢愉，这会儿就变得令人不快了。

如果精液取代理论真的成立，那么这种变化从生殖的角度来看是合理的。男性就应该让自己的"精液扫除器"离自己的精液越远越好，以免把自己的努力成果给浪费掉。完事之后睡觉无疑是最好的选择。

多快射精算早泄？

异性恋伴侣性交的平均时长为 3 ~ 13 分钟，通常以男性射精，然后疲软告终。其他动物交配的时长就更短了，狮子的平均时长不足 1 分钟，狒猴在插入后不到 5 秒钟就完成任务了。[119] 要是你问狒猴为什么，它们会告诉你，赶紧回去打猎，保护家人不受猛禽的袭击才是正经事。

不过话说回来，难道自然选择不会更偏爱"送货"最快的雄性吗？（我们是否应该管精液叫"货物"？）如果你相信精液取代理论真的能拿来解释男性阴茎奇特的形状和长度，那长时间的抽插可能是一种下意识的本能，为的是彻底清扫伴侣的阴道，然后——只有在这一切都准备停当之后——自己才能"卸下货物"。新西兰惠灵顿维多利亚大学生物学教授艾伦·迪克逊（Alan Dixson）就曾发表过论文，用"深插入的交配模式"来解释人类对长时间交配的偏爱。

为什么男人没有多次性高潮？

在南卡罗来纳州查尔斯顿市市中心的万豪酒店，科学家们齐聚一堂，准备参加国际妇女性健康研究学会（International Society for the Study of Women's Sexual Health）2016 年年会。在会上，科学家们发表了最大规模的全国代表性研究，主题用他们自己的话说，是"女性性快感"。这么说不是在故意回避"性高潮"这个词，而是为了充分指出，性交的快感并不仅仅体现在盆底肌收缩上。来自著名的印第安纳大学金赛性学研究所的科学家黛比·赫本尼克（Debby Herbenick）就向我保证说，女性就算不经历性高潮也能有很愉悦的体验。

指出人类女性有能力感受多次性高潮的不是别人，正是阿尔弗雷德·金赛（Alfred Kinsey）本人。金赛入职印第安纳大学的初衷是研究黄蜂，结果却成了世界顶尖的人类性行为研究专家。他是在 1953 年出版的著作《人类女性性行为》（*Sexual Behavior in the Human Female*）中提出这一观点的。对当时的科学界（基本都是男性）来说，这一发现是革命性的。后来，圣路易斯华盛顿大学的科学家弗吉尼亚·约翰逊（Virginia Johnson）和威廉·马斯特斯（William Masters）又为金赛的调查结论找到了确凿的证据。在实验室中，女性实验者在受到振动器刺激后通常都能在几分钟内感受到多次性高潮，有的人甚至多达 50 次。[120]

这项关于女性性快感的研究历时 3 年，对 2 000 多名女性进行了深入采访，研究发现其中 47% 的妇女曾有过体验到多次性高潮的经历。"我们认为可以有更多的女性获得这种体验，"赫本尼克向我讲述道，"但这通常取决于伴侣。有些女性在一次性高潮后就会过于敏感，导致性交无法继续，还有些女性在经历一次高潮之后就觉得足够了，不用继续了。"

　　赫本尼克进一步解释称，在第一次性高潮过后，大多数女性都发现运用不同的性交技巧可以达到第二次性高潮。由于第一次性高潮后身体敏感度提高，相同的性交动作就可能使女性不再舒适，甚至感到疼痛。但这并不能作为女性无法达到多次性高潮的信号，只不过是性高潮需要靠不同的方式唤起罢了。第二次、第三次，甚至第四十次连续的性高潮一般不是靠增强性交的剧烈程度达到的，此时需要的是减少直接的压迫，让动作放缓。

　　然而，女性基本上都有感受多次性高潮的能力，但大多数男性一次却只能有一段难以把控的经历。虽然赫本尼克也告诉我确实存在"一部分男性能在连续几次射精之间保持勃起状态"，但这样的男性，其精子数量在每次射精后都会直线下降。这样的射精早已失去了其原本的功能，只代表着男人的自尊与放纵罢了。从功能生物学的角度来看，男性是不可能拥有达到多次性高潮的能力的。我们的身体几乎不可能一次性储存多于一次射精量的精子。在人体内，精子死亡和突变的速度很快，睾丸必须悬垂于体外，就是因为精子只能在略低于体温的温度下出现。精子一旦被制造出来，就只能以有限的数量存活短短几天的时间。所以，如果只有第一次性高潮能产生足够的精子让伴侣受孕，那男性还要多次性高潮干什么呢？真正的限制因素是精子的脆弱生命力。男人们，要是你们也想要多次连续的性高潮，那就进化出一个更好的精子储存系统吧！也许在会阴部缝个袋子？我也不知道。这或许就是为什么会有风险投资家的原因吧。

　　女性在储存配子方面就没有这样的困扰了。她们的卵细胞全是从婴儿时期就已经储存好的，无穷无尽的性高潮也没有妨碍。但令赫本尼克和许多科学家痛心的是，很多人都没有开发自己的这项"潜能"。性生活美满的女性和性生活欠佳的女性，她们最常见的区别其实根本不是生理上的，而是心理上的。那些认为自己可以舒适、明确地与伴侣交谈的女性，得到性满足的概率要高得多。能感受多次性高潮当然好啦，但赫本尼克认为更要紧的一点是当性生活不和谐成为常态的时候，一定要开口去谈。他们的研究还发现，能够和伴侣明确地沟通什么能使性生活更愉快的女性，其两性关系和谐的可能性要高 8 倍！我再强调一遍，是 8 倍噢！将讨论性快感视为禁忌的文化是不可能真正拥护"家庭的价值"的。

引用赫本尼克的一句话："家庭的一大主要价值，就是明确地讨论性快感。"

该怎么负责任地（打电话）告诉黏人的前任你得了淋病？

"嗨，德瑞克。"

"嘿！我的天哪，你可终于回复我了！我一直在给你发短信，一直发来着。你收到了吗？我给你发了好多条。"

"抱歉，我在隧道里呢，电话可能随时断。我只想告诉你我得了淋病，还是耐药的那种，你也得去做个检查。你会去做检查的吧？"

"超级淋病？"

"嗯，是的。你会去做检查的吧？"

"好，我去。那你——"

"抱歉，呃，进隧道啦！"（挂断。）

只有在少数一些地区，法律才会要求你在确诊性传播疾病之后需要通知近期所有的性伴侣。但这是一种非常负责任的行为，即便有时候你知道某个人得了病时会感到一丝报复性的快感。只要一个电话，或者一条短信，或者一封邮件，或者一顿饭的工夫，你就可能阻止一场梅毒疫情暴发。有的人你可能一辈子也不想再和他说起性方面的话题了，但现在有很多网站提供匿名通知的服务，可以让你无须和对方直接取得联系，这些服务都是免费的。但你可别用这种服务搞恶作剧。

阴蒂一般有多大？

在斯坦福大学教授性学的那几年，隆达·史宾格发现"大部分"男性学生都能"告诉你他们的阴茎在疲软和勃起时的长度和直径"，但女性学生通常却对自己的阴蒂有多大"毫不知情"，也不知道女性阴蒂的大小通常在什么范围内。[121] 2015 年，《科学》杂志发表了一篇名为《阴茎一般有多大？》的文章。后来的好几个月里，这篇文章都是该杂志网站上最受欢迎的文章之一。

（基于一个综合了 17 项研究，世界各地共 15 521 名男性的荟萃分

男性和女性的勃起组织

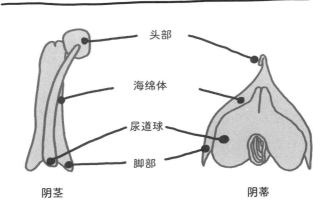

头部

海绵体

尿道球

脚部

阴茎　　　　　　　　　　　　　阴蒂

析，这篇文章的结论是，在勃起状态下，人类阴茎的平均长度为 13 厘米，平均周长为 11.7 厘米。不过这些数字并没那么重要——当然也不是完全不重要啦。）

但其实很少有人知道，人类阴蒂的平均长度其实和阴茎并不会相差特别多。对史宾格来说，更重要的是，竟然大多数人都对此全无了解。

16 世纪，在全世界每个大城市都忙着建造类似阴茎形状的建筑物时，著名的法国解剖学家安布鲁瓦兹·帕雷（Ambroise Paré）只愿意用"淫秽部位"来指代阴蒂。而和帕雷同时代的意大利医生利奥多·科隆博（Realdo Colombo）则声称是自己发现了阴蒂，这就和欧洲探险家发现了早已存在的美洲大陆一样。科隆博把阴蒂称为"女性的快乐之源"，并把阴蒂比作缩小版的阴茎。他的观点被世人传播了好几个世纪，直到今天，我们还会在胚胎学的课上讲到。

史宾格认为这是个完美的例子，可以拿来说明文化能够在无意间造成无知。不管男性还是女性，对男性生理结构的了解总是多于对女性生理结构的了解，而且社会也觉得这样没问题。这就叫"阴蒂无知学"。

1971 年，女性解放运动如火如荼，波士顿的几名女性编写了一本书，书名叫《我们的身体，我们自己》（*Our Bodies, Ourselves*）。这本书旨在给那些"想了解自己，想与医生沟通自己的想法，想挑战医学权威，想改善女性受到的照护"的女性提供一些指导。这本书至今仍有很多语言的版本在出版，向全世界宣扬着知识，告诉世界阴蒂不仅只是个迷你阴茎那么简单，而是一个独立的器官，拥有阴蒂头（科隆博描述过这一部位，其结构类似于阴茎头），以及深藏于外阴部皮肤之下、体积更大的阴蒂体和阴蒂脚。也就是说，一个人是无法度量自己的阴蒂大小的，要想知道阴蒂的平均大小，就要解剖很多具尸体。但就算这样，也很难度量阴蒂，因为阴蒂内的大部分结构都是海绵体，在性兴奋时会充血变大，这一点和阴茎是一样的，所以最好还是去研究能产生性兴奋的活人。

近年来，科学家通过磁共振成像研究得以估测出未充血的阴蒂体积大约为 1.5～5.5 立方厘米。性兴奋时，阴蒂的体积大约会翻一倍，从而增大神经密集的阴道前壁区域的压力。阴蒂头的平均尺寸为 2.4～4.4 毫米宽，3.7～6.5 毫米长。[122] 数值越小的女性，一般性高潮的次数也越少，但男性身上就没有类似的相关关系出现，[123] 而且研究阴蒂大小的论文似乎也从来没有吸引过《科学》读者的眼球。

史宾格的观点并不是阴蒂的大小有多重要，而是对阴蒂的忽视是深植于我们的文化当中的，这一点与我们对阴茎的了解甚至崇拜形成了强烈的对比，而且这种忽视比比皆是。就算人们说起女性的性器官，通常提到的也是阴道，但阴道和阴蒂完全是两码事。很多器官在很多方面都是相似的，但我们对待它们的态度却有天壤之别，这种差异也正是许多社会弊病的原因所在。

"G 点"真的存在吗？

"G 点"这一概念是 1981 年以德国男性妇科医生恩斯特·格雷芬伯格（Ernst Gräfenberg）的名字命名的。格雷芬伯格在 G 点被命名的 30 多年前就曾描述过这一区域，当时他正在研究尿道在性刺激中的作用。他认为 G 点位于阴道前壁，"围绕着尿道"，是一片"性感带"。

西北大学的妇科专家劳伦·施特赖歇尔（Lauren Streicher）告诉我，今天的大多数妇科医生都相信，绝大多数女性都有 G 点。否认 G 点的存在就等于公开否认女性可以拥有性快感和解放，把自己暴露于批评之下，毕竟没人会去争论男人的睾丸存不存在（有些人就是太相信那玩意的存在感了，好像要把它们挂在卡车后面炫耀似的）。但和男性的睾丸不同的是，至今为止，我们也没找到过解剖学或者医学影像证据，明确地将某个结构与所谓的 G 点联系起来。尿道海绵体倒确实处在临近的位置，而且和阴蒂、阴茎一样，在受到性刺激时会充血，让它带上一种独特的凹凸不平的触感，有点儿像自行车胎（没有说它相当于自行车胎的意思）。但也有人认为尿道海绵体充血胀大并不是性兴奋的直接结果，仅仅是为了堵住尿道，不让膀胱在性交过程中溢出尿液罢了，毕竟不是所有人都能接受这一点的。[124]

男性的阴茎也有同样的结构，所以男性在性兴奋时无法排尿，同时这也是男性发生晨勃的原因。在你睡眠时，身体上的肌肉放松，阴茎内海绵体充血就成了阻止你排尿的最后一道"屏障"了。

性器官充血胀大并不能和相爱，甚至性兴奋画等号，同理，"性感带"虽然存在，但并不单独成为器官。隆达·史宾格表示，在会阴和直肠之间还有另外一个 G 点，那里也有一片性敏感区域，即会阴海绵体。这个区域神经分布密集，沿着阴道后壁或通过直肠向内即可到达（很可能是肛交时性高潮的来源）。

就算是不接受 G 点概念的专家也必须承认那片区域非同寻常。美国肯塔基州的泌尿妇科医生苏珊·奥克利（Susan Oakley）就认为 G 点不存在。她的观点是 G 点本身并非一个独立的结构，而是阴蒂结构的延伸，可以刺激阴蒂，因此奥克利称其为"C 点"。[125] 同时，还有一些人认为 G 点的概念将性的奥秘过于简化了，有可能会让人只在一个特定的区域内投入过多的精力。

罗马大学的内分泌专家埃马努埃莱·扬尼尼（Emmanuele Jannini）总结了上述的各种观点，集结出了一份详尽的 G 点研究报告，称骨盆内部的器官是相互"成就"的，"传说中的" G 点或许并非一个特定的结构，而是阴蒂、尿道和阴道前壁的一系列相互作用。扬尼尼等人将其称为阴蒂-尿道-阴道复合体（Clitourethrovaginal Complex），简称 CUV 复合体，这是"一片可变的、受多方影响、具有独特形态和功能的区域，在进行插入式性行为时，如果给予适当的刺激，可以引发性高潮"。[126]

"CUV 复合体"这个名字听起来就比"G 点"微妙多了，而且也不像"G 点"这个词本身似的，是为了致敬哪个男人。不过，为格雷芬伯格说句公道话，他发明了世界上首个宫内节育器，也算是借用那两个睾丸赋予他的社会优势地位为女性的性解放做了点儿贡献。虽然对避孕贡献最大的应该是各种避孕药，但他发明的避孕装置直到今天都更加可靠，成本也更低。他并没有因为自己的学术工作获得名利，反而还被纳粹政权投进了监狱。蹲了 4 年大牢之后，他被女权主义先驱玛格丽特·桑格（Margaret Sanger）救了出来。桑格是美国计划生育联合会（Planned Parenthood）的创立者，在格雷芬伯格被捕后，经由西伯利亚将他接出了纳粹德国。

离开德国后，格雷芬伯格进入了桑格位于纽约的"研究局"工作，这里也是美国的第一座计划生育诊所。他还当上了金赛首批研究的志愿者。要是哪个男人可以被"特批"让女性的身体部位以他的名字命名的话，格雷芬伯格大概可以算一位吧。而且，"G 点"这个词还有一个好处，那就是"G 点"听起来可比"会阴海绵体"讨人喜欢多了。在口耳相传的过程中，这个名字背后的神秘感让人们克服了对专业名词本身的厌烦。

为什么没有女士用的"伟哥"？

2015 年夏天，一份请愿书收集到了 6 万多人的签名，支持一种被吹捧为"女士伟哥"的新药。这种药叫氟班色林，之前被 FDA 毙掉过两次，因为制药公司无法证明其安全有效。在请愿书上签名的人来自一个叫"拉平比分"（Even the Score）的女性运动，支持这个运动的除了几个女性权益组织之外，就是"女士伟哥"的制造商萌芽制药公司（Sprout Pharmaceuticals）了。支持者们都认为 FDA 的做法不公正。

"女性已经等待了太久，"请愿书中如此写道，"都 2015 年了，对性功能障碍的治疗也应该男女平等。"

这些人呼吁的平权精神确实很重要，但他们忽略了一点："伟哥"万艾可能对阴蒂和阴茎产生同样的作用，而从相对狭义的眼光来看，让这些器官充血胀大，就是在治疗性功能障碍了。

在网上搜索勃起的生理学原理，你只能找到阴茎勃起的相关内容。我不能说这些结果不对，只能说不完善。阴茎其实就是几根被人们崇拜的海绵状组织，包围着一根细小的尿道，精液可以从中流过。网上说这些位于阴茎茎部的海绵状组织叫海绵体，充血后阴茎就会勃起，这个说法是没错的。

当血流不畅（比如供应阴茎的动脉出现粥样硬化）的时候，阴茎就无法勃起，同样的动脉粥样硬化症状也可以发生在心脏里，在美国夺去的生命比其他任何疾病都多。研究人员在研发扩张血管、降低血压的药物时发现了万艾可（西地那非）。虽然万艾可在治疗心血管疾病中的表现不尽如人意，但却能成功地让实验受试者的海绵体充血，阴茎胀大，因此也就成了有史以来最赚钱的药物之一。上市第一年，其销售额就超过了 12 亿美元。

当然，阴蒂的结构早已不是未解之谜了，我们知道女性也长有海绵体，也和男性一样会勃起。不过，因为阴蒂的大部分结构深入体内，所以要研究女性勃起，就需要非常尖端的造影技术。近年来，有人在研究中一边让女性观看色情电影，一边利用磁共振对其进行造影，结果发现阴蒂的体积平均增大了 90%。男性的阴茎比女性的阴蒂内部多了一层组织，所以阴茎勃起后要更坚硬一些，但双方勃起的原理是完全一样的。[127]

我知道有些女性深信"伟哥"也可以让她们"好好快活一番"，但可惜她们谁都不可能以合法的手段搞到药品。贸然服药是很危险的，万艾可对心血管系统也有很强的影响，有致死风险。早在 2003 年，加州大学洛杉矶分校医学中心的泌尿科专家们就通过临床试验发现，万艾可可以增加女性的性快感，用科学家劳拉·伯曼（Laura Berman）的话说，增强的是一种"温暖、刺激、饱满的感觉"。[128] 对女性"伟哥"的追求分散了人们对一个观点的注意力——在人类的性行为中，男女勃起的原理是相同的。

但万艾可的失败之处在于误导了人们对它的认知。在这一点上，很多其他的药也是如此。唤起性兴奋是器官、神经、激素和血管系统多方运作的共同结果，万艾可只影响了最后一个因素。"伟哥"对神经系统无效，不能激起性欲，也不能促进分泌雄性激素，让男人更有"雄风"（这是同类药希爱力在广告里暗示过的），更不能让阴茎增大（希爱力在广告里绝对暗示过这个）。它唯一的作用就是扩张血管，让阴茎或阴蒂充血。这么看，你倒不如说它分开了"心灵"与"肉体"。

抢占新闻头条的"女士伟哥"氟班色林在作用机理上与"伟哥"完全不同。在 2015 年 8 月登上新闻之前，这种药刚刚被 FDA 批准上市。氟班色林的商品名叫阿迪依，是萌芽制药的产品，作用位置仅限于大脑。阿迪依在分类上被划入"多效 5-羟色胺受体激动剂/拮抗剂"，意思就是说这类药会以许多尚不完全清楚的方式影响神经递质 5-羟色胺的水平。[129] 5-羟色胺是许多药物的作用靶点，包括抗抑郁药、抗焦虑药和抗精神病药物。就连萌芽制药自己也没搞清楚"女士伟哥"阿迪依具体是怎么发挥作用的，但他们显然积累了足够多的病例，在第三次申报的时候说服了 FDA，使他们相信一些患了所谓"普遍性性欲衰退症"的女性在使用这种药物后"力比多"确实得到了提升。

根据萌芽制药的研究，如果以日为单位，阿迪依并不能提升受试

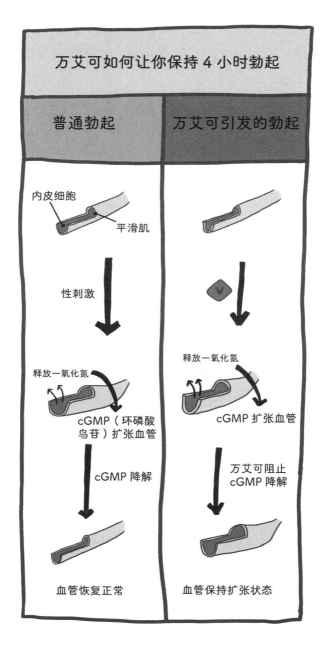

者的性体验，所以公司转而让 FDA 去看以月为单位的效果，结果表明阿迪依每月能将受试者"令人满意的性行为"的次数增加半次到一次——这就足以将药物定义为有效了。[130]公司还警告阿迪依的服用者在服用期间禁止饮用任何酒类，饮了酒的受试者多会出现昏迷的副作用。（诡异的是，制药公司只对男性受试者测试了药物与酒精的作用。）[131]

且不论吃了这种粉色小药片会不会昏迷，就连服药后女性的体验会变好的证据本身都"非常经不起推敲"——这是"我们的身体，我们自己"组织的创始人朱迪·诺西吉安（Judy Norsigian）和美国卫生研究中心（National Center for Health Research）的主席戴安娜·朱克曼（Diana Zuckerman）的委婉评价。[132]她们说"拉平比分"搞的那场请愿就是个幌子，真实目的是以女权的名义避开正经的药品安全测试。[133]美国妇女健康网络（National Women's Health Network）和雅各布妇女健康研究院（Jacobs Institute of Women's Health）两个组织也站了出来，公开反对 FDA 的批准令。

与此同时，万艾可的制造商辉瑞公司于 2004 年公开表示，不会将万艾可推向女性用户，因为女性"远比男性复杂"（《纽约时报》的原话）。[134]把它们的器官充上血并不能解决她们"力比多"低下的问题，而这个问题在女性身上比男性常见多了。性欲衰退的原因绝不仅仅是血流不畅这么简单，忽视其真正的原因，单纯地给生殖器官充血是非常危险的做法。综上所述，真正的"女士伟哥"应该是在文化上把女性的性健康给重视起来，而这光靠吃药是做不到的。

我能把洗手液当除臭剂用吗？

可以。这是我以前领导过的一次实验得出的结论，样本量是一个人。2016 年，我搞了一次戒掉香皂的活动，在活动刚开始的几天我试过几次。那时候我的身体还没有适应不用香皂也不喷除臭剂就出门，好几次我在出门之前都急需除一下味道。洗手液能杀死产生异味的细菌，况且它还能给你一种好闻的酒精味。问题是，洗手液也能杀死不产生异味的细菌，给我的腋下生态系统造成一些连带损失。但根据我的经验，不管连带损失是大是小，那些能产生异味的细菌总会很快回来。

紧身裤到底有多危险？

2015 年夏天，对紧身牛仔裤的恐惧以澳大利亚为中心蔓延开来，仅在一天的时间里就通过主流媒体传遍了全世界。一名 35 岁的女性在身着紧身裤帮朋友搬了一天箱子后，双脚突然失去了知觉，整个人不会走路了。美联社报道称，她一下子摔倒在地，身子动弹不得，连起身都做不到。最终，她被送到了皇家阿德莱德医院，医生只得用器械把她的裤子脱了下来。

"我们都很吃惊，这个病人的神经和肌肉损伤极其严重。"医生托马斯·金伯（Thomas Kimber）当时说道。金伯和同事们诊断，由于长时间受到压迫，这位女患者不但神经已经无法相互沟通（人的肢体麻木后出现的极端后果），连腿部肌肉的细胞都出现了部分坏死，患上了横纹肌溶解症，这种病在极限运动员中比较常见。[135]

（医生没提到紧身裤的另一个缺陷：很难把手机放进裤兜里。如果你摔在什么地方动不了，有个手机就方便多了。）

经历 4 天住院和后续好几天的麻木之后，这名女患者痊愈了，她的经历也就成了一次独立的意外事件。翻翻过去的病历，你会发现几乎任何一种衣服都曾经伤过人。以前甚至还出过一件事和那名女患者的意外正好相反——在紧身裤刚刚问世的年代，1983 年，它甚至还救过一个人的命。

　　这名患者 22 岁，他的骨盆在一次车祸中被撞碎了，于是立即被送进了伦敦的威斯敏斯特医院。医生事后在《英国医学杂志》上描述患者的衣着，称他穿了"一条紧身牛仔裤，外扎一条 7.5 厘米宽的腰带"。虽然骨盆骨折严重，但患者神智清醒，能与医疗团队交流，所以医生判断他在 25 分钟内都处在"稳定状态"。这种状态一直持续到医生把他的裤子脱下的那一刻，这时患者的脉搏立刻就停止了。

　　医生们迅速将他推进了手术室，打开了他的骨盆，结果在他的骨盆处发现了多块大血栓，几根大血管不停地往外淌血。通常，这些动脉（髂总动脉及其分支）的损伤正是导致骨盆损伤病人死亡的原因，其死

严重内出血的常见动脉

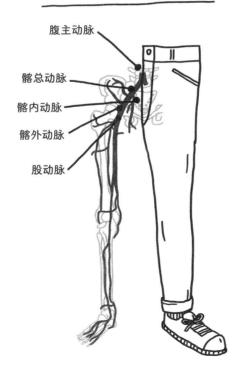

腹主动脉

髂总动脉

髂内动脉

髂外动脉

股动脉

因我们一般都统称为内出血。遭遇类似车祸而受伤的病人通常是活不到送医院的，但这位患者不同，他的紧身裤控制住了大量失血，并帮助血液凝成了血块，这个作用和我们平时学的压迫止血法是一个道理。[136]

最终，医生们成功止住了血，患者也恢复了。后来，医生们在病例报告中告诫同行，虽然在患者被送达急诊室后，医生的标准抢救流程是要首先剪除患者的衣物，但也需要具体情况具体分析。而且，目前有些军队还配备有"防冲击长裤"，其内部可充气，能在穿着者的下半身严重受伤时持续对伤处保持压迫。这样一来，就算士兵的双腿都要截肢，他也能有足够的血液供应给大脑。说回这名英国年轻人，医生在报告中写道："紧身服装也起到了类似的作用，在严重外伤的急救中，紧身服装起到的作用也许至关重要。"

虽然紧身裤在急救中还挺有用的，但它却可能给人带来心理上的问题。纽约大学整形外科发布的一份新闻报道表明，紧随着紧身裤流行而来的是阴唇整形手术需求的激增。

我懂，我也没想到是这样。但纽约大学朗格尼医学中心的市场宣传人员给我发的邮件的标题确实赫然写着："紧身裤正在引发整形手术热潮。"我点开一看，没错，就是阴唇整形术。

根据美国美容外科医学会发布的数字，仅在 2013 年和 2014 年两年间，美国接受阴唇整形术的人数就增加了 49%。但这些增加都是因为紧身裤吗？纽约大学的宣传人员建议我去找他们大学的整形科医生亚历克斯·哈森（Alexes Hazen）进一步了解。哈森现在可是阴唇缩小和整形方面的权威专家，所以我给她打了个电话。哈森告诉我，虽然"这种手术听起来好像很痛苦"（因为生殖器官的神经密度是全身各部位中最高的），但患者通常很快就能痊愈。

"但是，你说的不对，手术需求增加不是因为紧身裤。"哈森是这么跟我说的。按大学宣传人员的意思，哈森跟我这个记者谈的意思应该正好相反才对，结果她话锋一转，出乎我的意料。"我觉得不是紧身裤的问题，"她接着说，"人们穿化纤紧身裤锻炼也不是一天两天了。我觉得问题的原因在于阴毛。"

就这样，我们的话题又变成了阴毛。作为专注于阴部的整形美容专家，哈森永远紧跟时尚潮流，她不相信手术需求飙升是阴唇自然生长导致的（因为阴唇也不会自然长大）。她认为自己每天繁忙的工作都是因为"15 ～ 20 年前，女性都是留阴毛的，而现在的小女孩基本上都不留阴毛了"。

哈森也承认这句话说得有点儿言过其实，但这很明显是个技术进步引导医学发展的实例，准确地说，是两项技术的发展让人们注意到了自己的阴唇。第一项技术是激光除毛，用哈森的话说，激光除毛技术应用在阴部已经"非常非常普遍了"。激光除毛让阴唇从以前的不怎么被看见，变成了如今的一目了然。

第二项技术就是互联网。很多人认为互联网让人们更容易接触到色情作品了。哈森认为色情作品对阴唇整形术的流行起到了举足轻重的推动作用。长久以来，色情产业让人们形成了一种非常独特的审美情趣。如今，用哈森的话讲："你去网上搜索猫，都能弹出色情网站。"也正因为如此，这种审美情趣是很难不影响人们对阴部的看法的。

几乎每种整形美容手术流行起来的过程都大同小异。你一定要知道，这类手术一开始并不是被用来"美容"的。哈森介绍道："肯定会有一定数量的人群，她们的阴唇长得过大。我并不是说这是畸形，但确实会影响她们做一些特殊的活动，比如骑自行车，或者穿特殊的服装，比如瑜伽裤。"

但最近几年，人们对这类手术的需求却基本上都只是出于"美容"的目的了。几十年来，接受阴唇整形术的人都比较少，施行的目的也是减少疼痛。而现在在纽约大学，接受阴唇整形术的患者只有大约 10% 是为了缓解生理上的疼痛和不适。不过，和我采访过的大多数整形医生一样，哈森很快也补充了一句，说她并没有暗示生理疼痛比心理焦虑更"重要"的意思。功能上的原因并不比外貌焦虑更"正当"。以前也有医生曾经说过："外貌也能在情绪上引起不适。"

以美容为目的施行的阴唇整形术似乎收到了相当好的效果。一项研究表明，在术后 3 个月，有 91% 的患者都在"生殖器官外形满意度量表"中打出了更高的分数。这个量表的统计靠的都是患者的自述，不设对照组，每个被采访者都知道自己接受了手术，也知道术后应该对自己的阴唇更加满意。知道自己应该有怎样的感觉，同时自己也正好想要这种感觉，这是一种强大的力量。[137]

然而，阴唇整形术的崛起也并非只是技术进步引导患者产生心理变化，进而影响医学发展这么简单。通过广告宣传对民众造成误导也是一个因素。根据市场监测公司尼尔森（Nielsen）的调查，纽约大学朗格尼医学中心 2014 年砸在广告宣传上的钱高达 2 200 万美元。[138] 大型医疗机构热衷于砸钱直接面向消费者进行宣传，纽约大学在这方面引领全美。过去，阴唇整形术曾是业界禁忌，被人们当成江湖骗子的噱头，可如今却成了很平常的操作，需求也在激增。

医疗机构花在宣传上的钱也并不都投在了平面广告和电视广告上，也有一部分是拿来影响我们记者的。纽约大学市场宣传人员发给我的关于紧身裤的新闻稿就是用来宣传阴唇整形术的，目的并不一定是让我写东西赞颂这种手术的光明前景，而只是让我在大众的心里埋下一粒种子。想要让这种手术变成常规操作，这样的"种子"还需要很多颗。最终，人们就不会再觉得做这样的手术有什么可大惊小怪的了。

到那个时候，好多人或许都会想："那我，是不是也需要去做一个？"

紧身裤对身体的危害，加上一些人对生殖器外形的不满，这些因素凑在一起足以写成一篇引人注目的故事了——人们一定会点击标题进去读的。这和澳大利亚那名女性出事后全球新闻媒体争相报道紧身裤的危害时的心理是一样的。最有危害的并不是裤子，而是媒体。

和哈森谈完话后，我又回去找到了那名市场宣传人员，问她是从哪里得知阴唇整形术的火爆和紧身裤有关。如果纽约大学的首席阴唇整形术主刀医生都不这么说，那她是从哪里听来的？是哪里做的研究得出了这个结论？

"我会尽力多给您发一些关于紧身裤和阴唇整形术之间的统计数据，"她回复道，"但可能很难准确地定量分析其中的关系。"

然后我又翻回去看了看我们过往的邮件，怀疑是不是我自己幻想出了这一切。也许是我的裤子太紧了？又或许是还不够紧？

我该怎么做才能积极、正确地引导孩子了解身体和性？

这应该叫"积极的性教育方式"。我知道经常会有人告诉小孩性不是什么好东西，他们也知道"阴茎""阴道"这样的词只要说出口就会引人注目，所以就喜欢说这样的词来博人眼球。我该怎么教他们树立这方面的原则，又不至于让他们害怕自己的身体呢？我觉得关键就在于帮小孩明确什么事情私下里可以做，什么事情在公共场合可以做，而不是只在他们触摸自己身体时制止他们，责骂他们。您不用再回答这个问题了，我刚刚自己回答过了。

我支持"积极的性教育方式"，我也支持"萨克斯教育方式"。"萨克斯教育方式"就是说，如果一个小孩在公共场合吹萨克斯的话，你要

为什么异位妊娠会导致肩痛？

正常妊娠

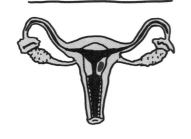

异位妊娠

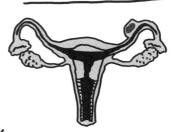

（胎儿无法存活，给母亲带来的并发症还可能致命）

　　异位妊娠指的是妊娠发生在了子宫腔以外的地方。理论上，母亲的卵细胞应该从卵巢下行至输卵管，然后进入子宫。如果卵细胞在途中被堵在了输卵管内并在此受精，就可能在输卵管壁内着床发育。

　　异位妊娠的胎儿是不可能活到分娩的，而且异位妊娠也常常会给母亲带来生命危险。一旦异位妊娠破裂，大量血液就会流入腹腔。多数内脏器官无法感知疼痛，但肩部的某些感觉神经延伸至横膈膜，腹内出血能够刺激到这些神经。仅在美国，每年就有将近 20 万例异位妊娠病例出现，而肩部疼痛有时是这种紧急情况的第一个表征。

鼓励他，而不是把萨克斯从他手里抢走。

医生的训练中包括变性治疗吗？

莱尔·库克的头上绑了个灰色马尾辫，看起来就像直接从歌星威利·纳尔逊的脑袋上偷过来似的，虽然他的面相一点儿也不像小偷。他的同事给我介绍他的时候管他叫库克医生，但我俩刚一握手，他就笑着和我说："我可不是医生。"

到 2014 年，库克在他们当地已经是个名人了。他在加州的小城镇奇科工作，是个医师助理。没用多长时间，库克就锻炼出了一项专长——照料跨性别者。在医生稀缺的许多地区，医师助理几乎都处于一种独当一面的状态，承担着重大的职责，独立接诊病人。

照料跨性别者并不是库克自己选择的道路。仅在几年前，一名患者第一次造访他的诊所，为自己跨性别的女儿寻求帮助。那时候，库克还完全不知道该做什么。2007 年，他从学校毕业，不管是在教室上课还是在医院轮岗，他都没接触过跨性别者的健康护理问题（我 2009 年博士毕业，当时不管是拿医学学位还是考医师执照，都无须学习这些。但现在已经有一些学校开始把这个课题加入医学院的课程了）。为了帮助这位登门造访的女士和她"生理男性"的女儿，库克通读了世界跨性别人士健康专业协会印发的全部材料，还在完全不知所措的时候开车南下，到旧金山跟着一名有接诊跨性别者经验的医生学习如何帮助来访的患者，甚至该怎样和患者交流。

"跨性别者一直都存在，但我们却没有为他们发过声。"库克对我这样说。我们当时正在圣约翰诊所跨性别者保健项目的一间工作室里。诊所位于洛杉矶南部，是库克现在工作的地方。在这里工作的几年时间里，他见过的跨性别者已经比全国任何一名医护人员都多了。"我听到的故事——尤其是年龄大的患者的故事——有个共同点，就是他们找不到合适的词汇来形容自己的感受。他们觉得自己很正常，直到别人向他们指出来，说他们不正常，那时候，他们就会大吃一惊，开始意识到自己不正常，或者自己身体出了毛病。你从出生起就被别人教育自己是个男孩或者是个女孩了，一个孩子一出生，这种判断就是别人说出来的第一句话。"

于是库克下定决心，要利用业余时间向萨克拉门托市的一支接诊跨性别者的医疗团队学习。每个周五的晚上，在奇科的诊所值完班后，他都会开车一个半小时前往加州州府萨克拉门托，和医疗团队一起看病人。

最终，他也学会了给年轻女性开雌性激素。结果刚一开诊，来找他看病的跨性别者就从 5 个涨到了 10 个，然后又涨到 20 个。就算在奇科这么个只有 8 万人的小城市里，很快就有 50 个跨性别者来找他看"急诊"了。在库克出现之前，这些人要么就没有医院可以去看这方面的问题，要么就得去萨克拉门托或者车程 3 个半小时以上的旧金山。库克认为，他的火爆正是人们极其需要这种服务的证据。

后来，他的一位患者搬家去了洛杉矶。搬家后，患者打电话回奇科，抱怨说他在洛杉矶根本找不到合适的医生。"我是真的不想去洛杉矶，城市太大了，"库克和我说，"但我调查了一下，发现大城市的需求真的很大。我和妻子谈了谈，然后觉得我们必须得去。"

如今，库克全职在圣约翰诊所照料跨性别患者。他会为患者开激素处方，引荐医生给他们做手术，也会为他们治疗一些普通的疾病。2015年 9 月，我对他进行了一天的观察，那天他不得不告诉一位女患者她患上了糖尿病。

除了库克之外，圣约翰诊所的所有工作人员都是跨性别者。圣约翰诊所的主席和首席执行官吉姆·曼吉亚认为这一点很重要。诊所实际由戴安娜·费利斯·奥莉薇娅（Diana Feliz Olivia）运营，她的故事阐明了这种"医患共同身份"的重要意义。

从哥伦比亚大学社会工作专业硕士毕业后，奥莉薇娅当上了西班牙裔艾滋病基金会（Hispanic AIDS Foundation）的跨性别项目专员，在纽约的皇后区工作。这个工作她干了一阵，但当时她住在哈莱姆区，通勤非常不方便，而且她一直梦想在曼哈顿生活和工作。奥莉薇娅在加州的弗雷斯诺市长大，一直很想要一种"沉浸式的纽约生活体验"，用她自己的话说，就是"有点儿想像莎拉·杰西卡·帕克那样活"。

后来，纽约最大的艾滋病关怀机构住屋工程（Housing Works）也开始招聘跨性别项目专员了，这个职位让奥莉薇娅过上了两年"沉浸式的纽约生活"。但某一天，她突然接到了母亲从老家打来的一通电话。奥莉薇娅清楚地记得母亲说她"已经准备好与自己重修关系了"。2003年，奥莉薇娅向母亲说明自己是跨性别者时，母亲完全无法接受。"我必须离开加州，"她回忆称，"她失去了一个儿子，换回了一个女儿，得让她消化一段时间。"

母亲向她发出回家的邀请之后，奥莉薇娅放弃了自己的"纽约梦"，回到家乡和母亲同住，并开始在一家联邦医院接诊乡下的农场工人。三年后，她与家人修好了关系，此时正好曼吉亚请她领导圣约翰诊所的跨性别者保健项目。奥莉薇娅明白，这种机会千载难逢，于是又搬到洛杉矶，加入了诊所的团队。

奥莉薇娅是跨性别者，同时也是第一代拉丁裔移民，她相信这种身份对诊所项目的成功起到了重要的作用。"现在终于有人长相和我一样，说话腔调和我一样，举止动作也和我一样了，"她学着一名起初不敢来诊所就诊的患者的声音说道，"如果这里的医生和领导能和患者一个样，那患者们就会觉得更受欢迎，更安全。"

口交会让我染上梅毒吗？

我给接下来的患者起了个化名叫克莱尔，因为她是跨性别诊所的一名患者，要求匿名。我见到她的时候，她正坐在桌前，抬头看着我和库克。桌子上铺了一层纸巾，日光灯照亮了整个房间。这个房间就是专门用来给她做检查的，但即便在这种情况下，她的活泼也是会传染的。她说她刚起床就过来了，还现场开了句玩笑："今天我是长胡子的女人。"

几星期前，克莱尔的口腔中出现了白斑，于是就觉得自己得了鹅口疮，这是口腔出现白斑的最常见病因。鹅口疮是一种真菌——白念珠菌——在口腔中过度繁殖，扰乱口腔正常菌群生长时导致的。真菌斑块会将所到之处覆盖上一层白斑。

人类口腔中潮湿、黑暗的黏膜其实是非常适宜真菌生长的环境，但真菌不会在其中疯狂繁殖，让我们的嘴巴变成一块会说话的蓝芝士，其原因有二：我们口腔中还有无数细菌与真菌争夺着营养，而且我们的免疫系统也会抑制念珠菌的过度繁殖。一旦免疫系统出了问题，或者口腔内的正常细菌菌群死亡或异常（服用抗生素后常常会这样），念珠菌才会"赢得竞争"。为了庆祝，它们会造出白色的生物膜，紧紧地贴合在我们的舌头和口腔内壁上。这种生物膜能吸收水分，导致口干，还会逐渐向食道方向蔓延。

在症状恶化之前，克莱尔来到圣约翰诊所，库克给她开了一些抗真菌的漱口水。此外，她还吃上了"抗念珠菌饮食"。这种饮食方式现在也很流行，是网上流传的"食疗"的一种，虽然已经被科学家彻底批判好几年了。"抗念珠菌饮食"的核心观点在于真菌的生存需要糖分，所以如果你能一连几天只生吃蔬菜（可以加点儿油），同时禁止摄入咖啡因（不知道为什么），就能"饿死念珠菌"。[139] 这么搞有点儿像在饮食营养方面做一次化疗，把一个人推向饥饿和狂躁的极限，直到和真菌拼出个你死我活。

这种"食疗"悲哀得很，因为治疗真菌感染明明有更便宜也更有效的方法。漱口水价格也不贵，而且只需要你每天漱口两次，每次一分钟，用上几天就可以了。治疗期间，你还可以继续享用热量适中、营养均衡的饮食，喝咖啡也不成问题。而且，和满嘴真菌相比，抗真菌漱口水里的成分又能有多"不自然"呢？

用上漱口水之后，克莱尔的口腔逐渐变回了粉色，其内部的生态系统恢复了平衡。但和许多鹅口疮患者的情况一样，他们真正的病因绝非这么简单，真菌感染一般都只是出现其他病症的一个预兆。很快，克莱尔的身上又长了红疹。红疹蔓延到了她的手掌和脚掌上，这是比较罕见的现象。我见到她的两天前，她再次前来就诊，给库克看了症状，库克周到地安排她验了血。克莱尔还感到肌肉严重疼痛，此外就没什么其他不适了。库克给她检测了莱姆病和梅毒，然后电话通知了她化验结果，并告诉她必须还得来医院一次。

"我检测出了梅毒阳性，"克莱尔向我解释着，语气很是担忧，"这怎么可能，我都没有过性生活。"她的上一次性活动还是在 6 个月前。"我和最近跟我约会的一个男生小小地乱搞了一下，根本连插入都没有，"她继续说道，"用医学术语来讲，我完全暴露的时候，也就是为他口交的时候，一共只有 30 秒。我们当时喝了酒，那时我和他约会已经一个月了。我查了些梅毒的资料，只要他流出一点儿尿道球腺液，就足够让我得病了。而且你知道吗，那天晚上之后，他就把我给甩了。"

梅毒是可以通过口交传播的。绝大多数的梅毒病例都在男性之间传播，所以患者的生物学性别往往能影响医生的诊断。[140]（同理，每次只要在录入电子病历系统时把性别录入为女，系统就会提示库克开宫颈刮片检查。）

红疹是梅毒进入二期后表现的症状，这一点克莱尔也知道。现代的病人普遍只需一夜就能对自己的疾病了解个八九不离十了。"能在这个阶段就发现，真是太好了。"她跟我说道。

梅毒是由梅毒螺旋体引起的，自打人类有记录的历史以来，梅毒就和人类密不可分了。然而直到今天，每年仅美国就有 5 万多人患病，最近 10 年来，美国的梅毒患者数量几乎翻了一倍。[141]

"现在回想起来，一期梅毒的所有症状我也都有。你还记得我掉头发吗？"她看了看库克，"我当时都没想到掉头发也和生病有关，还以为是压力太大了呢。"

这么以为倒也不无道理。起初，克莱尔差点拒绝检测，因为她认为自己不可能得上梅毒（"这个词都让我恶心"）。现在她形容自己是"感激不尽"，她还让库克替她给诊所的其他工作人员道歉，在他们告诉她，她的症状可能是梅毒时，她还一脸不屑呢。"要不然我可能真的就完蛋了，现在我愿意放下一切自尊了。"

在梅毒处于一期和二期阶段时，治疗起来是很容易且有效的——一针青霉素就够了。库克准备给她开药，但克莱尔的身体却有个问题。她以前吃过阿莫西林，结果吃完就在嘴边长出了一圈粉刺（也可能不是粉刺，是皮疹？），于是就问医生这种症状和阿莫西林有没有关系，以后会不会因为过敏连青霉素都打不了了。

"过敏最严重的后果是什么呢？"她问道。

"你可能……会死？"库克半开玩笑地回答。这话没错，但致死的可能性很低。大约 10 个人里就会有 1 个被医生告知对青霉素过敏，但其中很少有人真的过敏。欧美医生对过敏的判定这么宽松主要是为了安全，尤其是有的病人从没给自己的皮疹拍过照片（所以我也想通过这本书向大家提一个建议：给你们的皮疹拍个照片，留作以后就医的参考，但把照片发到网上就大可不必了）。

阿莫西林和青霉素属于抗生素大类的同一个"家族"，作用机理相似。医生通常认为患者对某一种抗生素过敏就代表其对同类抗生素中的每一种都过敏，但在实践中，被判定为青霉素过敏的人在服用阿莫西林后很少产生不良反应，甚至对青霉素本身都不会。医生谨慎用药是为了防止出现潜在的严重并发症——少部分人的免疫系统会表现出强烈的反应，掀起一场反抗生素的"风暴"，甚至可以让患者窒息、心脏停跳。

用青霉素治疗梅毒和治疗耳朵疼的过程是不一样的。治疗耳朵发炎只需要口服很少的剂量，服用一个礼拜就可以了，但治疗梅毒则需要往你的肌肉中注射一针。为了让疗效更好，医生会将一整周的剂量一次性注射进你的身体，相应的过敏反应也会比口服更严重，而且抗生素治疗是不能中途停止的。

最终，克莱尔和库克认定，她虽然有可能出现了皮疹，但不足以判定她不能使用青霉素。其他抗生素虽然也有疗效，但也各有各的风险。最后，她拿着库克开的青霉素处方开心地走了。我们分别的时候，她让我写写她有多漂亮。我在医学院有个同学被学校开除了，有传闻说是因为在考试的时候评论了一位患者的胸部。所以事先声明，我以下的评论绝非医学鉴定，但因为克莱尔为了让其他人更加了解性传播疾病非常坦诚地分享了自己的经历——她真的挺漂亮的。

从我生殖器里出来的细胞，是怎么变成另一个人的大脑的？

你是指……小婴儿？

……对，小婴儿。

我猜这个问题是想问我们是如何繁殖的。举例来说，红细胞的生命只有 90 天，过了这个期限就会死亡，但我们的血液为什么用之不竭呢?

　　组织学家亚历山大·马克西莫夫(Alexander Maksimov)认为人体中一定存在某种"干细胞",能在我们的一生中不断形成其他各类细胞,可惜他一直没有找到真正的干细胞。"干细胞"这个词也是由他在1908年创造出来的,意思就是能够变为其他种类细胞的细胞。

　　我们都知道干细胞存在于骨髓当中,但这还远远不足以解释母体子宫中一团小小的细胞,最终是如何变成一个有心脏、有大脑、有骨骼的人的。直到1981年,加州大学旧金山分校的发育生物学家盖尔·马丁(Gail Martin)才发现了一种能够分化为任何体细胞的人类细胞,这是我们第一次发现"多能干细胞"。"多能",意思就是拥有多种能力。

　　干细胞就如同一张白纸,它可以变成心脏里的起搏细胞,也可以变成你指甲里的细胞。你的脑细胞曾经也很可能变成无聊的胆囊细胞,用来储存和调取胆汁(一点儿也没夸张)。

　　我们每个人都是从胚胎开始发育的,胚胎就是一团干细胞。等到母体的激素环境适宜时,干细胞就会开始分化成各种特定的组织和器官。母体的环境是非常关键的,研究这种环境如何影响胚胎的基因表达方式的科学叫作表观遗传学,是一个新兴学科。表观遗传学解释了为什么双胞胎可以拥有完全相同的基因,却依然可能出落得非常不同,以及为什么全人类都有99%的基因是相同的,但每个人却都如此独特。每个人的特性其实和基因关系并不大,更多是和我们的基因如何发挥作用(如何被启动和关闭,以何种方式排列等)有关。这种效应的作用是很大的,拥有完全相同DNA的细胞,可以分化成神经、骨骼、肌肉等多种细胞。

　　但是,已经分化的细胞就无法再变回干细胞了,这些细胞也会不可避免地走向衰亡。"衰亡"就是变老、死亡的生物学术语,指的是一个趋向衰弱的过程。也正是因此,两个正在变老的人,能生下一个全部器官都崭新的婴儿，这是很神奇的。

人类生下后代的关键在于我们的卵巢和睾丸中储存有生殖细胞。生殖细胞可以形成精子和卵细胞，精子和卵细胞结合后就能形成干细胞，而生殖细胞是不会衰老的。

我们通常认为，衰老是端粒（染色体末端的"小帽子"）缩短的过程。随着每一次细胞分裂，端粒都会缩短一截，最终，当端粒消耗殆尽时，细胞就无法再分裂了，就会死亡。然而，生殖细胞中的端粒就不会缩短。这些细胞内含一种酶，可以重建端粒。这种酶名叫端粒酶，在各种其他细胞中几乎都是检测不到的。

生殖细胞的染色体就在这样不断更新着，因此也就成了衰老和永生之间的"桥梁"。看起来，如果你现在向你下腹的生殖细胞致敬，然后宣布说："我发现了你们长生不老的秘密。"倒也并非不可以。

所以，如果我们的身体可以制造出不会衰老的细胞，那为什么不让所有的细胞都长生不老呢？（至少可以让脸上的细胞长生不老啊？）

再说，如果我们知道"永生细胞"是可以存在的，那我们能想办法让所有细胞都变得永生吗？

可是话说回来，就算我们可以做到，我们应该这么做吗？

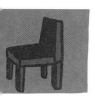
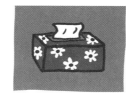

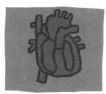

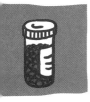

第六部分

衰竭

关于死亡的一切

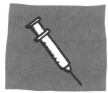

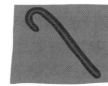

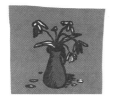

　　一个周日的早晨，天色灰蒙蒙的。在纽约曼哈顿的上西区，一群小朋友围在拉菲·科佩兰的身边。时值三月初，她浑身上下都包着绷带，裹得像个棉花糖，暴露在外的只有一张粉色的小笑脸。拉菲比一般的 7 岁小孩个头矮小，吃东西对她来说一直是种煎熬。吞咽食物会损伤她的食道，食道在恢复过程中则会形成瘢痕组织，让她的食道进一步变窄。拉菲这个身材的小孩，食道的平均直径应该在 16 毫米左右，但她的食道直径仅有 2 毫米，所以每隔几个月，她就得上医院做一次食道球囊扩张术。顾名思义，消化科医生会在手术时把一个医用的"气球"伸到拉菲的喉咙里，然后充气，球囊就会扩张她的食道口，原理和常见的冠状动脉扩张术差不多。球囊泄气、取出之后，食物就可以通过了，直到瘢痕组织再长起来，再次让她的食道变窄为止。

　　拉菲拉着姨母的手，缓慢地穿过欢快的人群。深冬的风吹过哈顿逊河，而此时举办的这场慈善"赛跑"活动吸引了近百人参加。他们都是来为大疱性表皮松解症（EB）的研究筹款的，其中许多人都和拉菲一家成了挚友。参加者每个人都穿着为活动（"拉菲跑"）特制的白色 T 恤衫。"拉菲跑"几个字印在了 T 恤衫的内侧，因为衣服内侧的缝线也能磨破拉菲的皮肤。

　　布雷特·科佩兰 5 年前创立了这个活动，没人相信他女儿能活这么长时间。胶原蛋白无处不在，一旦胶原蛋白受损或消失（就像 EB 患者遭遇的情况那样），身体几乎所有部位都会受到影响。拉菲出生时，布雷特"看不到治愈的希望，只有终生的痛苦和经济上的噩梦"。他个人出面，遍寻全世界每一位 EB 研究专家，还了解了有史以来的相关临床试验（至少这是可以做到的目标）。

"得了 EB 的小孩儿最后都会失去手指，得上假性并指，也就是手指头都融合到了一起。"他为我讲解道，"分离手术能把并指分离开，顺便掰直手指，但代价是，在手术过程中你会损伤部分皮肤。"

拉菲同时患有贫血和心脏肥大。布雷特在明尼苏达大学找到了约翰·瓦格纳（John Wagner），他在试验骨髓移植的疗法。绝望中，布雷特只得从曼哈顿搬家到明尼苏达州的明尼阿波利斯。2009 年 10 月，拉菲成了全球第八位接受完全清髓性骨髓移植手术的患儿。"清髓性移植"的意思就是说，她接受了大剂量的化疗，杀灭了她骨髓内全部的干细胞。等她自己的骨髓"死"了以后，瓦格纳会再给她灌注供体婴儿（来自德国）的脐带血。

"那是一段痛苦的过程。"布雷特回忆道。由于失去了免疫功能，拉菲得上了淋巴瘤，还几乎被肺炎给折磨到丧命。她在医院住了一年半，但幸运的是她的身体并没有抗拒新细胞。移植的细胞产生了 VII 型胶原蛋白，但出于某些未知的原因，胶原蛋白产生的量不够。"我们把她的病缓解了一些，"布雷特表示，"原以为她能陪我们到 9 岁，现在可能又抢到了几年时间。"

手术后，他们搬回了纽约。2011 年，布雷特开始全职运营 DEB 研究协会。他把"拉菲跑"项目的部分收入捐给了明尼苏达大学，那里的科学家最近取得了巨大的突破——他们学会了编辑 EB 患者细胞内的基因信息，并将突变的 DNA 片段替换掉。

改造后的细胞就可以开始按正常的量产生胶原蛋白了。我们俩在华尔街他的办公室附近的一家墨西哥餐厅吃饭时，他激动地向我讲解了这项研究的前景。这种治疗方法被称为基因治疗，是人们从逆转录病毒

（如艾滋病病毒）那里"借"过来的技术，可以用于修改 DNA。对拉菲来说，基因治疗就意味着用可以产生 VII 型胶原蛋白的基因替换掉她的突变基因。在明尼苏达大学，这种技术已经产生了效果，但应用场景还仅限于实验室的培养皿中。研究人员的下一步计划是搞清楚如何将修改后的新细胞植入人体。

2016 年初，一家做基因治疗的初创公司 CRISPR 治疗（CRISPR Therapeutics）和市值 1 050 亿美元的制药巨头拜耳达成了合作，计划共同开发新药。他们的宏伟目标是将基因编辑技术应用在人体细胞中所有需要的地方。如果这个目标实现，那绝对是医学史上最伟大的成就之一。基因治疗的原理是这样的：一段全称为"规律间隔成簇短回文重复序列"（Clustered Regularly Interspaced Short Palindromic Repeats，简称 CRISPR）的 RNA 序列可以和人体内的目标 DNA 序列相匹配，此时，一个与 CRISPR 序列相结合的蛋白质 Cas9 就会将 DNA 序列切断。接着，我们可以通过基因驱动技术（gene drive）将一段替换的 DNA 序列插入进来（替换的基因可以使用病毒作为载体）。

利用 CRISPR 基因编辑技术开发药物，准确而直接地将药物导入活人体内的患病细胞，然后正确地识别并替换异常的基因片段，这个目标目前还没人达成过。这是一项巨大的挑战，复杂程度非常惊人，但布雷特却很乐观。

"我觉得基因治疗是一切疾病的万能灵药。"他跟我感叹。科佩兰一家人经历了这么多苦痛，但布雷特却还对科学抱有如此的信心。"那将会是医学的黄金时代。"

但同时，科佩兰一家人虽有希望，却还得和现实斗争。"洗澡是个大麻烦，让人痛苦。我们给她吃益生元和益生菌，但谁知道有没有用呢？"如今，拉菲依然每天都感到身体很痒，但却不能抓挠，不然肯定会挠破皮肤。布雷特把视线从墨西哥卷饼碗上抬起来，说道："谁要能发明一种药，能治愈瘙痒，那肯定能变成亿万富翁。"

心脏为什么会跳？

科德·杰斐逊（Cord Jefferson）感到心脏不适，凌晨 3 点就醒了过来。他的心脏剧烈跳动，甚至透过床垫，让枕头都振动了起来。异常的心脏节律扰得他后半夜压根儿没睡着觉，他打比方说就像是一位爵士乐鼓手在独奏。太阳一出来，这位 32 岁的编剧就打了个车直奔纽约布鲁克林高地的一家私立急诊中心。到达时，他的心跳高达每分钟 142 次，是正常值的两倍。

急诊中心的医生一眼就认出了杰斐逊异常心跳的模式，并让他立即转往医院，而且要坐救护车去，不能打优步（优步救护车目前还不存在，但我觉得这个点子能让我们省下不少钱）。

刚到医院，麻醉医生就把杰斐逊"放倒"了。心脏病专家电击了他

心脏电传导系统

起搏细胞

左心房

右心房

左心室

右心室

右心室

标准心电图

的心脏，相当于用医学的手段给他的心脏按了一次"重启"按钮。

治疗起效了，电击让杰斐逊的心跳恢复了正常的节律。

那天治疗过后，杰斐逊心脏跳动着，胸口的皮肤上带着电击留下的灼伤。他走向医院外的阳光，拿着"心房颤动"的诊断结果，走向新生活。杰斐逊后来写道，那几个小时他意识到了自己身体的脆弱。有些人生来很健康，成长过程中也基本没病没灾，对他们来说，医生第一次开具的诊断书一般都很能刺激他们做出改变，让他们或多或少地感到，时间并不是平白赠送给他们的礼物。

心房颤动是这种"大彻大悟"的一个常见原因。通常，一个东西的"正常"都是有个范围的，但心跳却是个拥有绝对正常标准的东西，任何不符合标准的心跳节律都是不正常的，我们叫作心律失常。在各种常见类型的心律失常中，房颤是最严重的一种。

但房颤同时也是最常见的。心房颤动指的是由于心肌细胞（纤维）异常收缩导致的心房（心脏上方的两个腔）异位搏动。据估计，房颤在人群中的发病率大约为3%。除非你自打出生以来就每时每刻都戴着心脏监护仪，不然很难说你一次也没有发生过房颤，哪怕只有一瞬间（你还真戴着呢？赶紧叫医生吧）。房颤发作时，你很可能只是简单地感到头晕、焦虑或无力，一瞬间就过去了。

对于这种极常见的心律失常，虽然我们的治疗手段看似十分先进，但世界卫生组织最近却发现，房颤每年正在造成越来越多的人患病和死亡，无数人还因此产生了许多隐蔽的症状，比如全身无力。[142] 房颤患者发生脑卒中的概率是健康人的5倍，过早死亡的概率是健康人的2倍。仅在1990至2010年这20年间，新发病例就增长了将近三分之一，在未来50年的时间里，预计病例数将再翻1倍。[143]

房颤病例数增加的一个原因是人们的寿命延长了。随着年龄变大，我们的心房也变老了，更容易发生颤动。但领导世界卫生组织进行调查的心脏病专家舒米特·丘格（Sumeet Chugh）却表示，这种增加并不都是人口老龄化的后果。心脏问题和肥胖、空气污染，以及其他生活方式和环境方面的因素都息息相关。[144]

至于我们的心脏为什么会脱离以往的节律，以及在治疗手段越来越发达的今天，为什么心律失常还能杀死无数患者，要思考这些问题，无异于思考现代医学中一个最大的悖论。经过数千年的时间，心脏进化出了一套精妙的系统来指导跳动节律，但我们学会如何有条理地去改变这个系统，还只是最近几十年的事。预防心律失常的方法其实就在我们眼前，但我们却仅仅致力于医治表面的症状，采用包括电击、灼烧心脏等方式，让心跳暂时回归正常。这些治疗的风险和代价都极大，却没有触及真正的发病原因。

冠状动脉，顾名思义，就是几条环绕在心脏外侧的动脉，形似王冠。如果我们的生活方式不健康，让冠状动脉逐渐硬化、内部充满血栓，动脉就会逐渐狭窄，让血液难以通过。一旦冠状动脉完全堵塞，心脏的部分区域就会缺少血供，心脏就会出现问题，导致心肌坏死。这是我们自己，以及身边认识的每个人最有可能出现的死因。如今，因为这个原因死亡的人，要比因各类癌症、传染性疾病和战争死亡的人数总和都多。[145]

心脏病的根源都要归结到心脏内部的一个重要点位上。这个点位只有 1 厘米宽，是由一组可以自行产生电流的特殊细胞构成的。这些细胞合起来构成了我们自身的"心脏起搏器"，位于右心房（血液进入心脏时首先进入的腔，容积较小）的壁上。大约每隔一秒钟，这些细胞就会发出一次电脉冲，并将电流传导到整个心脏，使心肌收缩（每年约有

100 万人需在胸腔内植入人工心脏起搏器，这类装置也会发出电信号，就是用来模拟或替代心脏内的起搏细胞的）。

当心房壁的肌肉收缩时，心房就会把血液泵入其下方的两个腔，即心室。心室的壁由三层肌肉组成，厚度更厚，能把血液压向身体各处，直到脚趾。就算你是倒立着的，舒张期内径只有约 5 厘米的左心室也能把血液泵入你的脚趾。

心跳不仅需要强大的心肌，更需要心脏各部位间完美的配合。强劲的左心室必须在准确的时机收缩才行，以便和整个心脏的步调和谐一致。这个复杂的过程每天都会发生大约 10 万次，一年就要发生 350 万次，实在非常精巧，在出现问题之前，我们甚至很难注意到心跳的存在。心脏需要花这么大工夫才能保持正常跳动，却还能将差错控制得这么少，这不禁让人叹为观止。

而就算心跳真的发生了什么异常，我们的身体也能在短期内承受住。但如果心跳一直不规律，或者单纯地过快或者过慢，人就会开始衰亡。因心律失常导致死亡的一个最常见，也是最严重的原因其实很简单，因为血液必须要流动，如果不流动，血液就会凝结成血块，形成顽固的血栓。在遭遇外伤时，血液凝固其实是可以挽救我们的生命的，但这个过程要是发生在错误的时间和地点，则会伤人性命。血栓每时每刻都在"要人命"。

异常的心律让大量血液淤积在心房内，形成血栓。血栓被压入心室后会被强力地泵入主动脉。主动脉为大脑供血，而血栓却会停留在血管中，堵住血流，造成脑组织坏死（这就是脑卒中）。

如果血栓很大，我们可能还没倒地就直接死去了。相比体积小一点儿或者位置不那么致命的血栓，很多人可能会觉得这样更好一点，因为前者将意味着瘫痪或痴呆。要是血栓很小，你可能只会感到一瞬间的记忆丧失，或者感到一种所谓的"既视感"，用医学术语来讲，叫短暂性脑缺血发作。

也就是说，就算房颤没有引起心跳加速或者其他任何症状，你也必须进行治疗，问题是该如何治疗。

什么是心源性猝死？

虽然医院排名这种东西在科学上没有那么严谨，但《美国新闻与世界报道》杂志能连续 21 年把克利夫兰诊所评为美国心脏外科第一名，也足以证明这家医院非同寻常。

克利夫兰诊所在网站上把这份荣誉好好地宣扬了一番，同时不忘警告来访者心源性猝死已经成了"美国人自然死亡的最大元凶"，每年会夺走 32.5 万人的生命，大部分死者的年龄才三四十岁。可我在他们的网站上一查精准的定义，克利夫兰诊所的解释就有点儿不走心了："心源性猝死就是由心脏原因引起的急骤的意外死亡。"（你们呀，开这个网站干什么呢？）

一般来说，当我们听说有人突然死亡的时候，其死因基本上都被归为心源性猝死。造成心源性猝死的原因有很多，但这些原因归根结底都会造成心脏电传导系统的异常，通常的表现就是心脏痉挛。心源性猝死发生时，心室会立刻开始异常颤动——心室比心房大，所以室颤也比房颤要严重多了。此时，心跳并没有停止，但却失去了节律，严格来讲，此刻的你已经"死亡"，心脏不再向大脑供应血液，但体内剩余的氧气还足够维持几秒钟感受一下心脏痉挛，你还能最后再咕哝几句话，紧紧地抓住胸口，然后就会失去意识。

顾名思义，心源性猝死一般都会致人死亡——除非你周围有人拥有心脏除颤器，或者有人知道如何用手按压心脏，让心脏"重启"或者让心脏能撑到有人带着除颤器过来。心肺复苏术（Cardiopulmonary

Resuscitation，简称 CPR）有一定的概率会起效。在路边因各种原因倒下，被路人实施了 CPR 的人有 2% ～ 16% 的概率能活着撑到医院。[146] 要是你在医院内发生室颤，CPR 会更有效一些，患者存活率能达到约 18%（但"存活"这个词太宽泛了，只要心脏自主跳动，大脑未完全死亡就能算"存活"）。而且，在大脑失去供氧的时间里，大多数患者都会产生不同程度的脑损伤，这种脑损伤是不可逆的。[147]

…… 为什么我总感觉心肺复苏术的效果没这么差？

杜克大学的科学家把这种"误解"归因于电视剧。

20 世纪 90 年代，电视剧《急诊室的故事》开启了美国医疗剧的热潮，同年上映的还有 CBS 电视台的《杏林先锋》。出演《杏林先锋》的演员亚当·阿金和在《急诊室的故事》中走红的演员乔治·克鲁尼长相惊人地相似，两个人微微一笑都是"人间绝色"，虽然阿金的人气从来都比不上克鲁尼（可能因为他没有酒窝吧）。

《急诊室的故事》一直"活"到了 21 世纪，还启发了其他医疗剧，比如《豪斯医生》，一部"福尔摩斯式"的《急诊室的故事》，还有《实习医生格蕾》，一部性感版的《急诊室的故事》，我听说这个剧至今都还没有完结。

在 20 世纪 90 年代的经典医疗剧中，患者猝死后又通过 CPR 被救回来的概率比现实中高 4 倍。杜克大学的研究人员看了许多集《急诊室的故事》和《杏林先锋》，统计出来的存活率高达 75%，这简直是空想。在电视剧中，三分之二的人活着离开了医院，并且脑功能完全正常。

这基本上是不可能的。一旦猝死，你还能恢复过来并正常生活的概率是很低的。虽说这些研究针对的只是电视剧的情节，看起来不是什么正经的科研，但这些情节却塑造了许多人对心脏病致死的印象，毕竟人们也没什么别的信息来源了。对死亡的过程有符合现实的认识这一点很重要，能使我们尽量按照自己的意愿"掌控"死亡的过程，但多数美国人都做不到这一点。

不过，这项针对电视剧的研究已经"正经"到能被发表在《新英格兰医学杂志》上了。"考虑到电视媒体的巨大影响力，"作者最后总结道，"我们希望电视节目的制作人能担负起公民的责任，让自己的作品更加准确，但这似乎是不可能的。"[148]

最后这半句话一点儿不假。法律专家也有个类似的说法，叫"《犯罪现场调查》效应"（CSI Effect）。对刑事诉讼感兴趣的"粉丝"在被选入真正的陪审团时，会对检察官产生一些不切实际的预期。[149] 如果让《急诊室的故事》都拍真实情况，那么这部电视剧中就会多出很多死亡的情节，还会有更多在死亡线上挣扎的场面。不断有人摘掉医院的呼吸机，被送入疗养院，承受着痴呆或者抑郁，还有在疗养院和医院之间传递的一长串用药清单。每个人都对必将到来的结局闪烁其词，闭口不谈。电视剧的核心矛盾也将变成保险公司拒绝赔付，以及人们与之展开的旷日持久的斗争。这么一来，它恐怕就无法在《宋飞传》和《老友记》之后，登上 NBC（美国全国广播公司）周四夜间必看电视节目排行榜了。

在现实世界中，我们当然最好别经历心源性猝死，虽然每年总有一小部分人确实经历并挺了过来。了解心脏的电传导系统该如何"修复"和"重启"，就等于看清了全世界最昂贵的医疗系统（美国的医疗系统）中的激励措施。美国的医疗体系想尽办法用金钱激励你活着，却只有很少——甚至没有——金钱激励你保持健康。

为什么心律会失常？

现代心脏病学是以一种研究心脏的方法为基础建立起来的。利用这种方法研究的疾病，其中的一个典型就是预激综合征，也叫 WPW 综合征（Wolff-Parkinson-White Syndrome）。

预激综合征是一种引起心源性猝死的罕见原因，其别名来源于1930 年发现这种疾病的三名心脏病学家。就在他们发现这种病的 6 年之前，荷兰生理学家威廉·埃因托芬（Willem Einthoven）刚刚因发明心电图获得了诺贝尔奖（心电图的德文为 "elektrokardiogramm"，因此还有一种常见的简称是 "EKG"。英文的简称是 "ECG"）。时至今日，心电图依然还是医生们最常用，无疑也是最有价值的检测工具。

心电图操作快捷、价格低廉、结果准确，能将流经心脏的电流的情况展现在图纸上。医生在患者的胸口贴上电极，电极就能检测到心脏内的电流，然后把电信号转化为笔尖的物理运动（如今已经全部数字化了）。埃因托芬还创建了记录正常心脏的电信号模式的方法。

发现预激综合征的 3 名医生沃尔夫、帕金森和怀特是心电图技术的早期"继承人"。在当时，关注人体电传导系统的医学还是新兴科学，被称为电生理学。沃尔夫、帕金森和怀特 3 人观察到，异常的心律对应着异常的电信号模式。他们把其中一种经典的异常心电图命名为 δ 波，如今，识别 δ 波是全世界的医学生入学后最先要学习的技能之一。

δ 波的出现意味着心跳在初始时正常，以左心房内的起搏细胞产生电信号为起始，但电信号后续并没有通过正常的通路流向心室，而是"抄了条近路"，导致其过早地抵达了心室，造成心室提前收缩。这种现象在每 500 个人中就会有 1 人出现，大多数人根本意识不到，生活完全正常，少数人却会发生猝死。还有些人居于两者之间，会偶尔感到头晕，和上面说过的房颤差不多。

预激综合征的三名发现者之一保罗·达德利·怀特（Paul Dudley White）是哈佛大学的教授，美国麻省总医院的心外科主任，还是美国心脏协会和国际心脏病学会的创立者之一。1964 年，美国总统林登·约翰逊授予他总统自由勋章，以表彰他在抗击全球流行的心脏疾病方面做出的开拓性贡献。在成绩斐然的职业实践中，怀特逐渐认定，大多数心脏病的根源都是人们的生活方式，因此他开始发展并倡导"预防心脏病学"。

然而，几十年来，预防心脏病学的观念都被人们给忽视了，医学界一直在争相治疗人们已经患上的心脏疾病，但心脏病的患者却在不断增加。就算在治疗手段越来越先进的今天，因心脏病备受折磨甚至失去生命的人还是越来越多。美国，这个被普遍认为拥有最尖端的心内科、心外科治疗技术的国家，却也是全世界心脏病发病率最高的地方。

怀特对早期预防推崇备至，巧合的是，医生们不重视预防的原因也可以追溯至预激综合征这种以他的名字命名的疾病。

50 年来，医生们面对 δ 波根本束手无策，只能眼睁睁地看着患者忍受晕厥之苦和偶发的致命心律失常。从 20 世纪 60 年代开始，心脏病学家开始尝试将金属丝（称为导管）通过腹股沟处的股动脉送入心脏。如果你好奇，可以将手指按压在大腿上部与生殖器相连的部位，就能感受到动脉的搏动。医生会将一根针以及中空的鞘管插入股动脉（或其周围的静脉），然后通过循环系统，将长长的导管一路送到心脏。通过这根导管，医生可以实施多种精细的操作，如心脏瓣膜替换、疏通堵塞的动脉。

也正是这些导管，让人类心脏的内部第一次被灼伤——这原本是个医疗事故，但却成就了现代医学史上最重大的发现之一。

那是 1978 年，一位罹患预激综合征的男性患者总会发生短暂的昏迷。为了更细致地观察他心脏的电信号模式，医生们用导管介入了他的心脏。导管上带有电极，这种电极比普通心电图使用的外置电极检测到的电信号更加准确。[150]

心脏介入手术一般都是很安全的，但据牛津大学的心脏病学家金

如何从腹股沟抵达心脏

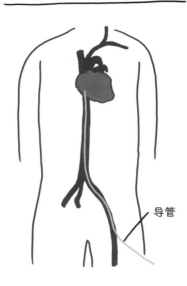

导管

姆·拉杰潘（Kim Rajappan）描述，当时使用的两个启动的电极碰到了对方，"放出了高压的电流"，还"损伤"了周围的心肌组织。损伤很严重，患者当时就失去了意识，但没想到他醒过来之后，心跳竟然完全正常了，症状彻底消失了。

医生意识到，通过灼烧心脏，他们阻断了患者心电信号平时的传导通路。拉杰潘很低调，称这次事故"纯属侥幸"（其实这次"事故"在整个心脏病学领域掀起了一场革命）。[151]

那次意外启发了人们，让人们开始想办法有意地制造这种效果。要是医生可以有策略地精确灼烧心脏内传输异常电流的部位，例如导致预激综合征的异常旁路，那么在理论上，患者就能被治愈。

在旧金山，一个激进的心脏病学家团队找来了10条狗，将导管从它们的腹股沟插入送至心脏，并通过导管通电。实验很成功，医生们灼烧了每条狗的心脏（这么说似乎显得很罪恶，说"消融"就好听多了，这也是这种手术现在的名称）。这些狗都活了下来，但它们的心率都被永久地减缓了，所以医生们认定这种技术"适用于需要控制心率的情况"。[152]

20 世纪 80 年代以来，消融术很快就被应用到了人身上。医生会先将一个电极固定在皮肤外，将另一个电极介入心脏，然后利用高压电流灼烧两个电极中间的组织，包括胸壁。这种手术方法不能保证完全准确，如果医生"脱靶"，那么并发症也很常见，严重者可能会导致心力衰竭，在一些报告中，有些病例甚至还出现了心脏破裂。

然而，一旦起效，消融术就比开胸手术的优势多多了。在消融术出现之前，阻断异常电通路的唯一方法是锯开病人的胸骨，使心脏停跳，然后用手术刀划开心脏。所以从 20 世纪 80 年代中期开始，电生理学家们就掀起了一场现代微创手术的热潮。病人从入院到出院的时间不超过 24 小时，手术留下的疤痕也非常小。对患者来说，微创介入和锯开胸骨之间根本不用费脑子做选择。尽管还不尽完美，但利用高压直流电流治疗预激综合征已经可以算是个可靠的方法了，甚至还可以被扩展到治疗其他种类的心律失常。

1987 年，多家医疗设备厂商开始生产现代介入导管，利用微波来加热导管顶端的电极，让消融的过程更加精准，也更快速。美国心脏协会用了极其浅显易懂的大白话向广大潜在客户宣传了这种现代技术："射频能量（有点儿像加热食物的微波）把造成心动过速和心律失常的一小块心脏组织给摧毁了。"

虽然射频消融术听起来挺痛苦的，但其实心脏的内部是没有痛觉感受器的，所以患者在术中一般可以保持清醒。就好像盯着太阳看，阳光就会在不知不觉间灼伤你的视网膜一样，可能现在就正有个人在灼烧你的心脏呢（不过在医生把导管拉出你的腹股沟时，你应该还是能感觉到的）。

对预激综合征患者来说，医生可以检测电流通过他们异常电通路的速度。电流流过得越快，患者发生心源性猝死的可能性就越高，就越需要尽快做消融术。通过有策略地进行消融，数百万名预激综合征或其他类似心律失常疾病的患者的生命得救了，病得没那么重的人，治疗后的生活质量也提高了不少。患者治愈后通常终生不会再复发。1998年，《纽约时报》报道称，消融术"永久地矫正了许多心脏的缺陷，成功率达到了99%，让患者摆脱了对药物的依赖，还为患者提供了开胸手术的替代方案"。[153] 在心脏病死亡率猛增的今天，消融术的存在简直如同神话一般。

既然这些治疗手段这么神奇，**为什么还有越来越多的人死于心脏病呢？**

要解释这个问题，我们还得说回最常见的心律失常——心房颤动（就是科德·杰斐逊得的那种病，让患者过早死亡的发生率增加了1倍，脑卒中的发生率增加了4倍，而且这些数字还在飙升）。

早在1998年，房颤的发病率刚刚开始上升的时候，法国波尔多的几名电生理学家声称另一场变革近在眼前，给人们带来了巨大的希望。米歇尔·埃塞盖尔（Michel Haïssaguerre）带领团队在《新英格兰医学杂志》上发文称，通过有针对性地对肺静脉附近区域的心脏组织进行消融，他们已经成功治愈了28名被确诊为房颤的患者。这些患者治愈后将不再需要药物治疗。[154] 这个消息很快不胫而走。

消融术针对特定种类的心律失常的疗效实在太好，以至于医生们纷纷相信这种手术自然也可以用来治疗最常见的那种心律失常。顷刻间，世界各地的医生就都开始上手操作了，即通过灼烧心脏治疗房颤。

美国电生理学家约翰·曼德罗拉（John Mandrola）也是其中的一

员。如今，他在肯塔基州的路易斯维尔市行医，搬过去之前，他在印第安纳州印第安纳波利斯市退伍军人医院的心律失常治疗中心当了好几年主任。肯塔基州和印第安纳州一样，在美国属于居民肥胖率最高，也是健康状况最差的州。（2008 年我还是医学生的时候也在印第安纳波利斯退伍军人医院实习过，当时他们居然在走廊里设有香烟自动贩卖机。）

2004 年，曼德罗拉也借着这股热潮开始为房颤患者实施消融术，结果 10 年间，来做消融术的患者中有高达一半是专程为治疗房颤而来的，而他在路易斯维尔的医院一共才只有 500 张床位。曾有位患者向他抱怨过，手术仅耗时一个半小时（包括留院观察一夜），可术后收到的账单竟然超过 10 万美元。

一般来说，保险公司会帮你把费用降到大概 2 万到 3 万美元，但曼德罗拉提醒道，如果你没买保险，就得自己去和医院讨价还价了。

很多医院都为消融术建了多间新手术室，这对任何一家医院的领导来说都是一笔稳赚不赔的投资。全球领先的消融术导管制造商 Biosense Webster 估计，未来 5 年接受消融术的患者数还将翻倍。根据他们的预测，2020 年医生们将进行约 40 万台消融术，其中三分之二会是用来治疗房颤的。

医疗行业不能公开谈论金钱，毕竟为多活一天明码标价的做法在道德上挺不地道的，不过在医院里，这个水平的消费还算普遍。然而，用消融术治疗房颤这个例子其实非常典型，患者花费了这么高的价格，但换来的疗效——如果效果存在的话——很可能非常微小。后来心脏病学家回顾了近 10 年的盛行的房颤消融术，却发现实际上死于房颤的患者更多了。

洛杉矶西达赛奈医疗中心心脏节律中心（Heart Rhythm Center, Cedars-Sinai Medical Center）主任、著名心脏病学专家桑杰·考尔（Sanjay Kaul）也和曼德罗拉抱有同样的疑虑。"（消融术的）成功率被夸大了。"他如是说。目前来看，消融术能降低房颤发病率或死亡率的证据"并不充足"。

虽然确实有人说他们做完消融术后舒服了很多，还有些人在术后房颤发作的次数降低了，但至今为止还没有病例能够证明消融术能降低脑卒中或心力衰竭发生的概率。[155] 恰恰相反，2015 年，伊利诺伊大学的心脏病学家发现，消融术本身就会让大约四分之一的患者发生急性心衰，其中将近半数的患者需要在术后一周之内住院。用曼德罗拉的话讲："这可不是什么美好的童话故事。"[156]

和治愈预激综合征等心律失常的那种简单、经典的消融术不同，针对房颤所做的消融术经常需要灼烧心脏 50 多次。射频消融术治愈典型的电传导系统异常时，手术的关键很简单，就是找到发生异常的传导通路然后将其阻断，但房颤不一样，只有极少数房颤患者的异常传导通路是清晰可辨的，异常的电信号似乎到处都是，所以电生理学家只能"发射霰弹"，凭经验去推测该灼烧哪里，也就是去推测异常心律的源头和通路。

"过去的 10 年里，每个人都在寻找消融房颤的那么一个点位。"曼德罗拉向我介绍说。但每个人都很绝望，心里想着"为什么我的努力见不到成效"。

于是从 2014 年开始，曼德罗拉和考尔两人就放慢脚步，逐渐减少了手术安排。房颤消融术能被人吹捧这么久，不光是因为医生、患者和医院愿意实施和接受手术，更因为有那些能从医疗器械中获利的人的支持。不少电磁导管的价格动辄上万美元。但曼德罗拉还是相信医学界最终能够"回心转意"："等制定政策的人们意识到房颤消融术的风险和成本如此之高，但好处却如此之少时，他们就不得不叫停这种操作了。"

在明尼苏达州罗切斯特市的梅奥医学中心，心脏科医生道格拉斯·派克（Douglas Packer）决心要证明人们到底应不应该去实施房颤消融术。派克是个大型跨国学术研究的领导人，领导的学术研究名叫 CABANA 研究，"CABANA"的意思是"导管消融与药物治疗房颤的对比"（Catheter Ablation versus Antiarrhythmic Drug Therapy in Atrial Fibrillation，有时候英文缩写也挺没道理的）。CABANA 研究旨在确认房颤消融术是否降低了脑卒中的发病率和死亡率。这项研究在 2018 年结束，但欧洲还有个类似的研究仍在进行中。[157]

不过，本章开头的问题之所以能凸显出美国医疗系统的问题，还不只是因为消融术又贵风险又高，更是因为科学家们其实早已发现了一种治疗方法，在许多情况下能够预防和治疗房颤，而且还有证据表明这种疗法能改善患者的生活，延长患者的生命，但实际应用这种疗法的医院却少之又少。

在澳大利亚的皇家阿德莱德医院，心脏科医生普拉什·桑德斯（Prash Sanders）深有同感。他在阿德莱德大学的心律失常研究中心当了好几年主任，但对房颤的治疗一直成绩平平。和许多同行一样，桑德斯也猜测房颤的异常电通路之所以如此难找，是因为大多数患者的异常电信号在每次发作时都来自不同的部位，这表明房颤不单纯是由异常电流引起的问题，而是整个心房发生的病变，最终导致了不规则电流的产生，而这种心房病变本身通常也是更严重的全身的系统性疾病的一个缩影。

桑德斯是在法国接受的专业训练，师从应用消融术治疗房颤的第一人米歇尔·埃塞盖尔，所以谁也没想到他会跑出来领导人们反对房颤消融术。桑德斯没有继承导师的事业，继续灼烧患者的更多部位（还能怎么烧？从 50 处增加到 100 处？），反而建议人们把注意力放在患者出现房颤之前的生活方式上。他的理由如下：几乎没有 30 岁以下的年轻人得房颤的，如果你能尽量减少那些让心房发出异常电信号的因素——比如用脂肪把心房撑大——那房颤很可能会自己好起来的。

桑德斯和他在澳大利亚的科研团队开展了实验来验证这种猜想。首先，他们找来了一群绵羊，然后把绵羊喂胖。肥胖和房颤是有关联的，这一点在人身上已经被无数人验证过了，在羊身上也是如此。不出所料，多只实验羊出现了房颤的症状。随后，桑德斯又让羊群减肥，增加运动量，病羊的心房问题随即自愈，异常颤动的症状也消失了。这是实验的关键发现。

受动物实验的启发，桑德斯把实验转移到了人身上。故意把人喂胖不符合科学伦理，不过幸好在澳大利亚，等待接受消融术的患者已经大排长龙了。他邀请了几名手术候补名单上的房颤患者（大都肥胖）参加他的强化实验。在实验中，初级保健医生会帮助实验者戒除发病的高危因素——不只是肥胖，还有喝酒、抽烟、缺乏运动、睡眠不足等等。桑德斯把这项随机对照实验的结果发表在了《美国医学会杂志》上，实验证实，房颤的症状在实验者身上大幅减轻了。[158]

曼德罗拉回忆自己是在一场学术会议上听到桑德斯的实验结果的，会议厅房间很小，室内也没几个人，但曼德罗拉却很震惊，认为这可能是 "10 年来意义最重大的心脏病学研究"。最让他印象深刻的是，实验者的心脏彩超显示他们的心房 "自我重塑" 了，明显不再像以前那样肥大，充满脂肪。回到肯塔基州之后，曼德罗拉在自己的博客上写道，这个实验 "应该改变医疗的整个思维方式"。

然而桑德斯的实验并没有登上新闻头条。2015 年，他进一步证明当患者接受过消融术后，如果在生活方式上做出这些改变，就能将日后房颤不再复发的概率提高 6 倍。[159] 这么一来才稍微多了一些曝光。

回顾过去的治疗经验，我们也会发现房颤通常不仅仅是一种简单的心脏电通路异常。房颤不只是与肥胖和心血管疾病紧密相关，还可能由许多种不同的病变引发，比如肺气肿、糖尿病、酒精中毒、甲状腺功能亢进、自身免疫性疾病（比如结节病）等。我在波士顿的医院实习的时候，半夜里经常会因为有人因为房颤发作叫我过去看，这些人原本入院治疗的病症五花八门。如果一位患者罹患多种疾病，那八成也少不了发生房颤。但即便如此，我们还是经常把房颤看作一种单纯的心律失常，仅给予药物治疗，或实施消融术调整心脏的电信号通路。我们更需要做的是后退一步，全面观察患者的身体状况，尤其是患者的整体生活方式。

"我们一直以来都是错的，我太惊讶了，"曼德罗拉说道，"这么长时间以来，答案都近在我们眼前，可我们却没看到。"

这个问题的根源可能在于医生们一直将房颤视为疾病本身在治疗，可房颤其实更应该被视为一种症状。我们可以把消融术比作贴在坏疽伤口上的一块10万块钱的创可贴，患者真正应该做的是减掉45千克体重，或者戒烟戒酒，但我们的医院都是按服务项目收费的，也就是说，医院和医生能挣多少钱，都取决于他们给患者贴了多少块创可贴。

而且，如果这个昂贵的房颤消融术最后真的被证实对人体弊大于利，还会分散人们对真正病因的关注，这将是一种不划算的操作（虽然很多时候医生的本意是好的），这也不是医学界第一次犯这种错误了。让我们再来看看心脏肥大。肥厚型心肌病是一种常见病，病因是心肌长得过厚了。这种病会让心腔内压力异常升高。20世纪90年代，医生们开始通过给患者加装心脏起搏器来治疗肥厚型心肌病。在部分早期的病例报告中，起搏器似乎确实降低了患者的心脏负荷，所以人们就开始广泛地应用这种疗法，其步骤包括在患者胸部皮肤以下植入金属装置，并将导线埋入心肌，以改善心脏本身的跳动节律。

但在1997年，梅奥医学中心的医生们回顾了过去做过的手术，并发现部分患者"症状并未改善，甚至加重了"，所以就认为在继续广泛推广起搏器之前，必须要进行长期调研。[160] 然而，人们禁不住起搏器制造商美敦力公司的大力推广，这种疗法还是火了起来。直到几年之后，多项研究证明只有一小部分肥厚型心肌病患者适合植入心脏起搏器，这一热潮才最终褪去。

最近几年，同样的现象又发生了，这次是关于一种治疗高血压的方法。2012 年，连"明星医生"穆罕默德·奥兹都欣喜地向他的观众介绍这种疗法"彻底改变了游戏规则"。这种新疗法确实能够降低血压，发表在《柳叶刀》杂志上的早期病例报告称其在少数病例身上和降压药同样有效，从这一报告开始，这种疗法火了 3 年。[161]

这种降压疗法的原理是这样的：医生对控制肾脏的神经进行射频消融，患者的血压就会下降。这个原理是没问题的。肾脏维持机体的体液总量，在一个容积固定的空间里，液体的总量增加就意味着压力增加。从 20 世纪 40 年代开始，人们就发现控制肾脏的神经可以降低体液的量。当时，为了治疗严重的高血压，外科医生会打开患者的腹部，切断脏器内的神经（控制着肾脏和其他功能的神经）。一般来说，这种手术确实能让患者的血压降下来，但常常伴有阳痿、阵发性昏迷、和"行走困难"等并发症。

那个时代，医生们做这种手术是合情合理的，因为他们基本没有别的替代疗法。高血压可以迅速夺走患者的生命，就算不会迅速致命，高血压也是一把无痛的"温柔刀"，会导致脑卒中、心脏病和其他一些病变，每年会导致 900 万人死亡。[162] 仅在美国，高血压就影响着三分之一成年人的健康，造成的经济损失高达 460 亿美元。[163] 通过调整饮食、增加运动、减少生活压力，高血压是可以预防的，但正如心脏病专家迈克尔·杜马（Michael Doumas）2009 年在《柳叶刀》杂志上指出的那样，"对高血压的控制目前还绝对不尽如人意"，所以"人们对新型治疗手段有需求，介入治疗的技术也就应运而生了"。

　　为此，美敦力推出了名为 Symplicity Spyral 的导管系统，医生可以使用这套系统进行肾动脉交感神经射频消融术。截至 2014 年，已有 4 个大洲超过 80 个国家的医生做过这种手术。[164]

　　然而，正是在这一年，《新英格兰医学杂志》报告称，第一次针对肾动脉交感神经射频消融术的大规模调研结果表明，该手术没有效果。那一季度，美敦力的损失估计就有 2.36 亿美元。[165]

　　《新英格兰医学杂志》发表的这次调研与之前做过的研究最关键的区别不仅在于规模更大，而是排除了安慰剂效应，这在针对手术的研究中是很难做到的，因为你做没做过手术，一般自己心里是很清楚的。因此研究人员就必须将肾交感神经真正被灼烧过的患者和经受"假手术"的患者做对比。在这里，假手术就相当于安慰剂糖丸。受试者会被推进手术室，接受麻醉，皮肤会被切开，一切步骤都和普通的消融术一样，唯一的区别就是他们的神经未被真正消融。共有 530 名患者报名参与试验，其中任何人都可能接受假手术（"假手术"这个词本身对很多人来说可能就已经很可怕了，毕竟挨一刀不像"吃个糖丸"听起来那么安全，但这是完全排除手术研究中安慰剂效应的唯一办法）。6 个月后，受试者接受的是真手术还是假手术似乎并不重要，实验组和对照组患者的血压水平没有差别。

　　心脏病学专家桑杰·考尔曾说过，如果肾脏消融术和房颤消融术一样失败，他一点儿也不会吃惊。"患者在接受消融术后房颤还是会复发，"他向我讲述道，虽然有时候患者的症状变轻了，"但这可能属于安慰剂效应。"然而，由于目前还没人做过房颤消融术和假手术的对比研究，所以我们还不知道这种贵得离谱的手术是不是真的比假手术更有用。最终，区分这种差异的负担落在了保险公司身上。考尔向我坦承，这是因为"只要房颤消融术还在保险报销的范围内，医院就会一直将其视为创收的机会"。[166]

通过房颤这种特殊的心律失常，我们看到了困扰现代医疗系统的一个困境。现代医疗系统鼓励进行医疗干预，看重的是干预的精准程度，而非投入的资源合不合理。现代医疗系统长久以来不仅忽视了"保健"的概念，而且很多时候还与不利于健康的活动存在利益关联。就算事实证明我们如今灼烧那么多患者的心脏可能确实有一些效果，但和手术的缺点比一比，这些效果怎么能说是"瑕不掩瑜"呢？如果我们把那些资源都投入桑德斯提出的改变生活方式的解决方案上，那能拯救多少生命、改善多少人的生活呢？

用考尔发给我的邮件中的原话来讲："谁会去资助这样的研究啊！真正保持人们的健康的话，谁还能有钱可赚啊？"

"在医学界，你常常会感到自己做的事情没有意义，"曼德罗拉对我说，"你想的是挺好，但你的想法在美国是行不通的。美国人不会接受。他们只想让你给他们治好病，减肥可不会收到立竿见影的效果。"

但立时见效的治疗无异于美梦。我们的医疗系统将医生们按不同的器官系统分成了不同的类别，随着人类寿命的延长，许多威胁着我们的重大疾病已经不再是某个特定器官的病变了，而是整个机体的病变，就像房颤不只是心脏病，脑卒中不只是大脑的疾病，肠易激综合征也不只是胃肠道疾病那么简单一样。如果我们不能做到把整个人体，甚至全人类看作一个整体，那我们作为专业人士无疑就失败了。

如果房颤那么普遍，那我有吗？

当世界心脏联盟（World Heart Federation）注意到房颤发病率上升，以及房颤会让患者过早死亡的概率增加一倍的时候，他们发起了一项运动，呼吁人们自己检测脉搏，"以鼓励你发现自己可能出现的心率异常"。[167]自我检测的方法很简单，摸摸自己的脉搏，确保脉搏规律且不会超过每分钟 100 次。当然，房颤患者一般只是偶尔发作，所以要想确定自己患有房颤，你就只能一刻不停地给自己把脉，记下脉搏次数，这是不可能完成的。不过你完全可以在空闲时间感受下自己的脉动，了解一下自己的心电信号，也给你的朋友们把把脉，为他们的生命做点儿贡献，把这个当成游戏玩一玩。

为什么没有治疗普通感冒的方法？

你所谓的"普通感冒"其实是由多种不同的病毒引起的一系列症状，所以严格来讲，"感冒"其实是多种不同疾病的合称。我们的免疫系统对这些疾病会产生类似的反应，包括流鼻涕、咳嗽、浑身乏力，有时还会咽喉肿痛。感冒不但没有治疗方法，甚至都没有检测方法来确诊——这可比没有治疗方法严重多了。今天，我们可以通过快速检测病毒 DNA 的方法来识别病毒，在不久的将来，这种方法或许就可以从实验室走入寻常的诊所和医院。质谱法和更厉害的 DNA 测序法都不需要进行微生物培养，我们可以通过这些方法快速而准确地鉴别微生物，并通过使用正确的药物只杀死有害的微生物，不误杀别的，也不在非必要的时候"大开杀戒"。

不过，虽然感冒有时确实会导致很多人的工作受到延误，但它们基本上也就是影响几天而已，我们的身体很快就会康复。大多数科学家都更愿意去研究一些更紧迫也更重大的课题。其实，如何快速鉴别感冒病毒的种类就挺紧迫、挺重大的。如果医生可以明确地知道引发患者症状的是一种"良性"病毒，那无数个疗程的抗生素就可以省下来给真正需要它们的患者使用了。这样我们可以拯救无数人的生命。

我该怎么说服我的朋友，让他们不用每次在孩子吸个鼻涕的时候就给他们吃抗生素？

"biosis"这个词是生命的意思，所以作为一类药物的名字，"antibiotic"（抗生素）这个名字本身最初并不是为了市场畅销而设计的。但对很多人来说，在过去几十年里，抗生素似乎成了能治愈一切疾病的灵丹妙药。

感冒一般都是由病毒导致的。严格来说，病毒不能独立存活，它们事实上是包裹在蛋白质外壳当中的 DNA，因此不能自主繁殖。病毒只能感染活的生物体，通过"劫持"宿主细胞的生命元件来产生后代。正因为如此，许多生物学家甚至认为它们连活着的生物都算不上。使用"抗生"的药物对付这么一类"没有生命"的东西，无异于试图勒死一个僵尸。

而且，比对病毒无效更糟糕的是滥用抗生素，这会使抗生素在我们体内对它们能"抗"的生物体造成巨大的损害。抗生素类药物也许堪称医学科学界最伟大的成就，但我们每使用一次，抗生素也会"搞一些破坏"。

不过，滥用抗生素最大的危害还是随着每次使用，我们都在"训练"细菌抵御抗生素的本领。有些人喜欢运动，我就拿橄榄球打个比方吧。每个球队都会研究其他球队的比赛录像，以便那些身强体壮的球员更快、更狠地"放倒"对方球队的球员。靠这种方法，一支球队将无须再从对手那里抢球来取得胜利，他们将有更多机会带球进入达阵区。

细菌也是一样。我们服用抗生素就相当于我们把自家球队的战术告诉了对方，他们就能想办法对付我们了，而且根本花不了多长时间。

这种情况在多种细菌中已经出现了，其中之一就是引起淋病的细菌。多年以来，淋病都是很常见的细菌感染，于是许多医生就会给疑似病例开强效的广谱抗生素，尽管其中 75% 的病例都可以用专门针对淋病的抗生素治愈。与此同时，由于总被滥用于治疗多种细菌感染，过去能轻易治好淋病的特效药氟喹诺酮类抗生素已经逐渐失去了对淋病的效用。后来，头孢菌素类抗生素成了治疗淋病的标准用药，但如今淋病的致病菌也学会耐受头孢菌素了。2012 年，我写文章介绍了这种"超级淋病"，这篇文章让《大西洋月刊》有史以来第一次在文章标题中使用了表情符号——《超级淋病：它来了 :-/》（*Here It Comes: Super Gonorrhea :-/*）。一开始，有人认为我那篇文章夸大其词、小题大做，但要不是我相信这种病需要我们认真对待，才不会管它叫"超级淋病"呢（如今，新闻媒体都用这个词了，算是为我洗清了冤屈，但我却没有胜利者的感觉）。

你朋友的孩子虽然不太可能得淋病，但儿科医生常常会在看病时习惯性地给病人开出抗生素，甚至连患儿的耳朵都不检查一下，或者只在患儿吸了下鼻涕时就开药，这都是和淋病乱用药差不多的可怕情况。我们非但没有保护好自己"球队的战术"，反而还跑去对手的门前，在他们的眼皮底下把我们的战术给演练了一番，所以抗生素耐药菌才会在全世界范围内酿成严重的问题。英国前首相卡梅伦近年就曾组建过一支专家组，专门负责研究滥用抗生素造成的全球性威胁具体有多严重。专家组反馈给卡梅伦的预测不容乐观。抗生素正在逐渐失去作用，而滥用问题则会导致各种细菌演化成更恐怖的菌株。到 2050 年，耐受抗生素的细菌杀死的总人数很可能会比所有癌症加起来都多。英国的首席医疗官萨莉·戴维斯（Sally Davies）则把这个问题称为"抗生素末日"，并说耐药菌问题应该被视为一件"国家紧急事件"。[168]

"如果我们没能采取措施，"针对专家组的报告，卡梅伦首相回应道，"那我们就将面临一种想都不敢想的场景——抗生素失去药效，而我们将倒退回到医学的蒙昧时代。"[169] 而这一切，都是源于我们自己的傲慢和短视（这也算国家紧急事件）。

英国首相的言论在全球科学界都引起了共鸣。据美国疾病控制与预防中心估计，仅在 2016 年一年就至少有 2.3 万名美国人死于耐药微生物感染。另外，报告还指出，尽管在人身上滥用抗生素是个问题，但迄今为止最大程度的滥用是给工业化养殖的禽畜投喂同样的抗生素药物。养殖场和屠宰厂的老板心里早就明白，就算禽畜没得病，投喂抗生素也能让它们"长肉"。这些"动物工厂"优先考虑的是禽畜的体重，才不管这些体重是怎么长上去的呢，所以用抗生素给禽畜"催肥"的操作并不违背他们的底线。抗生素能够扰乱禽畜的体内菌群，而这通常会促进消化，加速食物代谢，所以才有了给禽畜增重这个"意外收获"。

与此同时，对制药企业来说，由于抗生素带来的利润并不太大，而且已经问世的抗生素销量又非常不错，所以他们也无意花费研究成本再去研发新药了，这导致可以用于杀灭耐药微生物的新型抗生素的供应量非常少。因此可以说，目前的抗生素都被浪费在不需要它们的人和动物身上了，而真正需要的人却根本没有足够的药物可用。

所以，我的建议是你可以告诉你的朋友，抗生素会杀灭他们孩子的肠道菌群。你这么说最大的好处就在于，这是事实，而且能一下子提醒人们抗生素绝非"善类"。最近，益生菌产品在父母群体里的宣传和销售火起来了，如果这能说明什么问题，那就是父母们开始希望自己的孩子能有个健康的体内菌群了。一个人的体内菌群这种话术，往往会比从任何宏大的、社会层面的论证要有用得多。

未来会有 3 亿人死于抗生素滥用？我知道，我应该关注一下。但谁也别想搞乱我孩子的肠道菌群。

青霉素是从霉菌里制得的吗？

大约一个世纪之前，苏格兰科学家亚历山大·弗莱明（Alexander

Fleming）收集到了一些青霉菌的分泌物。他一开始管这种分泌物叫"霉菌汁"，后来才改名为青霉素。起初，弗莱明并没有意识到他的"霉菌汁"有这么厉害的功效。1928 年之前，采集到"霉菌汁"的人也不止他一个。然而，弗莱明后来回忆说："1928 年 9 月 28 日，天刚亮，我睡醒起床的时候，根本没想到自己会发现世界上第一种抗生素，给整个医学界带来革命，但这就是事实。"后来，几家制药公司在弗莱明的基础上加以创新，开发出了人工合成青霉素的方法，就不直接使用霉菌制取了。

如果我的鼻涕是绿色的，那能证明我需要吃抗生素吗？

不能。鼻涕的颜色不能用来分辨你感染的炎症是细菌性的还是病毒性的，鼻涕的颜色就只是鼻涕的颜色而已。要是你和别人实在没话聊，可以聊聊这个。

癌症是什么因素导致的？

1982 年，马斯顿·莱恩汉（Marston Linehan）认为自己发现了"肾癌基因"。他的观点完全错了，但却带来了丰富的成果。莱恩汉医生身材高挑，说话温柔。20 世纪 70 年代他在外科实习的时候，肾癌还被人们视为一种独立的疾病。莱恩汉回忆说，但凡遇到病人肾脏长有肿瘤，"我们就会做同样的手术，给他们同样的药物"。

然而，药物和手术几乎可以说从未奏效。在那时，如果你的肾脏里长了个直径超过 3 厘米的肿瘤，那你能存活超过两年的概率大概只有20%。用医学术语来讲，莱恩汉告诉我，那就是"预后极差"。

虽然当时致癌基因的观点还处在起步阶段，但莱恩汉就是觉得遗传密码中藏着他要寻找的东西。那时距离罗莎琳德·富兰克林（Rosalind Franklin）和雷蒙德·葛斯林（Raymond Gosling）发表第一张 DNA 的 X 射线衍射照片还不到 30 年。科学家们利用这张照片推导出了 DNA 的双螺旋结构。这份盘曲螺旋的"说明书"里蕴含着铸造细胞的密码，其中只含 4 种化学物质（"以碱基对的形式排列"），却决定了人与人之间的所有不同。这一切的信息都被写进了大约 2 万个基因里。和许多科学家一样，莱恩汉也认为基因是 DNA 双螺旋中一个个结构微小但可测的独立片段，认为这些基因中的其中一个包含有治疗癌症的秘密。要是他能锁定这个基因，就能搞清楚"癌症的产生机制"。

科学界要很多年后才能完成人类基因组测序，所以当时科学家手里并没有人类基因组这幅可以展示人与人基本遗传差异的"地图"。"那些年，人们总问我：'你在干什么呢？'"莱恩汉回忆起当年时说。但可以确定的是，他去检查过罹患肾癌的患者，并且确实发现了染色体异常。莱恩汉如今已经当上了马里兰州贝塞斯达市的美国国立癌症研究所的泌尿外科主任。当时年轻气盛的他一心认为肾癌是一个基因导致的，并且认为自己已经找到了那个基因。

"今天我们知道，至少有 16 个基因可以诱发肾癌。"我和莱恩汉在冬日的华盛顿见了面，他向我讲述道。这 16 个基因中，有一部分就是他本人发现的。不同类型的癌症是由基因异常的排列组合以及基因的表达模式引发的，并且还受生活方式、外界环境的影响，其复杂程度远超他 30 年前的想象。不过，有些癌症确实是由单基因以可预测的方式诱发的，莱恩汉在这方面的研究帮助解释了癌症的本质。

1987 年 4 月 23 日，莱恩汉手术摘除了一名年轻女孩的肾脏，女孩活到了下一年的新年。他对这个病例记得很清楚。莱恩汉一直把女孩的癌细胞培养在实验室中，他的团队后来把这些细胞的 DNA 与 4 312 名长有类似肿瘤的患者的 DNA 进行了比对。1996 年，莱恩汉的团队与英国的一支研究团队合作发现了女孩癌细胞中的致癌基因。这种名叫 *VHL* 的基因能够引发一类常见的肾癌——肾透明细胞癌。

在莱恩汉的实验室里，研究团队目前在培养皿中培养着肾透明细胞癌等多种癌细胞的细胞系，还养殖了 700 笼小鼠。这些实验鼠的基因被特殊编辑过，全都患有不同类型的肾癌。然而即便如此，莱恩汉还是说，什么都比不了在现实世界中研究肿瘤在人体中的真实生长状况，他认为自己最宝贵的发现来自对癌症家族中发病模式的研究。

举例来说，1989 年，一名来自弗吉尼亚州夏洛茨维尔市的年轻女性患者来到贝塞斯达，找莱恩汉就诊。莱恩汉摘除了患者巨大的肾脏肿瘤，但患者还是在 7 个月后去世了。第二年，女患者的母亲也因为同一种癌症去世。莱恩汉在显微镜下仔细观察了女患者肿瘤的病理切片，但却根本分辨不出癌症的类型，专攻病理学的同事也表示他们从未见过这样的肿瘤。研究团队不断进行分析，直到 2001 年才发现了一种基因突变。这种突变能够导致一种罕见的综合征，诱发乳头状肾细胞癌等多种恶性肾脏肿瘤。莱恩汉将这种综合征命名为遗传性平滑肌瘤病和肾细胞癌（Hereditary Leiomyomatosis and Renal Cell Carcinoma，简称 HLRCC）。[170] 全世界有 100 个左右的家庭被发现是 HLRCC 综合征基因的携带者。[171]

"一生中，你总会希望有些事能够重来，"莱恩汉说着，眯起锐利的灰蓝色眼睛，看向我肩膀之上的远方，"我们当时没能找到她的家人。我希望我当时能开车去夏洛茨维尔，找到警察局长，和他说：'你必须帮我找到这一家人。'因为等我们再找到他们的时候已经是 18 年之后了，她的哥哥、姐姐和姨母全都去世了。"

研究过细胞内诱发不同类型癌变的分子通路之后，人们逐渐明白，癌变不仅是由多个不同的基因引发的，而且引发的疾病也千差万别。每一种癌变都是由细胞代谢中不同环节的不同问题造成的。所以用同一种方法治疗不同的癌症是行不通的。知道这一点之后，你就会觉得"治疗癌症"的说法听起来就像"治疗炎症"一样，显得过于宽泛了。

认为癌症是一种代谢病的观点并不新鲜，而且一度在几十年的时间里被视为"明日黄花"。但在 1931 年，这可是生理学家奥托·沃伯格（Otto Warburg）获得诺贝尔奖时的"重磅观点"。通常，细胞内的线粒体会通过氧化一种名叫丙酮酸的化学物质产生大量能量，并将能量储存在三磷酸腺苷（Adenosine Triphosphate，简称 ATP）当中。在缺氧的条件下——比如我们在做剧烈运动时——细胞也可以通过酵解葡萄糖产生能量，这属于我们的身体在极端条件下的一种备用方案。沃伯格发现，如果细胞长时间进行这种无氧呼吸的话，癌症就会出现。这就好像细胞如果一直处在一种临危的"或战或逃"的高压状态下，它们就会倾向于长得比其他细胞更快，最终过度增殖形成肿瘤。为了获取能量（葡萄糖），肿瘤细胞还会"吃掉"邻近的组织。

"他的研究成果似乎因为某种原因被埋没了，"莱恩汉说，"直到大概 20 年前，人们才终于意识到了它的真正意义和价值，真的。"

从代谢病的角度理解癌症，就意味着我们能够针对细胞代谢途径的不同环节设计药物，比如，我们可以锁定那些过分活跃或过分不活跃的酶和辅酶。

举个例子。莱恩汉发现的 HLRCC 综合征基因编码了一种酶。这种酶参与了一个名叫克雷布斯循环（根据英国生物化学家汉斯·克雷布斯的名字命名，克雷布斯也是沃伯格实验室的工作人员）的细胞代谢环节。正如沃伯格预想的一样，HLRCC 综合征基因的突变让恶性肿瘤的细胞放弃了普通的产能方式（在线粒体内进行氧化磷酸化反应），转投一种更加快速的产能方式（有氧糖酵解），就好像癌细胞始终处在"或战或逃"的高压状态下一样。这么一来，肿瘤细胞就拥有了生长优势，能够快速生长。但这也为我们提供了靶点：我们可以通过药物干扰这个过程，这样就能有针对性地只杀死异常细胞（癌细胞）。

在这方面，莱恩汉已经取得了一些成功。虽然他是肯定找不到所谓的"肾癌基因"了，但对遗传密码的钻研却也助力了他在这方面的成就。除了引发某些肾脏肿瘤外，*VHL* 基因还负责许多其他的生理功能，而且大多数肾脏肿瘤也不是由 *VHL* 基因引发的。说到底，"肾癌"其实是多种不同疾病的一个简单的合称而已，这些不同的肿瘤只不过就是长在了同一个地方罢了。

从晒太阳到抽烟，数不清的环境因素都能诱发癌症，而且这些环境因素还会和我们染色体内盘曲的 DNA，以及 DNA 中的信息被翻译制造出蛋白质的过程（乃至蛋白质制造新生命的过程）发生相互作用。"很有可能是某些基因促使癌症产生，然后又有其他的基因参与，导致了癌症的扩散。"莱恩汉指出。有时候，不管环境如何，DNA 突变都会引发癌症；也有时候癌症是由于环境因素才出现的；还有时候癌症是 DNA 与环境因素的各种组合共同作用产生的结果。

1910 年，31 岁的美国生物学家佩顿·劳斯（Peyton Rous）声称他发现了一种病毒能让他养的鸡患上癌症，人们对这一说法一笑置之。当时，人们普遍认为癌症是"遗传"的，也有正在发展的理论认为癌症是由环境因素导致的，但癌症是"传染"的这种想法与之前公认的理论似乎是相抵触的——然而这种想法是完全正确的。劳斯把鸡暴露在病毒环境中仅仅两周后，鸡就患上了癌症，他自己也解释不了其中的原理。他把这种病毒命名为劳斯肉瘤病毒（Rous sarcoma virus），提出了癌症可以由病毒引起的理论。56 年后，他因此获得了诺贝尔奖，那些曾经批评过他的人也受惠于这项发现。

1979 年，病毒学家罗伯特·加洛的实验室终于发现了首个可以在人身上引起癌症的病毒。加洛也是发现艾滋病病毒的科学家之一。1 型人类 T 细胞白血病病毒不仅会感染人，还能插入人的 DNA。在这之后，科学家发现了许多可以致癌的病毒：能引起传染性单核细胞增多症的 EB 病毒（Epstein-Barr virus）也与伯基特淋巴瘤、鼻咽癌的发生密切相关，丙肝病毒能诱发肝癌，8 型人类疱疹病毒能诱发卡波西肉瘤。而在所有这些发现的病毒当中，与疾病关联性最大的应该就要数人乳头瘤病毒（human papillomavirus，简称 HPV）了，这种病毒是诱发大约 80% 的宫颈癌的"罪魁祸首"。接种 HPV 疫苗可以在很大程度上预防宫颈癌，而且 HPV 疫苗并不难买到，但可惜仍有许多人没有接种（主要是因为该疫苗涉及到性）。

我们如今已经知道，病毒感染、环境因素和遗传因素均可诱发癌症，三者并不是"非此即彼"，而是一个复杂而统一的理论的一部分。这三个因素综合起来，共同维持、改变着细胞利用能量和增殖的机制。各类我们称为癌症的疾病拥有的唯一共同点，就是它们所涉及的细胞的代谢环节都存在异常，这使癌细胞能比正常细胞更快、更有效率地分裂和生长。

2015 年，莱恩汉带领全世界 400 名科学家共同完成了一个项目——癌症基因组图谱（The Cancer Genome Atlas）。这一图谱收集了多种癌症细胞的基因组，其目的是让科学家能够在上千种已知的可致癌的细胞代谢变化中，精准地找出癌细胞和正常细胞之间的基因差异，并设计出有针对性的治疗方案，阻断癌细胞的代谢，而不伤害正常细胞。在后续的研究中，科学家还将把这些基因组信息与患者感染的病毒，以及病人的生活方式联系起来。可以说，未来要面对的巨大难题绝对不止一个。癌症的治疗正在快速地朝着一个大趋势发展，那就是每一位患者的病理特征都是独一无二的。

要是我的鼻子没了，可以通过医学再造一个吗？

肝脏或肾脏衰竭的患者，甚至心脏或肺衰竭的患者，如今都能通过获取别人的器官帮助自己多活几十年。然而，虽然全世界有多达数百万的器官捐献者，但可供使用的器官却总是不够。花钱让别人捐献器官这个想法倒是不错，但这么做的最终后果就会变成富人们得到机会，"获取"没那么富有的人的身体了。

因此，我们只能依靠运气了。大型医疗机构都有移植团队 24 小时待命，并拥有直升机可以在每次供体出现的时候飞过去取器官。除此以外，供体供应的移植器官通常还会受到受体身体的排斥。所以病情危重的病人每次只能祈求有合适的器官出现来救他们的命——器官移植的运作就是这么成本高昂又无法保证效果。然而很快，器官移植可能就不再是危重患者的唯一选择了。

这是因为 1981 年，英国生物学家盖尔·马丁首次从大鼠胚胎中分离出了干细胞。她将这些干细胞称为胚胎干细胞。直到今天，很多人一听到"干细胞"还是会联想到"胚胎"，由此也就衍生出了一系列重要的伦理问题。但今天已经不是 1981 年了，我们已经发现胚胎并非干细胞存在的唯一场所。干细胞还存在于成人的骨髓中，以及孕期子宫内的羊水中（羊水可以无害地采样）。而时代进步的一个最大成就是，今天的我们已经可以让某些普通的体细胞转化成干细胞了。诱导多能干细胞（Induced Pluripotent Stem Cell，简称 iPS 细胞）如今已经成了医学界最重要的概念之一。

干细胞拥有无限的潜能，但"万能"给你带来的乐趣是很短暂的，而且你根本感受不到，因为当胚胎还处在一团干细胞的阶段的时候，你还没长出脑子来呢。很快，这个世界就会在我们身上展现它的力量，催促着这团干细胞发育出一根管子（最终变为脊髓）、一个囊袋（最终变为包含大脑的头部），以及几排小软骨（最终会硬化，充满钙质，变为硬骨）。硬骨支持着肌肉，而肌肉则受到人体一个管道系统的滋养。这个管道系统中流淌着红细胞，红细胞利用铁元素来运输氧气。虽然构成我们身体各部分的细胞过去确实都曾有过"万能"的潜力，但一旦它们转化成某种具有特定功能的细胞，就很难再变回干细胞了——但这也并非完全不可能。

比如说，取一些人体的表皮，科学家已经成功让其中的表皮细胞变回了干细胞，这些干细胞还可以再分化成别的细胞，比如肝细胞。沿

如何制造出一个人体器官

① 采集一些表皮细胞

② 去分化

③ 多能干细胞

④ 诱导分化

心肌细胞　　肝细胞　　鼻细胞

着这个思路想下去，从本质上讲，人体的任何一个部位的细胞，都可以变成任何种类的细胞。人体内的全部细胞都拥有同样的染色体，肌肉细胞和肾脏细胞有所不同，无非是因为基因的表观遗传学信息和印记有所不同罢了。通过重置这些信息，已分化的细胞也可以重新变回多能干细胞。

但通过表皮细胞制得的干细胞，能被用来制造一个完整的肝脏，从而替换病人衰竭的肝脏吗？我们能用这种方法制造一个完整的鼻子吗？或许吧。2015年底，有科学家曾在《自然》杂志上发文称，通过iPS细胞技术，已经有人利用表皮细胞制造出了"迷你肾脏"。[172]"迷你肾脏"还算不上功能完整的肾脏，但已经部分算得上一种"类器官"了。而且，干细胞包含一个人的全部遗传信息，如果医生利用这种干细胞制造出了一个器官，那患者的身体应该可以"欣然接受"新器官，而不会出现移植时产生的排斥反应。这将会是医学发展的巨大飞跃，能够拯救无数的生命。

衰老是不可避免的吗？

衰老是不能用白头发、皱纹或者动脉硬化来定义的，因为白头发或者动脉硬化这些特征虽然常见，却不是每个人在衰老时都会发生的。美国影星史蒂夫·马丁30多岁时头发就全白了，可我在32岁的时候，因为没带证件，差点在去看限制级电影时被拒。

所有人衰老的共同特征都是微观的，表现为细胞内染色体的损毁。这种现象会发生在所有人身上。其实电影院的工作人员可以采集我的表皮细胞样本，放到任何一台共聚焦激光扫描显微镜底下去观察一下的。

因此，我们要明白，年龄增长（身体特征随时发生变化）和衰老（身体不断累积损伤）是不同的概念，这是很重要的。我们常常认为年龄增长伴随着身体的衰弱，而且人很可能会罹患疾病。随着时间的推移，就算我们活得够长，我们的肉体也会不可避免地难于正常运转。

至少在传统上，人们是这么认为的。有一位叫奥布里·德·格雷（Aubrey de Grey）的英国技术专家走遍世界各地，呼吁人们重新审视"衰老"的概念。他声称世界上没有人真正了解衰老的意义（当然，除了他之外）。

德·格雷长得就像中年版的长寿老人，一脸络腮胡子一直长到胸口，灰白的马尾辫垂在身后。2005 年，他在英国牛津发表了一场演讲。演讲过后，一名观众问他，既然他如此反对衰老，又为什么把自己打扮成一个老头呢？"因为我本来就是个老头啊，"他慵懒地站在台上，语气平淡地说，身上的白 T 恤和牛仔裤仿佛来自上一个时代，"其实我已经158 岁了。"

他带着几分开玩笑的神色，不过同样的话他在其他的公开论坛中也说过至少一次。但德·格雷在提出自己的观点时是十分认真的，他认为如今在世的许多人将来都能活到 1 000 岁以上。德·格雷相信，一旦我们想到办法"解除"年龄增长与疾病之间的联系，人类的寿命就能迅速增长。根据他的计算，第一个寿命能达到 150 岁的人出生 10 年后，第一个能活到 1 000 岁的人就会降生。

德·格雷的观点其实并不完全是无稽之谈。在动物界，美国龙虾和水螅似乎就达成了"长生不老"的成就。这倒不是说它们杀不死（比如龙虾可以被人类活活煮熟），而是说它们不会死于与年龄增长相关的因素——这些动物不会变老，生理功能不会随着时间而衰弱。既然如此，为什么人类不能拥有同样的能力呢？

为了解释这种现象，神经生物学家凯莱布·芬奇（Caleb Finch）提出了可忽略衰老（negligible senescence）的概念。他表示，我们有能力达到一种境界，让年龄不再影响生活质量。后来，德·格雷把芬奇的观点发扬光大了，自封"传道者"，宣传衰老并非不可避免，并称自己的目的就是"让人们意识到自己以前一直不明真相"。2009 年，从没受过正规科学教育的他创立了一个慈善机构，并自封为"首席科学官"，致力于"对抗衰老进程"。德·格雷的慈善机构名叫"掌控可忽略衰老研究基金会"，是一家位于加州的实验室，目前已经收到了贝宝创始人（也是睡眠喷雾的投资人）、"硅谷思想家"彼得·蒂尔的投资。硅谷向来就是大手笔资助疯狂想法的地方，德·格雷的基金会梦想着无限延长人类的寿命。

如今大多数人都认为衰老不是什么能被"治愈"的生理过程。在发达国家，每年都有越来越多的人死于"与年龄相关的疾病"，比如阿尔茨海默病、帕金森病、各种癌症和心血管疾病。掌控可忽略衰老研究基金会在其网站的问答页面上向读者保证，虽然老年病不可避免（至少现在是这样），"但这并不是说照顾自己是没有意义的"。

在治疗与预防老年病方面，传统科研与目前最前沿的抗衰老领域产生了交集。

我们体内成千上万的细胞每天都在分裂。在分裂过程中，细胞就会在 DNA 中累积损伤。一个正常的细胞知道自己该在什么时间点启动"自毁程序"，而不正常的细胞则会变成癌细胞。然而，除了这些之外，还有些细胞却悄然进入了一种不死亡也不继续分裂的状态，这种细胞叫作衰老细胞。抗衰老研究的焦点就是这些衰老细胞。

德·格雷绝不是第一位老年病专家，但他却是最坚持认定除非我们把衰老过程抑制住，不然老年病无法治愈的人。和其他"公知"不同的是，德·格雷坚称我们应该把衰老看作一种病变过程，一种起初无害，最终却会要人性命的疾病。他表示，衰老只有在文化角度上看才算得上是生命的"正常步骤"，从细胞学的观点看，衰老就是一系列错误的累积。预防和矫正这些错误不是"自恋的幻想"，而是很符合生物医学科学的基本原理的。

　　不过，由于 FDA 并不把衰老看作疾病，那些用来"预防"或"对抗"衰老的产品就不能被当成药品来监管。想确知这些抗衰老产品的成分是很困难的，因为这些产品都处在"保健品"的"法外之地"中。

　　说到保健品，就不得不讲讲哈佛大学的科学家大卫·辛克莱尔（David Sinclair）的研究了。辛克莱尔 2004 年因发现一类叫作 sirtuin 的酶而声名鹊起。这是一类存在于细胞线粒体中的酶，参与能量的生产。研究证实，增强这类酶的活性可以延长动物（线虫和小鼠）的寿命，但其中的原理未知。增强 sirtuin 活性的一个方法是限制食物摄入量，但这种方法可行性不强，很多人一听到就会直接放弃，所以保健品制造商就想开发一种片剂，用来刺激 sirtuin。辛克莱尔本人也开了家名叫赛提斯（Sirtis）的公司，这家公司后来被以 7.2 亿美元的价格卖给了跨国制药公司葛兰素史克。

　　2013 年，辛克莱尔发现了另一种"延寿化合物"，这次不仅吸引了商界的目光，也引起了科学家们的兴趣。烟酰胺腺嘌呤二核苷酸（nicotinamide adenine dinucleotide，简称 NAD）是一种辅酶，就像大多数维生素一样。辛克莱尔发现，如果给小鼠服用一种可以代谢转化为 NAD 的化学物质，小鼠就会长出看起来更年轻的组织。[173] 很快，他的研究团队就开始向人们销售这种可产生 NAD 的产品，并于 2015 年成立了保健品制造商极乐（Elysium）。极乐公司创立之初便获得了风投，但真正让它在一众保健品制造商中吸引到我目光的原因是它还得到了好几名科学"大牛"的背书，包括辛克莱尔在麻省理工学院的导师，声名显赫的莱纳德·瓜伦特（Leonard Guarente），外加 6 名诺贝尔奖得主和其他一些德高望重的科学家，他们都是以一丝不苟和审慎明断出名的，比如塔夫茨大学弗里德曼营养科学与政策学院的院长达里什·莫萨法里恩。

　　然而到目前为止，对于 NAD 在人体内的情况，我们所知的也就只是它在细胞内产生能量的反应中不可或缺，以及人体内的 NAD 水平会随着年龄的增长下降。这证明 NAD 与衰老可能有一定的关系，服用 NAD 有可能会无副作用地延缓甚至逆转衰老的过程。但这些"可能"都只是大胆的猜测罢了。极乐公司的诞生标志着延寿的保健品从动物实验到商业化的人用药物的巨大跨越。公司虽然喊着"优化您的健康"的口号，但却还是得依法在自家产品 60 美元的定价底下清晰地印上所有保健品都需要印的一行小字：本品不能用于诊断、治疗、治愈或预防任何疾病。

　　另一个关于衰老的神奇发现出现于 2016 年。梅奥医学中心的科学家通过清除衰老细胞让小鼠保持了年轻的外貌。达伦·贝克（Darren Baker）和扬·范·德乌森（Jan van Deursen）发现，衰老细胞携带有 p16 蛋白。循着这一逻辑，这两位科学家创造了一种药物，可以杀死一切携带 p16 蛋白的细胞。只需每周接受两次这种药物的治疗，实验小鼠就比同时期出生的其他小鼠看起来更年轻、更瘦，心脏和肾脏也更健康，患白内障的情况也更少了。倒不是说使用这种药物的小鼠可以永葆健康，但它们患病的时间都被压缩到了生命的最后阶段，而不是像人类一样，拥有一个漫长而脆弱的老年期。

　　"如果他们的论断正确，你突然就能有办法把衰老的机体在生理上变年轻了，"北卡罗来纳大学医学与遗传学教授诺曼·沙普利斯（Norman Sharpless）在接受《大西洋月刊》采访时说，"那我可以毫不夸张地说，这会是有史以来有关衰老的最重要的科学发现之一。"[174]

　　放眼全球，还有其他科学家在研究衰老过程中的其他课题。德·格雷的基金会就专注于研究"随着年龄增长而积累的垃圾"。细胞自己是无法消解这些"垃圾"的。比如说，心脏病出现就是因为白细胞试图分解氧化胆固醇。但它们做不到，最终连自己内部都充满了氧化胆固醇，此时我们就称它们为泡沫细胞，而泡沫细胞正是动脉粥样硬化的一个元凶。于是德·格雷就想，那我们该如何帮助细胞消解氧化胆固醇呢？他联想到细菌可以在人死后高效地分解尸体，因此便想，细菌或许也可以帮助我们清除一般情况下身体自身无法清除的"垃圾"。最终，他的团队真的找到了一种细菌，能够"吃掉"一种氧化胆固醇。2013年，在TEDx演讲的讲台上，德·格雷称这种细菌将带来一种"疗效远超今天任何一种心血管疾病治疗手段的方法"。

这个想法很乐观。德·格雷的想法是要在将来活到1 000岁，远超我访谈过的其他人，但他这个"目标"也招来了很多道德伦理问题的探讨。除了致力于研究细胞衰老过程的"理智"的科学家外，研究与年龄相关的癌症、痴呆症的学者也纷纷提出了质疑。想象一下，假如真的能活到1 000岁，那么我们面临的第一个窘境将不是我们有没有能力让衰老变得"可以忽略"，而是这么做真的好吗？这么做将迫使我们重新考虑健康、长寿的意义所在。我们到底想要得到些什么呢？

现代人已经在地球上生存了10万年，我们的平均寿命在这10万年的最后0.01%里增长了一倍。今天，美国人的平均寿命为78.7岁，1900年时是46.3岁。相应地，在过去的200年中，全球的人口也从10亿增长到了70亿。这种增长不能再继续下去了，要维持这么多人生活，地球终将耗尽食物和能源，变得不再宜居。

在当初学医、行医（也包括后来考虑改行）的时候，我深思过这个问题。从什么时候开始，治疗疾病、延长生命也在不知不觉间加速了人类的终结？

如果全球人口继续增长

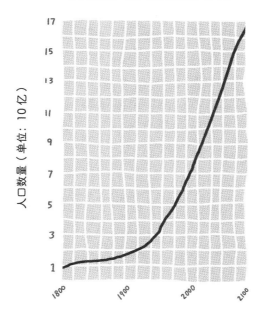

而且如果你去医院里上班，和同事聊起这种话题，为什么你会显得像个异类？

随着年龄的增长，为什么我们的皮肤会趋近于半透明？

随着我们逐渐变老，我们的皮肤会变得越来越薄，角蛋白会降解，并与弹性蛋白（elastin）交联。当皮肤薄到一定程度的时候，皮下的静脉就会显出偏蓝的颜色。静脉中的血液当然还是红色的，只是比动脉中富含氧气的血液颜色深了一点而已，但透过皮肤和皮下组织，静脉却能显出蓝色（就像你平常看到的那样），这是因为静脉上的皮肤反射了蓝色光到你的视网膜上，让我们的眼睛和大脑误以为血管是蓝色的。人体最薄的皮肤是眼周的皮肤，所以你眼睛下面的眼袋看起来发黑。理论上，如果我们的皮肤足够薄，眼袋就该是鲜红的了。这样看起来就可怕多了，当然也得看你怎么想啦。

人的寿命够长了吗？

2016 年 2 月，纽约曼哈顿的一个晚上，寒风刺骨，4 位直率的"辩手"聚在了一起。他们在公开讨论衰老的未来，人类应该在何时死亡。这些人最终要让听众针对一个事关人类物种存续的终极问题投出自己的一票，那就是——人的寿命够长了吗？

参与辩论的都是白人，西装革履，他们能有机会讨论这个全人类的寿命难题。这次会议，连奥布里·德·格雷都穿上了西装，站在讲台上断言"对抗衰老是人类面临的最重要挑战"。他挥手向无数观众致意："看到纽约城的居民们同意我的话，我很高兴。"

但这毕竟是场辩论，所以观众中有很多人并不赞同他的观点。这些人去听这场辩论，是因为他们担心一部分人能得到机会大幅增长自己的寿命，而剩下的人却只能继续面对生病死亡的固有问题。德·格雷的辩论对手名叫保罗·鲁特·沃尔普（Paul Root Wolpe），美国国家航空航天局的第一位高级生物伦理学家，同时也是神经伦理学这门学科的创始人之一。神经伦理学研究的是"神经科学领域的进展对社会、法律、道德和政策的影响"。

要探讨我们能不能活到 200 岁（甚至 1 000 岁）这个问题，首先需要问的一个问题是我们应不应该活这么长。沃尔普警告听众，延长寿命的技术手段有可能会改变人类生而为人的意义，不考虑这一点就盲目支持这样的技术是不可取的。沃尔普的队友、纽卡斯尔大学的哲学家伊恩·格朗德（Ian Ground，此人在讲开场白的时候就把自己的领带给放松了）也陈述了自己的观点。他讲道："延长寿命确实有一些好处，我们可以说希望好处有更多，但好处终究是有限的。我会这样来比喻这件事：我不希望一部我爱看的电影结束，最后演职人员表放出来的时候我会很伤心，但这并不表示我想让电影永不结束，因为一部电影如果没有结尾，也就谈不上开头和中间了，它就不再是电影了。"

就在主持人抛出这场"寿命辩论"的核心问题时，沃尔普打断了主持人的话，并强调虽然人类的平均寿命增长了，但人类的最长寿命其实并没有多大变化，平均寿命和最长寿命本身的区别是很重要的。换句话说，几百年来，总有人活到90岁甚至100岁，只不过在今天，这样的人越来越多了而已。人类的平均寿命增长是因为对疾病的预防和治疗，让人不会因病过早死亡，这样每年都会有更多的人活到100岁甚至110岁，但这并不证明人类可以活到200岁。用沃尔普的话说："我们活不了那么长，这似乎是被设定在人类的'程序'当中的。"

改写这种"程序"正是布莱恩·肯尼迪（Brian Kennedy）的主攻领域。他在加州诺瓦托市的巴克衰老研究所（Buck Institute for Research on Aging）工作，研究影响衰老的细胞活动。辩论当天，肯尼迪和德·格雷并肩应战，但当被人问起人类是否应该活得更长时，他却闪烁其词起来。

"要是我80岁了，起床都困难，一天吃20片药，还浑身上下痛个不停，连门都出不去，"他说着，仿佛以前从没考虑过这个问题，"那我可能也不会想再活下去了吧。"

身为一家衰老研究机构的主席，肯尼迪当然不可能从没考虑过这种问题。他这么说倒更像是故意带着观众和他一起思考。研究衰老的专家都清楚，如果自己表达出任何生命都有权走向终结这种观点，人们会做出什么反应。在美国起草《平价医疗法案》的时候，伦理学家想在其中加入有关临终关怀的内容，但这个想法被曲解了，并被政治化为政府的过度干预（所谓的"死亡委员会"）。从来没有人想要或者提出过"死亡委员会"这种东西，但大众的情绪是很容易被煽动的。与此同时，医生还要用尽各种治疗手段，让每个患者的心脏在任何情况下都保持跳动，哪怕延命治疗会给社会造成负担，还会给患者个人带来痛苦，也仍然要如此——这已经成了另一种极端，又还有什么"道德"可言呢？然而，这却是我们社会默认的规则。肯尼迪似乎也知道，要质疑这种"默认"，必须慎之又慎。

首先，你的第一要务就是不能谈钱，因为谈钱就显得你要给人的生命标价。你最好引用一些巨大的统计数据，比如美国在医疗上的花销占了GDP（国内生产总值）的19%，也就是3万亿美元，而其中的一大部分又都被用在了照护生命只剩不足6个月的人上。而且这部分支出还有增加的趋势，经年累月，这可是在疾病方面的一笔巨大开销。

"我们都想等着你生病，然后再花一大笔钱给你治病，让你痊愈，"肯尼迪说，"可你要是得了衰老这种慢性病，那我们可就没辙了。"

所以他辩称，我们要延长的不是寿命的长度，而是"健康寿命"的长度。他给这个词的定义是"没有生病（至少大部分时间没有病），身体的功能性依然很强的时期"。在这一点上，德·格雷、沃尔普和肯尼迪达成了共识。虽然我们每4年就能把人类的平均寿命提高大约一岁，但"健康寿命"的增长速度可就慢多了。我们活得更长了，但延寿的那几年却有更大的可能性是"病着过"的（多少有点儿病）。就算我们只把花在治病上的心思的一半拿出来放在预防上，人类的"健康寿命"也能取得长足的进步。

正是基于这一点，德·格雷认为衰老不是一个无害的过程，而是一个重大的危险因素，可能导致许多严重的疾病，包括心血管疾病、糖尿病、大多数癌症，以及"所有那些你害怕的神经退行性疾病，比如阿尔茨海默病、视网膜黄斑变性、白内障……要多少种有多少种"。

德·格雷指出，每天有 15 万人死亡，其中许多人都死于衰老，所以继续说衰老是一种正常的生理过程，在道德上是不负责任的。

格朗德则反驳说，相信我们有权拥有无限长的生命，就等于相信我们自己有权超越人类。"你就这么想吧，做个人太痛苦了，尤其是临死的时候。"他说着，台下的观众笑了。这个话题已经超越人文主义，变为后人类主义或者超人类主义了。"这个世上可能会存在精灵，可能会存在生化人，或者电脑程序，但这些东西都不再是'你'了。"

当然，我们正在不断改变作为人类的意义，只不过这种变化太缓慢，我们察觉不到而已。今天我们有人造膝关节、隐形眼镜、智能手机，这些东西和过去鞋子和椅子的发明一样，让我们的身体与技术逐渐

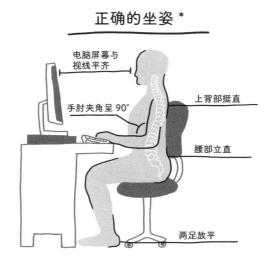

正确的坐姿 *

电脑屏幕与
视线平齐

手肘夹角呈 90°

上背部挺直

腰部立直

两足放平

* 请勿久坐

融合，文化也随之发生改变。随着这种进步，全社会的寿命都延长了，整个社会也从根本上发生了改变。

举个例子，社会的进步会越来越慢。越来越老的人积攒着越来越多的财富，进一步加剧了社会的不平等。沃尔普设问说，如果"一战"甚至南北战争时期的人能活到今天，"你觉得我们国民还能享有民权吗？同性恋还能结婚吗？"。

时至今日，即便对当权者来说，老龄化带来的政治后果，以及老龄化过程中形成的社会差距也在深深地困扰着他们。2016 年，奥巴马总统曾告诉我："富人比穷人拥有更大的房子和车子还不算完，他们还比穷人多活二三十年，这样下去民主是无法正常运转的，这样的社会是不健康的、不可持续的。"

事实上，随着年龄的增长，人在政治上会趋于保守，这一点可能与人脑内的突触修剪，以及修剪后神经元细胞的排列情况有关。人脑在正常衰老的过程中会发生许多变化，这些变化会让我们的个性更突出，思维方式更固定，更加按照自己的方式生活。这个世界是不断变化的，但我们的神经通路却变得不容易改变了。用格朗德的话讲，生活变成了"不断想搞明白究竟怎么回事"。

对有些人来说，生活已经是这样了。论起人均寿命，即便是今天最短的国家，也比 1800 年最长的国家更长。在日本，已经有 40% 的人的年龄超过了 65 岁，这种年龄结构从根本上改变了日本社会，并带来了劳工短缺的危机，在医疗上的开销也正在激增。

就算我们的预期寿命不再增长，接下来的几代人要生产出足够的食物来养活他们自己也会很困难。更加集约化的农业（尤其是养殖业）只会加速地球的温室效应。比尔·盖茨为此做了大量的工作。他鼓励人们直面马上就会摆在我们面前的抉择：是不再延长寿命，还是减少生育？除非我们移居到其他星球，否则更长的寿命和更多的生育这两点难以兼得。（在医学院上学的时候，我可没想过了全人类的健康，我居然能写出移居其他星球这样的话。）

星际穿越并没有出现在那天晚上纽约的辩论议题当中，但我猜德·格雷准保认真考虑过这种可能性。不过，他的确也提出了和比尔·盖茨类似的观点，即人类必须在高出生率和长寿之间做出选择。所以他应该允许人活 1 000 岁的观点事实上是一种假定：为了让子孙们能继续生孩子而放弃发展延长寿命的方法，这样的决策不是现在的我们能做出的。

当然，此时此刻，人们还都既想生孩子也想长寿。最终，纽约的听众们投票决定，人类的寿命还不够长。

曼哈顿的居民经济宽裕，受过良好的教育，会为了消遣来听几个白人辩论有关永生的话题。要是我们都说服不了这些居民人的寿命已经够长了，那我们还能说服谁呢？或许有个办法可以说服他们，就是想想我们的细胞。只有当我们把自己看成个体的时候，人的寿命才是有限的。我们体内的生殖细胞进入了数不清的子孙体内，变成了他们的细胞——这不光是文学上的修辞。作为一个物种，人类有能力无限地产生更多的细胞（形式是我们的后代），虽然构成我们身体的细胞总有一天会死，但由我们的身体产出的细胞却能永存（假设我们都能找到性伴侣的话），所以把人类看作一个整体，我们就可以像龙虾或者奥布里·德·格雷（据他自称）那样，在生物学上达到永生——只要我们自己不作死就行。

我真的会因为挤鼻子上的痘痘而死吗？

这种情况是极为罕见的。你脸上的每个痘痘都是一座被细菌感染的小小“孤岛”，血液在流出面部的静脉时确实可能会将细菌带入颅内，与行经大脑的静脉汇合，引发感染，形成血栓，这种疾病叫作海绵窦血栓形成（cavernous sinus thrombosis，简称 CST）。CST 曾经非常致命，但自从抗生素问世以来，三分之二的患者都能被治愈。况且，CST 一般也不是由青春痘导致的，这种病更常见的病因是更严重的感染或者凝血障碍。不过话虽然这么说，但一些皮肤科医生依然将鼻根和上唇之间的三角形区域称为面部的"危险三角区"。涉及这一区域的一种更常见的感染应该引起我们的重视，那

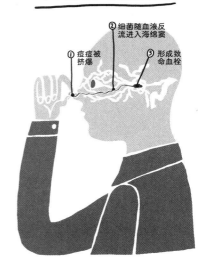

挤鼻子上的痘痘是如何（罕见地）导致死亡的

① 痘痘被挤爆
② 细菌随血液反流进入海绵窦
③ 形成致命血栓

就是流感。流感一般的传播方式除了吸入别人喷嚏的飞沫外，还包括揉眼睛、挖鼻孔等接触自己面部的小动作。和因为流感死亡的人数比起来，每年因为挤痘痘出现严重感染的人数简直可以忽略，前者的数字高达 50 万人左右。大多数人每小时会摸 4 次脸，要是你能保证不触碰自己的脸，那理论上你也就没必要洗手了——但你是坚持不住不摸脸的，不信你试试。

什么是尸僵？

肌肉的默认状态是强直的，之所以可以灵活地改变形态，是因为肌肉能将其内部的化学能转化为动能。肌肉和关节不同，关节在重力的作用下可以朝任何方向运动，即使在人死后也一样，但活人的肌肉纤维做出任何一点儿运动都是需要能量的。人死后，身体就不再能将食物转化

为三磷酸腺苷了，所以肌肉的运动也就不再那么自如了。正因为肌肉的灵活是需要能量来维持的，所以就算你端坐着不动，体内也一样是有能量在消耗的。

我死后，身体会发生哪些变化？

1757 年，有人问本杰明·富兰克林如何看待哈雷彗星造成的威胁。当时的很多天文学家认为哈雷彗星很可能会撞击地球，毁灭一切生命。富兰克林对这种问题十分不屑。"地球不过是'神圣的主管理的无数个世界中的一个'罢了。"这可是 18 世纪，多元宇宙理论提出之前的 100 年。而多元宇宙的理论如今已被许多物理学家广泛认可了，他们认为物理学上的每一种可能存在的现实，都在无数个宇宙中不断上演着。

如果多元宇宙是真的，自由意志不过是幻觉，那我就什么问题都不必再回答了，毕竟在某个宇宙中我这本书虽然存在，但每个问题的答案是什么都"无所谓"嘛。不过，在斯坦福大学研究比较无知学的教授罗伯特·普罗克特用了一种更巧妙的方式来回答这一问题："我们很容易高估自己在宇宙中的价值。"

普罗克特喜欢问学生们为什么害怕死亡，却不害怕自己出生以前的时间？他是这样说的："死亡后和出生前，在时间上是完美对称的，但你就见不到有人害怕 1215 年。"

他的意思是，虽然生活在 1215 年是挺可怕的，但我们不会本能地去害怕一个没有我们存在的世界，我们怕的其实是这个世界没有我们继续运转。

对死亡过程的未知让死亡本身显得更加可怕了，而我们也往往主动地抗拒去了解死亡。关于我们身体的死亡，其实很多细节并不可怕，也很真实。抽象的概念都始于具体的东西。那些疯狂到提出多元宇宙概念的物理学家，也得从弄清楚小范围内最基本的物理规律做起，同样的道理，我们也可以搞清楚自己在宇宙（多元宇宙）中的位置。这样就可以把死亡看作更大范围内的和谐和秩序，而不是宇宙中的不公了。

那接下来我们就具体说说吧。人死后，尸体几乎立刻就会被各种微生物充满。在我们活着的时候，体内就有非常多的细菌，可以说从我们降生的那一刻起，浑身就是覆盖着细菌的，可一旦我们死了，这些微生物就会改变习性，开始在新环境——尸体上疯狂增殖，形成众多"死灵生物"群落。注意，这些"死灵生物"正是尸体迅速开始"发臭"的原因，也是尸体被丢弃在野外时，迅速腐烂消失的根源所在。

然而，尸体未经修饰就被封在棺材里发臭的样子，并不是一般美国人印象里的死亡。美国人远比全世界其他任何国家都更喜欢开棺葬礼。如果遗体未加"美容"，殡仪馆是绝对不会同意举行开棺葬礼的。给遗体美容的过程包括进行防腐处理，这种操作的风靡，大大地加深了美国人对于死亡的误解和无知。

许多人不愿意去讨论被遗弃的尸体的命运，这是因为人们太习惯于两种根深蒂固的选择了，即防腐处理或火化处理。用市场营销学教授苏珊·多布查（Susan Dobscha）的话说，这是价值上亿的"死亡产业"给人们造成的短视。多布查研究消费者行为出身，在一位男性挚友的同性伴侣去世后，突然对"死亡产业"来了兴趣。她的朋友和他的伴侣两个人在一起已经16年了，但当时的法律不允许他们结婚，所以殡仪馆不同意把遗体交还给她朋友，同时多家殡仪馆也不同意给同性恋举行葬礼。

不过，多布查最感兴趣的还要数火葬场对待她朋友的态度。她朋友是法国人，要求要陪着伴侣的遗体。在法国，陪着爱人的遗体去火葬场是很平常的做法。他们并不会目睹火化的过程，但人是在现场的。可在美国，这种事人们连听都没听说过。火葬场坚持不让他来，这让多布查燃起了要从消费者行为学的角度研究"死亡产业"的兴致。这是一个巨大的领域——每个人都要面对，却很少有人会直白地讲述出来。

在美国，遗体防腐、葬礼加埋葬的服务费中位数是 8 508 美元，[175] 有些银行还给客户提供丧葬贷款服务。"失去挚爱已经很难过了，更何况还要担忧埋葬或者火化的费用呢。"第一富兰克林金融服务公司打出了这样的广告。他们的丧葬贷款能"帮忙减轻经济压力，让你关注真正重要的东西"。[176]

可"真正重要的东西"难道不是让人们在向生命致敬的同时不背上额外的债务吗？不把遗体里灌满福尔马林，不把遗体塞进天鹅绒镶边的棺材，我们就不能致敬了吗？

殡葬行业使尽浑身解数让华美的棺材变成一种地位的象征，一种我们向死者致敬时的"标配"，但这既不属于任何主要的宗教，也不属于任何比这个行业更早存在的文化传统。

根据美国殡葬师协会的数据，单是一个墓穴的平均价格就要 1 327 美元，而棺材更贵。[177] 就连"性价比之王"沃尔玛里卖的桃花心木棺材也要 3 499 美元。这种棺材价格之所以昂贵，是因为它"由梵蒂冈天文台基金会批准制造的"。而低档一些的棺材，比如"星光传承天然奢华棺材"（售价 2 299 美元）就没有梵蒂冈的"背书"。梵蒂冈的棺材"是对你爱人绝佳的致敬，是对一生信仰的歌颂。棺材本身抛光完美，装饰有精致的拉手和奢华的天鹅绒内饰，每口棺材都由纯手工雕刻，且都配有防伪证书"。[178]（要是都有能力打出一口假冒的天鹅绒桃花心木棺材了，还愁搞不出防伪证书？我不知道谁会下地狱。）

还有些棺材的广告打着气密和防水的旗号，听起来好像更高级了，最后你才知道这种棺材还会爆炸。通俗地说，这种现象叫"棺材爆炸综合征"，是因为细菌在尸体中代谢，在密闭的棺材里释放了大量气体。气体增加了棺材内部的压力，把棺材变成了炸弹。

虽然没什么人说愿意在埋葬自己的尸体上花大价钱，给环境造成压力，最后还可能被炸掉，但大家却一直在这么做，这是因为没人去质疑殡葬行业的宣传。多布查解释道，这些潜移默化的习惯是棺材制造业、殡仪馆、尸体防腐业共同培养出来的。"他们所做的就是把这些功能性的产品与我们的地位和审美紧紧绑定到一起。"

再说说尸体防腐的过程。首先，一位入殓师会给僵硬的肌肉做按摩，直到死者的四肢柔软下来，可以被摆成活人的模样，有时甚至要剪断肌腱。人们还会在死者的眼睑下放置一个眼帽，以确保在整个遗体告别过程中，死者的眼睑都是完全闭合的。要是死者眼睑怎么也闭不上，入殓师还可以使用胶水。由于死者的皮肤腺体不再分泌油脂，入殓师需要给遗体涂抹大量霜剂。同时，入殓师还会在死者的咽喉内置入棉花，以防防腐剂液体从死者口鼻流出。除了咽喉，死者的肛门和阴道内也会被塞入棉球，防止防腐剂液体"渗出"。"渗出"这个词在殡葬行业关于尸体防腐过程的介绍里出现频率可太高了。接下来，入殓师还要把大静脉切开，比如腹股沟附近的股静脉，把尸体体内的血液抽干，然后操纵一根大口径针头通过静脉进入动脉，往血管里注入好几升防腐液。最后，入殓师会在死者肚脐的部位钻一个洞，将一根管子插入胃和结肠的肌肉层，连接真空泵，吸出死者全部的胃肠道内容物，并用同样的方法把胸腔抽空，此时死者肺部会塌陷下去。抽空后，入殓师会将密度更大的防腐剂液体灌入死者的胸腔和腹腔。一切操作完毕后，遗体内就充满了液体，将变得非常重。然后入殓师会给死者洗澡、梳头和化妆，还会给他们套上一套正装。[179]

我的祖父母和外祖父母中有两个人的遗体经历过防腐处理，那时候的我不愿意去多思考这种操作的过程。多布查的感受更加强烈。她还记得她奶奶"带妆下葬，看起来就像个小丑。她生前从不化妆的，要是知道自己去世后满脸化妆品，肯定会吓坏"。

美国人喜欢进行尸体防腐并不是出于宗教原因，而是由于相信死者遗体具有一种天然的神圣。对很多美国人来说，对这种神圣致敬的方式不仅包括把遗体放入一个装饰有天鹅绒衬里的坟墓里埋葬，还包括去"溺爱"它，抱抱它，吻吻它。但我们为了向死人致以和活人一样的敬意所付出的努力，和我们为了告别仪式上的"好看"而对遗体进行的可怕程序，是完全相左的。

"我们美国是所有文化中最与尸体脱节的。"多布查如是说道。她认为这种行为和人们在生命的最后一年花掉 80% 的医药费用来延寿共同组成了所谓的"美国文化传统"。"这种对待遗体的方式背后呈现出了更大的问题，即我们切断了与所有废物之间的联系，不管是我们吃剩的食物，还是排出的尿液等等一切从我们体内排出的东西。"

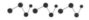

尸体防腐在南北战争之后成了美国的一大传统。在战场上死亡的数千人的遗体需要用某种方法保存起来，以便他们能在方便的时候被运回故乡埋葬。一名叫托马斯·福尔摩斯（Thomas Holmes）的年轻医生接受了这个任务。在试验过用各种防腐化学物质替换死者血液的方法之后，福尔摩斯医生成功保存了 4 000 多名美国士兵的遗体，这项成就足以为他赢得"现代尸体防腐技术之父"的美称了（这里所谓的"现代"，指的是现代的化学防腐技术，区别于古人制造木乃伊的技术）。

南北战争结束 5 年后，德国化学家奥古斯特·威廉·冯·霍夫曼（August Wilhelm von Hofmann）分离出了有机化合物甲醛。甲醛以一定浓度调配成的水溶液（福尔马林）可以非常有效地保存人体组织。如今人们注入尸体当中用于防腐的化学物质就是从石油当中提取、以甲醛为基础的石化混合物，这种混合物在多国是被禁用的。不幸的是，直到

20 世纪 90 年代，世界卫生组织才把甲醛划分为致癌物，那时候已经有几代美国人的遗体被灌满防腐剂，埋入地下了。

那句名言"不能抛开剂量谈毒性"放在甲醛上十分适用，这句话连放在水上都适用。人体会自行产生甲醛，并利用它来合成氨基酸。要是没有氨基酸，人就活不下去。在这种剂量层面上，甲醛就不是毒药。但新加坡国立大学的一个生物实验室指出，他们在保存鱼类标本时，就算只用 4% 的甲醛稀释液，"也会给动物带来极大的痛苦，但致死过程通常相对较快"。[180] 把区区 1 盎司（约 30 毫升）的甲醛喝下去就能让一个大活人变成尸体，这超出了我们身体的代谢能力。

除了通过口服直接展现出的毒性，研究表明甲醛还能导致鼻咽癌，与白血病、哮喘和自然流产也有很强的关联。虽然根据美国法律，入殓师在进行尸体防腐操作时必须身着全套隔离服，佩戴呼吸设备，但入殓师群体依然有很高的白血病和脑部肿瘤发病率，很可能就是由于职业暴露。[181]

更严重的是，2014 年，美国 ABC 电视台的新闻报道称："孩子们会把尸体防腐剂作为毒品吸食。"[182] 我看不太懂最近的小孩儿，但我估计在这种新闻标题里，什么词都能拿来代替"尸体防腐剂"。据这条新闻报道，孩子们用香烟蘸着尸体防腐剂抽，他们管这叫"湿烟"。

精神药理学家朱莉·赫兰德（Julie Holland）分析了这些小孩儿这么做的动机。"尸体防腐剂点燃了人们对死亡的病态好奇心，"她告诉ABC 电视台的记者，"这里面颇有些'非主流'的意味。"

只不过再想体验死亡的话，人们最好想点儿更健康的办法。

话说回来，绝大多数的尸体防腐剂都不是被抽烟抽掉的，而是被安静地埋在了地下，进入了生态系统。上百万亩的优质树林都被人们砍了，用来打造华丽的棺材，然后又埋在了这种地方。每一天，每一分钟，我们都在砍伐雨林，用来种植作物，养活牲口，养活不断增长的人口，还要去砍树打棺材埋遗体。这些加速了气候变化，进而催生了饥荒、战争，以及更多的死亡。我们不断往空气中排放二氧化碳，树木对减少这些二氧化碳是至关重要的。如今树木已经跟不上我们的脚步了，但它们的作用依然不可小觑。然而，我们却还在不断砍伐它们，用来封装我们已经逝去的同胞。

……那我的遗体还能有点儿积极的作用吗？

在美国北卡罗来纳州贝尔克里克的皮埃蒙特松木棺材公司，唐·伯恩可以为你定制一个最大限度上可生物降解的棺材，要价只需几百美元。棺材外表质朴，可根据客户的需求定制，比如让爱人在上面手写留言，或者让孩子画上掌印。如果有人想要一场仪式，最后和遗体告个别或者再交流一下感情，就像很多人做的开棺葬礼一样，伯恩还会让死者亲属开车过来，给棺材拧上最后几颗螺丝钉。

或者你还可以花上 4.95 美元，[183] 让伯恩给你通过邮件发一份他的《自制三合板棺材说明》。其他公司也有免费提供这种说明书的（比如查克·拉金等在 lastthings.net 网站上介绍的人和公司，我们得到授权，将说明放在了下文）。

要是你需要时间制造棺材、规划葬礼，还可以将遗体暂存在大多数医院太平间的冷库中。在冷库里遗体可以保存好几天，无须防腐操作。"就算你只是个木工新手，也大可拿出勇气来干。"伯恩在网站上恳切地写道。他表示自己手工打造一口棺材不仅用时不到 4 个小时，花费少于200 美元，而且"在爱人（或者你自己）的葬礼上使用自己亲手做的棺材，这种满足感是用金钱无法衡量的"。

如果这份满足感价值 201 美元以上，也就等于你还能从这种行为中盈利呢。自制棺材所需的工具只有一把螺丝刀、一把锯子、一卷卷尺、一根铅笔、几块三合板、几根木条和一些螺丝钉。不需要任何电动设

如何打造你

材料准备：

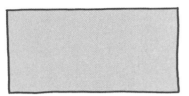

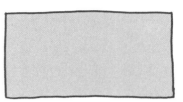

2 张三合板，尺寸为 1.3cm×122cm×244cm

3-4 根木条，
尺寸为 5.1cm×5.1cm×244cm

螺丝钉，长度约为
3.2cm ～ 4.5cm

绳子，长度约为
366cm ～ 488cm

第一步：

切割三合板，两张三合板以同样的方式切割。

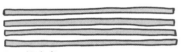

第二步：

钻孔，为螺丝钉钻直径为 0.3cm 的孔，为绳子钻直径为 1.3cm 的孔。

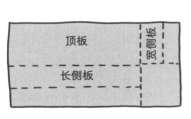

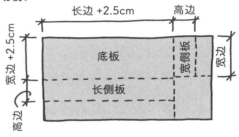

自己的棺材

第三步： 切割木条。

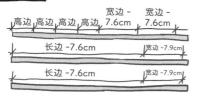

高边 高边 高边 高边 宽边 - 7.6cm 宽边 - 7.6cm

长边 -7.6cm 宽边 -7.9cm

长边 -7.6cm 宽边 -7.9cm

第四步：

将木条钉在宽侧板上。

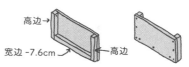

高边→

宽边 -7.6cm ← 高边

第五步：

将宽侧板固定在长侧板上。

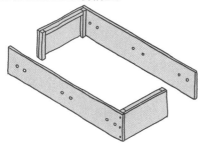

第六步： 将第五步做好的两个 "L" 字形的零件固定在一起变为长方形，然后将长度为长边减 7.6cm 的木条钉入。

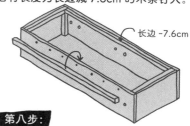

长边 -7.6cm

第七步： 用螺丝钉固定底板。

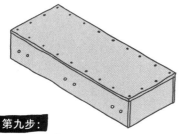

第八步：

在顶板上钻孔，并用螺丝钉固定小木条。

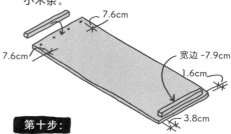

7.6cm

7.6cm

宽边 -7.9cm

1.6cm

3.8cm

第九步：

将绳子等分成 6 段。如果你想在宽侧板上也加装把手，就等分成 8 段。

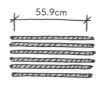

55.9cm

第十步：

安装绳子把手。

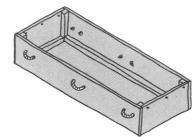

备，这一点对伯恩来说非常重要，因为他在自家农场里经营皮埃蒙特松木棺材公司，那里没有电，也没有下水道，只有一排长宽都是约 3.7 米的住房（他大部分时间在室外活动）、一座花园和几头牲畜。在那种环境中，土葬对生态系统是完全无害的。

火葬会浪费掉尸体能提供的肥料，不过火葬的好处是不需要墓地。如今，人们搞出了几种新方法来利用骨灰，比如可以把骨灰放入 3D 打印机，制成独一无二的定制黑胶唱片。还有家公司提供下面这种服务：将骨灰混入混凝土，然后放入大海，让其融入珊瑚礁。珊瑚虫可以像附着在其他珊瑚虫身上一样附着在骨灰和混凝土的混合物上。人们还可以在骨灰混合物抛入大海前在上面画画，按手印来装饰。最后，公司还会给死者家属一个指示死者骨灰位置的 GPS 坐标。

和尸体防腐相比，火葬已经够简单的了，但尸体焚烧时还是会排放出大量烟气。在不实行天葬的地方，最极简主义的尸体处理方式，很可能是一种新兴的、在很多地方甚至还违反法律的方法。

通过一种名叫碱水解，或者叫"绿色火化"的方法，尸体会被溶化成液体。强碱溶液（氢氧化钾水溶液）能在 12 小时内将尸体溶解。高温高压可以加速溶解，整个过程在一个钢制的圆筒中进行。弗吉尼亚理工大学的科技教授菲利普·奥尔森（Philip Olson）表示，碱水解后的废水只要经过冷却，并且酸碱度达到当地的标准，就可以通过下水道系统排放。碱水解处理尸体的方式比火化耗能更少，但用水量更大，每具尸体需大约 1 135 升水。这种方法长期以来都被实验室用来处理组织样本，最近才被拓展应用到处理整具人类尸体。

2011 年，杰夫·爱德华兹当上了第一位提供碱水解服务的殡葬师。然而他刚水解 19 具尸体，就被俄亥俄州的卫生部门告知他们不会给处理得这么"彻底"的尸体开具死亡证明——虽然爱德华兹认为卫生部门的关注点并不在医疗卫生方面。他指控卫生部门"被我在当地殡葬业的竞争对手给威胁了"。

可能是这个缘故，碱水解目前只在美国的 9 个州和加拿大的一个省合法。这种尸体处理方法对殡葬行业目前的格局造成了影响，这与 20 世纪中叶火葬刚刚兴起时的情况惊人地相似。

奥尔森对我讲道，几十年来，殡葬业者都认为火葬是"有失尊严、反宗教，甚至有违美国传统的"。然而，后来污名化火葬的运动突然停止了，殡葬行业最终决定顺应市场的需求。任何行业都需要时间来适应颠覆性的新技术，尤其是那些建立在现有的、武断性见解上的行业——在这个实例中，就是人们对逝者的极端尊敬。

"碱水解的反对者通常都认为，神圣的人体像日常排泄物一样被冲进下水道，而且这些废液最终还会循环，回到活人的身体里，这些想法是非常令人厌恶的。"奥尔森写道。但这不就是生命循环往复的概念吗？这种生命的循环对生者来说也是一种解脱。后来我又问苏珊·多布查开棺葬礼和仪式性的遗体防腐能不能带来这种解脱，她直言反驳道，还不如让遗体回归自然，滋养树木更有意义呢。

同样也是出于这种循环的理念，总有人愿意"将遗体捐献给科学研究"。任何嘴上说着"我希望他们找到某某疾病的治疗方法"，实际上却将自己的遗体灌满防腐剂然后埋入地下的人都是大骗子。

每一个上过医学院的人都解剖过尸体，我也一样。我们对尸体是充满尊敬和专业性的，而且它们带来的教育价值无可估量。

不过，这只是把尸体捐献给科学研究带来的众多价值中的一个罢了，很快，只捐献几个细胞就也能带来同样的价值了。

我死后，我的生物数据信息会怎么样？

许多年来，从贡特尔·冯·哈根斯创办的"人体世界"展览中走出来的观众都会被邀请填写一份表格，表明将来是否有捐献遗体用于展出的意愿。

后来，这名古怪医生的"人体世界"展还衍生出了另一个展览，名叫"人体奥秘"（BODIES）。"人体奥秘"展的内容和"人体世界"展几乎一模一样，但两者却没有任何关系。"人体世界"展坚称其展出的所有尸体标本都取得了事先许可，尤其是用于展览的许可，而"人体奥秘"展虽然和"人体世界"展都用了冯·哈根斯发明的生物塑化技术，开幕的时间还比后者晚了10年，却公开承认他们不使用自愿捐献者的遗体，而只采用来自其他国家的无主的尸体。

尸体交易的黑市令人厌恶。人们向血液和器官的捐献者支付费用会产生道德伦理问题，就是因为这种行为会催生黑市交易，同时激化胁迫交易的矛盾。然而，"人体奥秘"展竟然火了十多年，吸引了1 500多万付费观众。我还是最近才有机会去拉斯维加斯的卢克索赌场酒店看了次这个展览。这种用从其他国家运来的无主尸体开办的展览，竟然还能和魔术师克里斯·安吉尔以及演员"红发小子"（Carrot Top）的表演一起，组成"赌城"的娱乐节目。

在医学发展起来之前，如何主宰我们自己的尸体是人类遇到的最复杂、最有争议的问题之一。有关尸体买卖以及未取得授权就展出这些问题，也鲜少有人能给出很直接的答案。

如今，大多数国家的政府都承认，只要组成器官的身体组织还与你的身体物理相连，那么你就拥有并能控制这些身体组织上的细胞。听起来挺好的吧？但你做没做过巴氏涂片检查，或者是尿检、皮肤活检，甚至理发？这下你知道让身体组织脱落有多容易了吧！使用这些脱落的组织不需要你的许可，任何人都可以拿来做任何事。

然而，很少有人知道这种事是完全有可能发生的，而且如果有人拿我们的身体组织做了研究，有了创新的成果，那也跟我们没有关系。在这一点上，最有名的例子应该是亨丽埃塔·拉克斯（Henrietta Lacks）了。拉克斯是个贫穷的黑人女性，在 1951 年死于宫颈癌。约翰斯·霍普金斯医院的医生们对她的宫颈组织做了活检，并人工培养了永生的癌细胞。最终，拉克斯的细胞分裂产生出了数以万亿计的细胞，被最初的研究人员卖给了全世界的同行。拉克斯的细胞在其体外存活的时间远比在其体内存活的时间长，利用这些细胞，科学家们取得了上千份专利和重要的科学成果，但这些都没有获得拉克斯家人的同意，她的家人也没有收到任何补偿。脊髓灰质炎疫苗的发明、体外受精技术的研究，甚至人类拥有 46 条染色体的发现，拉克斯的细胞都功不可没。

在美国，一旦人类组织与其身体脱离，人们对该组织的权益就会转让出去，这条法规叫作通用法则（The Common Rule）。通用法则是1979 年起草的，初衷是保证科学的自由发展，但随着技术的进步，这条法则早已变得不那么简单了。

将来人们到底能拿我们的身体组织做出什么事来？很少有人能想象到如今 DNA 测序技术的发展有多快，而这项技术的发展让这个问题成了生物医学界的核心伦理问题。根据摩尔定律，集成电路的容量每隔18 个月就能增加一倍，同时成本也能降至原来的一半，人类 DNA 测序也同样如此，技术能力不断增强，成本不断降低。在美国国立卫生研究院院长弗朗西斯·柯林斯带领团队第一次完成人类基因组的测序工作时，花费了大约 4 亿美元，而仅仅 13 年后，其成本已经降到只需 1 000美元了。

"在这方面，我们没有创造任何新的规律，"柯林斯对我讲道，"我认为这个趋势还将继续下去，再过 10 年，可能基因组测序就只要 100美元了。"

到那时，我就该给这本书增补一个章节了，就叫"生物数据信息"。目前，我们每个人也该好好考虑一下这些问题了。

关于所有与我们身体有关的数据信息，科学家们已经达成了共识，认为人们应该享有支配自己的生物数据信息的权利，包括基因组、病历资料、饮食和健身数据记录，将来还会加入微生物组、代谢物组、暴露组、蛋白质组，以及各种各样能被划分为"组"的生理信息数据。问题在于，所有这些生物信息数据，该如何被负责任、安全且高效地管理呢？

今天，美国的法律不允许研究人员在没有取得许可的情况下进行人体实验。虽然在通用法则的影响下，许多科学发现拯救了无数生命，但这套法则是基于 40 年前的伦理标准起草的。那时 DNA 的双螺旋结构刚被写入教材没几年，人类基因组测序还无法想象，通用法则根本不可能预测到，这些看似匿名的身体结构标本完全可能通过 DNA 测序技术被追溯到具体的人身上。想象一下比较极端的场景，这些生物信息完全可能被用来区别对待买保险或者申请贷款的平民，甚至有可能被用来陷害别人谋杀。

有些人可能会认为这样的极端场景太离谱了，但对一部分人来说这却是有可能的。从 20 世纪 30 年代开始，美国政府资助了一批科学家，让他们开展"塔斯基吉梅毒实验"（Tuskegee Study of Untreated Syphilis in the Negro Male）。这是一项以黑人男子为实验对象进行的实验，致使数百名贫困的文盲佃农罹患甚至死于梅毒。通过研究受试者的发病过程，研究人员观察到梅毒螺旋体是如何感染生殖器官并最终侵入大脑和脊髓的，以及梅毒是如何致人瘫痪、失明和神智失常的。治疗梅毒的特效药青霉素在 1947 年就面市了，但直到 1972 年记者简·海勒（Jean Heller）把整件事曝光时，非自愿参加实验的佃农们仍在不断病死。[184]

同时，保证科学界使用生物信息自由进行研究的法案加剧了民众对医疗机构的不信任。众多像拉克斯家一样的美国黑人家庭担心，医疗机构并不关心他们的安危，只是想利用他们进行实验。

　　为了扭转这种局面，2016 年，美国卫生和公共服务部建议民众应在任何利用自己的身体组织进行实验前签署知情同意书。知情同意书确实很重要，但科学家能接触到海量的数据，拥有大量的细胞供他们用于创造性的、开放性的国际合作，要求人们签订这么一份无具体限制的知情同意书，就等于让他们赌上全部的信任。知情同意书基本都是这样规定的：**我们想用你的身体组织做个实验，不过实验内容可能什么都包括，怎么样，同不同意？**

　　不过，很多聪明人告诉我，他们还是会签这个同意书的。回想我第一次见到哈佛医学院教授约翰·哈拉姆卡（John Halamka）医生时，我正在拉斯维加斯参加一个健康科技方面的会议（不是去看"人体奥秘"展的那次）。我俩在城里到处寻找素食，这倒让我们成了"患难好友"（当时我俩的经历简直就像电影《宿醉》里的情节）。哈拉姆卡医生是第二位将自己的基因组全部测序的人，并将自己的全部基因信息上传到了网上，而且他还十分热切地利用智能手环、智能手机和大脑的记忆力来记录自己的日常生活，然后将记录下的所有数据都上传云端保存，以备将来的某一天这些数据能以任何形式为医学研究做出贡献。如果你想看，网上有足足 9 拍字节（PB）的约翰·哈拉姆卡的数据，你甚至还能搞到他的干细胞，而且所需费用并不是很贵。

　　哈拉姆卡的决定完全源于他对医疗系统的信任。他是个白人、男性、素食主义者、医学博士，住在波士顿郊外的一个农场里。哈拉姆卡博学多才，会开发手机应用，还通过基因分析根治了妻子的乳腺癌。他决定分享自己身体数据的行为是经过深思熟虑的，完全出于自愿，这和亨丽埃塔·拉克斯当年面对的情况可谓大相径庭。

　　哈拉姆卡不仅不在意人们随意使用他的生物信息数据，更让他在科学界不同寻常的是，他甚至连人们以此获利都不太在乎。

　　在理想情况下，如果有人使用了你辛勤工作得出的结论或数据，并取得了重大医学突破，那所有人都应该为之庆贺。但在现实中，人们难免会争名夺利，彼此忌恨，在意谁夺得了工作机会、名声威望和未来科研计划的资金。因此，科学家们搜集数据一直都很困难。

为此，美国国立卫生研究院的弗朗西斯·柯林斯就很想鼓励科学家积极分享。"没人相信他们能听我们的话，因为这就好像是在试图放牧一群猫，"他对我说，"虽然我们不能放牧猫，但我们可以移动它们的饲料啊！我们国立卫生研究院可有的是猫粮。"他指的是国立卫生研究院每年给科学家提供的320亿美元的研究资金。"我们计划把拨款用在这方面，真正鼓励人们开放自己的数据库。"

2016年，美国联邦政府启动了精准医疗计划。该计划旨在采集100万人的基因组数据并存入公共数据库。启动伊始，白宫科技政策办公室主任约翰·霍尔德伦（John Holdren）就向我保证，他们的第一要务就是信息安全。美国政府将独立、迅速地在云端建立一个人类生物学数据库，容量将高达数十亿吉字节（GB）。

当然，如果所谓的第一要务是保证安全，那我们肯定就什么数据都获取不到了。我们也就不要去网上发布任何东西，不要去验血，不要把头发掉到任何地方了——说实话，就是什么都别做了。和你生活中的所有事一样，不管你决定做什么或者不做什么，总会有一定的风险伴随而来。

平常心对待这一切，对待这种别样的"永生"，似乎要求我们铭记富兰克林关于我们人类在宇宙中微不足道的评论，以及哈拉姆卡为了让人类获益所做的一切。哈拉姆卡用自己的方法达成了永生，还无须让地球被千岁老人占满。在他死后，他遗留在世的部分将会存在于云端数据库中，帮助那时在世的人们更好地利用他们的身体。

后 记

感谢你能读完这些内容，我意识到，这些问题的答案在大部分情况下都没有人们想象的那么直白。我们人类本就不是这么简单的，所以这可怪不了我。我在医学院上学的时候，一心想驾驭人体的奥秘，但最后却只收获了更多的问题。我学到的东西越多，脑中的疑惑就越多。

这种状况有时候会让我感受不到存在的意义，但更多的时候它让我的同情心更强了。在我看来，花时间接纳人类的复杂性，远比死记硬背细枝末节的知识点更加有用，也更有力量。在面对自己的身体，做出各种决定时，我们需要不断挑战对于"正常"和"健康"的定义，需要在遭遇大的变故前仔细想好自己想如何生、如何死，需要想好自己做出的决定将如何影响生态系统中的人类物种。

2016 年夏天，我在阿斯彭参加了一场会议，名叫聚光医疗（Spotlight Health）。会上，我听了好几位优秀科学家的发言，其中就包括基因编辑领域的核心人物、诺贝尔奖得主大卫·巴尔的摩。他们讲解了如何编辑人类的生殖细胞，"制造"出健康的人类（当然是理论上的，在双亲都携带镰状细胞贫血基因的情况下，如何保证子代在出生时不患病）。观众席上坐着 FDA 的前任局长弗兰克·杨。发言结束后，杨表示，他不确定公众将如何看待这项技术。这算是一种药吗？应该让所有人都能得到吗？会不会被滥用？我们有不继续这个研究方向的理由吗？

这些问题影响的不仅仅是我们自己的身体，更是整个地球和全人类。这些关于基因编辑、数据共享的深奥问题本来对我来说都是十分抽象的，直到我遇到了科佩兰一家人。拉菲的父亲布雷特至今都保持着一种谨慎的乐观，希望能为女儿的 DEB 找到解药。他在谈及治疗的可能性时哭了出来。"未来的可能性是神奇的。攻克一种疾病难题的会是生物学的博士吗？还是生物信息学的博士？说不定也可能是数学家。"

政府搜集民众生物信息计划的领导者约翰·霍尔德伦相信，"富有人性"的公众都会主动捐献他们的生物信息，就像人们长久以来捐献器官和血液一样。用他的话讲："每个人都有患上各种疾病的亲戚，也都知道总有一天自己也会患上某种疾病，这种绕不开的现实是一种强大的力量。"

这种想法驱使着我们在日常生活中做出每一个寻常的小决定，吃什么、喝什么、怎么改变外在和内在的自我、见到有人袒胸露乳要不要报警、跟谁发生怎样的性行为、和谁保持亲密、对谁敬而远之，以及我们会如何看待上面这些决定。我们可以像"蜜丝佛陀"先生那样，一直寻找、量化自己的缺陷并试图改变，直到死亡，或者也可以干脆抛弃这些一定之规，拥抱一个不断变化的世界。

技术的进步正在迅速地推动着医学的发展。如今，大多数医生在职业实践中实施的技术都不是他们在医学院时学到的了。消化科医生（还有神经科医生、皮肤科医生、营养师）如今普遍认为我们体内不计其数的微生物与我们身体的日常活动息息相关，但就在几年前人们对此还几乎一无所知。

作为医生，同时也作为患者，我们能做到的就是在新事物来临时接纳它们。所有东西是必然会逐渐推陈出新的，这个过程不会停止。我希望这本书能帮你在一定的情境中了解医学知识，尽量减少你关于身体的过多焦虑，或者至少帮你厘清这些焦虑的优先级。我也希望你现在明白，这本书是一本关于身体运作和维持的指南，绝不想给你强硬灌输任何内容。我更想只做最基本的指导，让你拥有最大的自主权，鼓励你去质疑身边的文化和商业信息，挑战所谓的"正常"，对过于简单的结论保持怀疑。

除非……你的脑子里进了隐形眼镜镜片。

致 谢

感谢所有陪我一路走过来的读者，有了你们这本书才有可能写成。感谢所有留言提问的人们，不管你们的提问最终有没有被选入书稿中。感谢所有和我分享故事和想法的人们。感谢所有文章或讲话被我引用的原作者们，虽然我已经竭尽全力把你们的名字写进原文、注释或者参考文献中了，但我感觉这么多年我读过这么多书，看过这么多视频材料，采访过这么多人，听过这么多演讲，肯定不可能把每个人名都一一写全。为了让这本书的内容更好理解，我穷尽了我的个人经验和专业能力，甚至想给每个句子都带上一句脚注。书中的有些对话和二次文献让我找到了许多被人遗忘的原始出处，没有这些原始文献，我这些引用也不可能存在。感谢所有写出这些文献的作家、思想家们，尤其感谢我在书里提到过的记者们，是你们的报道激励我写出了这本书。我很感谢你们，也希望这本书能让更多人注意到你们，从而使你们的工作更进一步。我还要感谢我有幸加入的组织机构，这一切都对我至关重要。

感谢亚尼夫·苏哈编辑了这本书，感谢朱莉·泰特做了校对，感谢哈利·贝特曼为本书绘制插图。

感谢以下团队制作完成了"假如身体会说话"系列视频：凯瑟琳·威尔斯、尼克·波洛克、杰克林·苏库里、大卫·西多罗夫、纳丁·阿雅卡、杰基·雷、马特·福特、克里斯·海勒、保罗·罗森菲尔德、山姆·普莱斯-维尔德曼、杰克·斯韦林根和卡莎·西普拉克-迈尔·冯·巴尔戴格。还有在节目制作过程中提供过帮助的朋友们：大卫·杨、琪亚拉·阿提克、艾米·罗斯·斯皮格尔、马克·比特曼，以及所有贡献过时间的嘉宾。

　　感谢以下团队接纳我成为《大西洋月刊》的一名编辑：约翰·古尔德、鲍勃·科恩、詹姆斯·贝内特、斯科特·斯托塞尔、埃里克西斯·马德里加尔、德瑞克·汤普森、黑莉·罗默、大卫·布拉德利。

　　还要感谢一路支持着我的各位：妈妈、爸爸、莎拉·耶格尔、劳伦·哈卜林、R.詹姆斯·哈卜林、埃利诺·哈卜林、理查德·约翰斯、诺玛·约翰斯、阿维·吉尔伯特、埃里克·卢普伐、马尔戈·施克曼特、莎拉·波特、迈克尔·古德史密斯、罗斯·安德森、丹·布埃特纳、梅丽莎·普赖斯、罗伯·苏、史蒂夫·福特瑞尔、鲍勃·瑞乌、理查德·冈德曼、乔迪·阿维尔甘、梅芙·希金斯、朱莉·贝克、莱克斯·伯克、林奇·阿布拉姆斯、克里斯·奇利扎、利兹·奥利里、斯宾瑟·科恩哈勃、丽贝卡·格林菲尔德、马洛里·奥特伯格、埃里克斯·贝洛斯、露西·克尼斯、卡梅隆·科克斯、安娜·布罗斯、杰夫·高德伯格、亚历山德拉·沙布勒里，以及许多没有提到的人。

注 释

前言

1. Yih-Chung Tham et al., "Global Prevalence of Glaucoma Projections of Glaucoma Burden Through 2040," *American Association of Ophthamology Journal* 121, no. 11 (November 2014): 2081–90.
2. Dobscha, Susan, *Death in Consumer Culture* (New York: Routledge, 2016).
3. Paul Rozin, Michele Ashmore, and Maureen Markwith, "Lay American Conceptions of Nutrition: Dose Insensitivity, Categorical Thinking, Contagion, and the Monotonic Mind," *Health Psychology* 15, no. 6 (November 1996): 438–47, doi:http://dx.doi.org/10.1037/0278-6133.15.6.438.

第一部分　外貌──关于体表的一切

4. Adrienne Crezo, "Dimple Machines, Glamour Bonnets, and Pinpointed Flaw Detection," *The Atlantic*, October 3, 2012.
5. Thomas J. Scheff, "Looking Glass Selves: The Cooley/Goffman Conjecture," August 2003, www.soc.ucsb.edu/faculty/scheff/19a.pdf.
6. "Genetic Traits: Dimples," Genetic Index, www.genetic.com.au/genetic-traits-dimples.html.
7. "Woman Invents Dimple Machine," *Modern Mechanix*, October 1936, http://blog.modernmechanix.com/.
8. Morad Tavallali, "Cheek Dimples," Tavallali Plastic Surgery, www.tavmd.com/2012/06/30/cheek-dimples/.
9. "British Doctors Warn Against 'Designer Dimple' Cosmetic Surgery," *Herald Sun* (Australia), June 22, 2010, www.heraldsun.com.au//news/breaking-news/british-doctors-warn-against-designer-dimple-cosmetic-surgery/story-e6frf7jx-1225882980055.
10. "Amazing Facts About Your Skin, Hair, and Nails," American Academy of Dermatology, 2016, www.aad.org/public/kids/amazing-facts.
11. "Top 5 Reasons for Removing Tattoos," Fallen Ink Laser Tattoo Removal, www.falleninktattooremoval.com/2014/12/11/top-5-reasons-for-removing-

tattoos/.

12.   Quentin Fottrell, "Even Before Apple Watch Snafu, Tattoo Removal Business Was Up 440%," Market-Watch, May 2, 2015, www.marketwatch.com/story/tattoo-removal-surges-440-over-the-last-decade-2014-07-15.

13.   Katherine D. Zink and Daniel E. Lieberman, "Impact of Meat and Lower Palaeolithic Food Processing Techniques on Chewing in Humans," *Nature* 531 (March 24, 2016): 500–503, doi:10.1038/nature16990.

14.   Aaron Blaisdell, Sudhindra Rao, and David Sloan Wilson, "How's Your Ancestral Health?," *This View of Life*, Evolution Institute, March 24, 2016, https://evolution-institute.org/article/hows-your-ancestral-health/.

15.   Salvador Hernandez, "Meet the Very Cute Baby Who Was Born Without a Nose," *Buzzfeed News*, March 31, 2015, www.buzzfeed.com/salvador-hernandez/meet-the-very-cute-baby-who-was-born-without-a-nose?utm_term=.kcWrVWNqJ#.dnWY8qorz.

16.   Mao-mao Zhang et al., "Congenital Arhinia: A Rare Case," *American Journal of Case Reports* 15 (March 18, 2014): 115–18,doi:10.12659/AJCR.890072.

17.   Soheila Rostami, "Distichiasis," Medscape, October 14, 2015, http://emedicine.medscape.com/article/1212908-overview.

18.   "Lymphedema-Distichiasis Syndrome," Genetics Home Reference, February 2014, https://ghr.nlm.nih.gov//condition/lymphedema-distichiasis-syndrome.

19.   "Causes of Blindness and Visual Impairment," World Health Organization, www.who.int/blindness/causes/en/.

20.   Guillermo J. Amador et al., "Eyelashes Divert Airflow to Protect the Eye," *Journal of the Royal Society Interface*, February 25, 2015, http://rsif.royal-societypublishing.org/content/12/105/20141294.

21.   J. T. Miller et al., "Shapes of a Suspended Curly Hair," *Physical Review Letters* 112, no. 6 (February 14, 2014), http://dx.doi.org/10.1103/PhysRevLett.112.068103.

22.   "Amazing Facts About Your Skin, Hair, and Nails," American Academy of Dermatology, https://www.aad.org/public/kids/amazing-facts.

23.   "How to Grow 3–6 Inches Taller in 90 Days," YouTube, October 12, 2012,: http://tune.pk/video/4890970/how-to-grow-3-6-inches-taller-in-90-days-lance-story.

24.   Hartmut Krahl et al., "Stimulation of Bone Growth Through Sports: A Radiologic Investigation of the Upper Extremities in Professional Ten-

nis Players," *American Journal of Sports Medicine* 22, no. 6 (1994), doi:10.1177/036354659402200605.

25. Richard Knight, "Are North Koreans Really Three Inches Shorter Than South Koreans?," BBC News, April 23, 2012.

26. Ibid.

27. "Hunger Statistics," www.wfp.org/hunger/stats.

28. Felix Gussone and Shelly Choo, "NASA's Scott Kelly Grew 2 Inches: The Body After a Year in Space," NBC News, March 3, 2016.

29. A. E. Davies et al., "Pharyngeal Sensation and Gag Reflex in Healthy Subjects," *Lancet* 345, no. 8948 (February 25, 1995): 487–88.

30. "Low-Voiced Men Love 'Em and Leave 'Em, Yet Still Attract More Women: Study," EurekaAlert!, October 16,2013, www.eurekalert.org/pub_releases/2013-10/mu-lml101613.php.

31. Culley Carson III, "Testosterone Replacement Therapy for Management of Age-Related Male Hypogonadism," Medscape, 2007, www.medscape.org/viewarticle/557247.

32. Cecilia Dhejne et al., "Long-Term Follow-Up of Transsexual Persons Undergoing Sex Reassignment Surgery: Cohort Study in Sweden," *PLoS ONE* 6, no. 2 (February 22, 2011), http://dx.doi.org/10.1371/journal.pone.0016885.

33. Lyndon Baines Johnson, "State of the Union Address," January 8, 1964, www.americanrhetoric.com/speeches/lbj1964stateoftheunion.htm.

34. Robert Rector and Rachel Sheffield, "The War on Poverty After 50 Years," Heritage Foundation, September 15, 2014, www.heritage.org/research/reports/2014/09/the-war-on-poverty-after-50-years.

35. "St. John's Well Child and Family Center," Southside Coalition of Community Health Centers, http://southsidecoalition.org/stjohns/.

36. "PFLAG National Glossary of Terms," PFLAG, www.pflag.org/glossary.

第二部分　感知——关于感受的一切

37. S. M. Langan, "How Are Eczema 'Flares' Defined? A Systematic Review and Recommendation for Future Studies," *British Journal of Dermatology* 170, no. 3 (March 12, 2014): 548–56, doi:10.1111/bjd.12747.

38. V. Niemeier and U. Gieler, "Observations During Itch-Inducing Lecture," *Dermatology Psychosomatics* 1, no. 1 (June 1999): 15–18, doi:10.1159/000057993.

39. Atul Gawande, "The Itch," *The New Yorker*, June 30, 2008, www.newyorker.com/magazine/2008/06/30/the-itch.

40. Yan-Gang Sun and Zhou-Feng Chen, "A Gastrin-Releasing Peptide Receptor Mediates the Itch Sensation in the Spinal Cord," *Nature* 448 (July 25, 2007): 700–703, doi:10.1038/nature06029.

41. Marie McCullough, "Exploring Itching as a Disease," Philly.com, January 20, 2014, http://articles.philly.com/2014-01-20/news/46349734_1_itch-and-pain-pain-clinics-skin.

42. Matthew Herper, "Why Vitaminwater Is Bad for Public Health," *Forbes*, February 8, 2011.

43. Kenneth J. Carpenter, "The Discovery of Vitamin C," *Annals of Nutrition and Metabolism* 61, no. 3 (November 26, 2012): 259–64, doi:10.1159/000343121.

44. Aswin Sekar et al., "Figure 5: C4 Structures, C4A Expression, and Schizophrenia Risk" (chart), in "Schizophrenia Risk from Complex Variation of Complement Component 4," *Nature* 530 (February 11, 2016): 177–83, doi:10.1038/nature16549.

45. Soyon Hong et al., "Complement and Microglia Mediate Early Synapse Loss in Alzheimer Mouse Models," *Science* 352, issue 6286 (March 31, 2016): 712–16, doi:10.1126/science.aad8373.

46. "Health Myths Debunked—with Dave Asprey LIVE at the Longevity Now® Conference 2014," YouTube, May 23, 2014, www.youtube.com/watch?v=sHq_Xvu03zk.

47. David Venata et al., "Caffeine Improves Sprint-Distance Performance Among Division II Collegiate Swimmers," *Sport Journal*, April 25, 2014.

48. Diane C. Mitchell et al., "Beverage Caffeine Intakes in the U.S.," *Food and Chemical Toxicology* 63 (January 2014): 136–42, www.sciencedirect.com/science/article/pii/S0278691513007175.

49. Keumhan Noh et al., "Effects of Rutaecarpine on the Metabolism and Urinary Excretion of Caffeine in Rats," *Archives of Pharmacal Research* 34, no. 1 (January 2011): 119–25, doi:10.1007/s12272-011-0114-3.

50. "Supplements and Safety," *Frontline*, PBS, January 2016.

51. Hochman, David, "Playboy Interview: Sanjay Gupta," *Playboy*, August 12, 2015, www.playboy.com/articles/playboy-interview-sanjay-gupta.

52. Russell Brandom, "The New York Times' Smartwatch Cancer Article Is Bad, and They Should Feel Bad," *The Verge*, March 15, 2015, www.theverge.com/2015/3/18/8252087/cell-phones-cancer-risk-tumor-bilton-new-

york-times.

53. Truman Lewis, "Feds Draw Blinds on Mercola Tanning Beds: The Company Claimed Indoor Tanning Was Safe, Did Not Cause Skin Cancer and Could Delay Aging," *Consumer Affairs*, April 14, 2016, www.consumeraffairs.com/feds-draw-blinds-on-mercola-tanning-beds-041416.html.

54. Steven Silverman, "Inspections, Compliance, Enforcement, and Criminal Investigations," U.S. Food and Drug Administration, March 22, 2011.

55. Ibid.

56. Paul Thibodeau et al., "An Exploratory Investigation of Word Aversion," https://mindmodeling.org/cogsci2014/papers/276/paper276.pdf.

57. Paul Thibodeau et al., "An Exploratory Investigation of Word Aversion," https://mindmodeling.org/cogsci2014/papers/276/paper276.pdf.

58. Mari Jones, "Tragic Dad 'Driven to Suicide Couldn't Face Another Day with the Unbearable Pain of Tinnitus,' " *Mirror* (UK), July 30, 2015.

59. "Rock Music Fan 'Stabbed Himself to Death in Despair' After Three Months of Tinnitus Made His Life Hell," *Daily Mail* (UK), November 19, 2011.

60. "Is Suicide the Only Cure for Tinnitus? It Was for Gaby Olthuis . . . ," StoptheRinging.org, March 20, 2015, www.stoptheringing.org/is-suicide-the-only-cure-for-tinnitus-it-was-for-gaby-olthuis/.

61. Debbie Clason, "Tinnitus and Suicide: Why It's Happening, How to Stop It," Healthy Hearing, October 24, 2014, www.healthyhearing.com/report/52313-Tinnitus-and-suicide-why-it-s-happening-how-to-stop-it.

62. Institute of Medicine, Food and Nutrition Board, *Dietary Reference Intakes for Vitamin A, Vitamin K, Arsenic, Boron, Chromium, Copper, Iodine, Iron, Manganese, Molybdenum, Nickel, Silicon, Vanadium, and Zinc* (Washington, DC: National Academies Press, 2001).

63. Office of Dietary Supplements, National Institutes of Health, "Vitamin A: Fact Sheet for Health Professionals," February 11, 2016, https://ods.od.nih.gov/factsheets/VitaminA-HealthProfessional/.

64. Tea Lallukka et al., "Sleep and Sickness Absence: A Nationally Representative Register-Based Follow-Up Study," *Sleep*(September 1, 2014): 1413–25, doi:10.5665/sleep.3986.

65. Sanskrity Sinha, "Mita Diran, Indonesian Copywriter, Dies After Working for 30 Hours," *International Business Times*, December 19, 2013, www.ibtimes.co.uk/mita-diran-indonesian-copywriter-dies-after-working-30-hours-1429583.

66. "Monster Energy Drink Deaths and Hospitalizations," Lawyersand-Settlements.com, October 19, 2015, www.lawyersandsettlements.com/lawsuit/monster-energy-drink-deaths-hospitalizations.html?opt=b&utm_expid=3607522-13.Y4u1ixZNSt6o8v_5N8VGVA.1&utm_referrer=https%3A%2F%2Fwww.google.com.

67. "Sleep-Deprivation Record-Holder Randy Gardner on 'To Tell the Truth' (May 11, 1964)," YouTube, April 21, 2013, www.youtube.com/watch?v=muWmOLqNxYQ.

68. H. P. Van Dongen et al., "The Cumulative Cost of Additional Wakefulness: Dose-Response Effects on Neurobehavioral Functions and Sleep Physiology from Chronic Sleep Restriction and Total Sleep Deprivation," *Sleep* 26, no. 2 (March 15,2003): 117–26, http://www.ncbi.nlm.nih.gov/pubmed/12683469.

69. Michael S. Duchowny, "Hemispherectomy and Epileptic Encephalopathy," *Epilepsy Currents* 4, no. 6 (2004): 233–35, doi:10.1111/j.1535 7597.2004.46007.x.

70. Seth Wohlberg and Debra Wohlberg, "www.gracewohlberg.blogspot.com: January 2009 to March 2010," http://www.rechildrens.org/images/stories/Graceblog.pdf.

第三部分 进食——关于维系身体的一切

71. Lynn Cinnamon, "Cobain's Disease & Kurt's Sick Guts," *Lynn Cinnamon* (blog), April 22, 2015, http://lynncinnamon.com/2015/04/cobains-disease-kurt-cobains-sick-guts/; "Kurt Cobain Talks Music Videos, His Stomach & Frances Bean | MTV News," YouTube, www.youtube.com/watch?v=hJtm-9HomKdE.

72. Emeran A. Mayer, "Gut Feelings: The Emerging Biology of Gut-Brain Communication," *Nature Reviews Neuroscience* 12, no. 8 (2011): 453–66, doi:10.1038/nrn3071.

73. Abhishek Sharma et al., "Intractable Positional Borborygmi—an Unusual Cause Diagnosed by Barium Contrast Study," *BMJ Case Reports* 2010 (2010), doi:10.1136/bcr.01.2010.2637.

74. A. M. Spaeth, "Effects of Experimental Sleep Restriction on Weight Gain, Caloric Intake, and Meal Timing in Healthy Adults," *Sleep* 36 (7): 981–90, www.ncbi.nlm.nih.gov/pubmed/23814334.

75. J. Ridley, "An Account of an Endemic Disease of Ceylon, entitled Berri

Berri," in James Johnson, *The Influence of Tropical Climates on European Constitutions* (London: Thomas and James Underwood, 1827).

76. Kenneth J. Carpenter, "Studies in the Colonies: A Dutchman's Chickens, 1803–1896," chap. 3 in *Beriberi, White Rice, and Vitamin B: A Disease, a Cause, and a Cure*, (Berkeley: University of California Press, 2000), 26.

77. U.S. Food and Drug Administration, "FDA Warns Consumers About Health Risks with Healthy Life Chemistry Dietary Supplement: Laboratory Tests Indicate Presence of Anabolic Steroids," July 26, 2013.

78. U.S. Food and Drug Administration, "Purity First Health Products, Inc. Issues Nationwide Recall of Specific Lots of Healthy Life Chemistry B-50, Multi-Mineral and Vitamin C Products: Due to a Potential Health Risk," July 31, 2013.

79. "Hulk Hogan, on Witness Stand, Tells of Steroid Use in Wrestling," *The New York Times*, July 15, 1994, www.nytimes.com/1994/07/15/nyregion/hulk-hogan-on-witness-stand-tells-of-steroid-use-in-wrestling.html.

80. Office of Dietary Supplements, National Institutes of Health, "Multivitamin/Mineral Supplements: Fact Sheet for Health Professionals," July 8, 2015, https://ods.od.nih.gov/factsheets/MVMS-HealthProfessional/.

81. Vikas Kapil et al., "Physiological Role for Nitrate-reducing Oral Bacteria in Blood Pressure Control," *Free Radical Biology and Medicine* 55 (February 2013): 93–100, www.ncbi.nlm.nih.gov/pmc/articles/PMC3605573/.

82. Allison Aubrey, "The Average American Ate (Literally) a Ton This Year," *The Salt*, NPR, December 31, 2011, www.npr.org/sections/the-salt/2011/12/31/144478009/the-average-american-ate-literally-a-ton-this-year.

83. Cameron Scott, "Is Non-Celiac Gluten Sensitivity a Real Thing?," Healthline, April 16, 2015, www.healthline.com/health-news/is-non-celiac-gluten-sensitivity-a-real-thing-041615.

84. Catherine J. Andersen, "Bioactive Egg Components and Imflammation," *Nutrients* 7(9): 7889–7913,www.ncbi.nlm.nih.gov/pmc/articles/PMC4586567/.

85. I.-J. Wang and J.-I. Wang, "Children with Atopic Dermatitis Show Clinical Improvement After Lactobacillus Exposure," *Clinical and Experimental Allergy* 45, no. 4 (March 19, 2015): 779–87, doi:10.1111/cea.12489.

86. Jean-Philippe Bonjour et al., "Dairy in Adulthood: From Foods to Nutrient Interactions on Bone and Skeletal Muscle Health," *Journal of the American College of Nutrition* 32, no. 4 (August 2013): 251–63, doi:10.1080/0731572

4.2013.816604.

87. Michael F. Holick, "The Vitamin D Deficiency Pandemic: A Forgotten Hormone Important for Health," *Public Health Reviews* 32 (2010): 267–83, www.publichealthreviews.eu/upload/pdf_files/7/15_Vitamin_D.pdf.

88. "Dairy Farms in the US: Market Research Report," IBISWorld.com, February 2016, www.ibisworld.com/industry/default.aspx?indid=49.

89. Robert P. Heaney,"What Is Lactose Intolerance?," January 4, 2013, http://blogs.creighton.edu/heaney/2013/01/04/what-is-lactose-intolerance/.

90. *Scientific Report of the 2015 Dietary Guidelines Committee*, February 2015, http://health.gov/dietaryguidelines/2015-scientific-report/.

91. "History of Vegetarianism—Plutarch(c. AD 46–c. 120)," International Vegetarian Union, www.ivu.org/history/greece_rome/plutarch.html.

92. Howard F. Lyman, *Mad Cowboy* (New York: Touchstone, 2001).

第四部分 饮水 —— 关于水分吸收的一切

93. "Her Debut (1900–1921)," Morton Salt, www.mortonsalt.com/heritage-era/her-first-appearance/.

94. Erika Fry, "There's a National Shortage of Saline Solution. Yeah, We're Talking Salt Water. Huh?," *Fortune*, February 5, 2015. http://fortune.com/2015/02/05/theres-a-national-shortage-of-saline/.

95. Nina Bernstein, "How to Charge $546 for a Bag of Saltwater," *New York Times*, August 24, 2013.

96. Mary Ann Boyd, "Polydipsia in the Chronically Mentally Ill: A Review," *Archives of Psychiatric Nursing* 4, issue 3 (June 1990): 166–75, www.psychiatricnursing.org/article/0883-9417(90)90005-6/abstract.

97. Melissa Gill and MacDara McCauley, "Psychogenic Polydipsia: The Result, or Cause of, Deteriorating Psychotic Symptoms? A Case Report of the Consequences of Water Intoxication," *Case Reports in Psychiatry* 2015 (2015), doi:10.1155/2015/846459.

98. Richard L. Guerrant, Benedito A Carneiro-Filho, and Rebecca A. Dillingham, "Diarrhea, and Oral Rehydration Therapy: Triumph and Indictment," *Clinical Infectious Disease* 37, no. 3 (2003):398–405, doi:10.1086/376619.

99. Anthony Karabanow, MD, "Cholera in Haiti," Crudem Foundation, http://crudem.org/cholera-in-haiti-2/.

100. Joshua Ruxin, "Magic Bullet: The History of Oral Dehydration Therapy," *Medical History* 38 (1994): 363–97.

101. Mark O. Bevensee, ed., *Co-Transport Systems* (San Diego: Academic Press, 2012).

102. David Silbey, *A War of Frontier and Empire: The Philippine-American War, 1899–1902* (New York: Hill & Wang, 2007).

103. Smartwater website, www.drinksmartwater.com.

104. Gwendolyn Bounds, "Move Over, Coke," *Wall Street Journal*, January 30, 2006.

105. International Bottled Water Association to Food and Drug Administration, December 23, 2003, www.fda.gov/ohrms/dockets/dailys/03/dec03/122403/02N-0278-C00271-vol21.pdf.

106. "Bottled Water Industry Statistics," Statistic Brain, April 2015, www.statisticbrain.com/bottled-water-statistics.

107. Theresa Howard, "50 Cent, Glaceau Forge Unique Bond," *USA Today*, December 17, 2007.

108. William Neuman, "Liquid Funds for a Penthouse," *New York Times*, April 23, 2006.

109. Tom Philpott, "Coke: Wait, People Thought Vitaminwater Was Good for You?," *Mother Jones*, January 18, 2013, www.motherjones.com/tom-philpott/2013/01/coca-cola-vitamin-water-obesity.

110. Susanna Kim, "Court Rules Vitaminwater Lawsuit Can Move Forward," ABC News, July 19, 2013.

111. Juan F. Thompson, *Stories I Tell Myself* (New York: Knopf, 2016).

第五部分 连接 —— 关于性的一切

112. "The Genetics of Sex Determination: Rethinking Concepts and Theories." Gendered Innovations, Stanford University, http://genderedinnovations.stanford.edu/case-studies/genetics.html.

113. David J. Goodman, "See Topless Woman? Just Move On, Police Are Told," *New York Times*, May 15, 2015.

114. European College of Neuropsychopharmacology, "Research Shows Testosterone Changes Brain Structures in Female-to-male Transsexuals," August 31, 2015, www.ecnp.eu/~/media/Files/ecnp/AboutECNP/Press/AMS2015/Hahn PR FINAL.pdf?la=en.

115. Agnieszka M. Zelazniewicz and Boguslaw Pawlowski, "Female Breast Size Attractiveness for Men as a Function of Sociosexual Orientation (Restricted vs. Unrestricted)," *Archives of Sexual Behavior* 40, no. 6 (2011): 1129–35,

doi:10.1007/s10508-011-9850-1.

116. Viren Swami and Martin J. Tovée, "Resource Security Impacts Men's Female Breast Size Preferences," *PLoS ONE* 8, no. 3 (2013): e57623, doi:10.1371/journal .pone.0057623.

117. M. Nadeau, et al. "Analysis of Satisfaction and Well-Being Following Breast Reduction Using a Validated Survey Instrument," *Plastic and Reconstructive Surgery*, 2013. "Breast Reduction Surgery Found to Improve Physical, Mental Well-Being"(news release), July 30, 2013, EurekAlert!, www .eurekalert.org/pub_releases/2013-07/wkh-brs073013.php.

118. Alan F. Dixson, *Sexual Selection and the Origins of Human Mating Systems* (Oxford: Oxford University Press, 2009).

119. Ibid.

120. John Heidenry, *What Wild Ecstasy: The Rise and Fall of the Sexual Revolution* (New York: Simon & Schuster, 1997).

121. Robert Proctor and Londa L. Schiebinger, *Agnotology: The Making and Unmaking of Ignorance* (Stanford, CA: Stanford University Press, 2008).

122. Barry S. Verkauf et al., "Clitoral Size in Normal Women," *Obstetrics and Gynecology* 80, no. 1 (July 1992).

123. Bahar Gholipour, "Women's Orgasm Woes: Could 'C-Spot' Be the Culprit?," Live Science, February 20, 2014, www.livescience.com/43528-clitoris-size-orgasm.html.

124. Emmanuele Jannini et al., "Beyond the G-Spot: Clitourethrovaginal Complex Anatomy in Female Orgasm," *Nature Reviews Urology*, no. 11 (August 12, 2014): 531–38, doi:doi:10.1038/nrurol.2014.193.

125. Kenny Thapoung, "The Secret to Better Orgasms: The C-Spot?," *Women's Health*, February 25, 2014, www.womenshealthmag.com/sex-and-love/c-spot.

126. Jannini et al., "Beyond the G-Spot."

127. John Bancroft, *Human Sexuality and Its Problems* (Edinburgh: Churchill Livingstone, 1989).

128. Jennifer R. Berman et al., "Safety and Efficacy of Sildenafil Citrate for the Treatment of Female Sexual Arousal Disorder: A Double-Blind, Placebo Controlled Study," *Journal of Urology* 170, no. 6 (2003): 2333–38, doi:10.1097/01.ju.0000090966.74607.34; "Study Finds Viagra Works for Women," ABC News, April 28, 2016.

129. S. M. Stahl, "Mechanism of Action of Flibanserin, a Multifunctional Serotonin Agonist and Antagonist (MSAA), in Hypoactive Sexual Desire Disor-

der," *CNS Spectrums* 20(1):1-6, www.ncbi.nlm.nih.gov/pubmed/ 25659981.

130. "Addyi Approval History," Drugs.com, www.drugs.com/history/addyi.html.

131. Diana Zuckerman and Judy Norsigian, "The Facts About Addyi, Its Side Effects and Women's Sex Drive," Our Bodies Ourselves, September 8, 2015, www.ourbodiesourselves.org/2015/09/addyi-side-effects-and-womens-sex-drive/.

132. Ibid.

133. Ibid.

134. Gardiner Harris, "Pfizer Gives Up Testing Viagra on Women," *New York Times*, February 28, 2008.

135. Karmen Wai et al., "Fashion Victim: Rhabdomyolysis and Bilateral Peroneal and Tibial Neuropathies as a Result of Squatting in 'Skinny Jeans,' " *Journal of Neurology, Neurosurgery and Psychiatry* 87, no. 7 (2015): 782, doi:10.1136/jnnp-2015-310628.

136. J. H. Scurr and P. Cutting, "Tight Jeans as a Compression Garment After Major Trauma," *BMJ* 288, no.6420 (1984): 828, doi:10.1136/bmj.288.6420.828.

137. David Veale et al., "Psychosexual Outcome After Labiaplasty: A Prospective Case-Comparison Study," *International Urogynecology Journal* 25, no. 6 (2014): 831–39, doi:10.1007/s00192-013-2297-2.

138. Elisabeth Rosenthal, "Ask Your Doctor If This Ad Is Right for You," *New York Times*, February 27, 2016.

139. Lisa Richards, "The Anti-Candida Diet," The Candida Diet, www.thecandidadiet.com/anti-candida-diet/.

140. Centers for Disease Control and Prevention, "Syphilis Statistics," www.cdc.gov/std/syphilis/stats.htm.

141. Centers for Disease Control and Prevention, "Table 1. Sexually Transmitted Diseases—Reported Cases and Rates of Reported Cases per 100,000 Population, United States, 1941–2013,"www.cdc.gov/std/stats13/tables/1.htm.

第六部分　衰竭——关于死亡的一切

142. Cedars-Sinai Heart Institute, "World Health Organization Study: Atrial Fibrillation Is a Growing Global Health Concern," December 17, 2013, www.cedars-sinai.edu/About-Us/News/News-Releases-2013/World-Health-Organization-Study-Atrial-Fibrillation-is-a-Growing-Global-Health-Concern.aspx.

143. Karin S. Coyne et al., "Assessing the Direct Costs of Treating Nonvalvular Atrial Fibrillation in the United States," *Value in Health* 9, no. 5 (2006): 348–56, doi:10.1111/j.1524-4733.2006.00124.x.

144. Cedars-Sinai Heart Institute, "World Health Organization Study: Atrial Fibrillation Is a Growing Global Health Concern."

145. World Health Organization, "The Top 10 Causes of Death," May 2014, www.who.int/mediacentre/factsheets/fs310/en/.

146. Madeleine Stix, "Un-extraordinary Measures: Stats Show CPR Often Falls Flat," CNN, July 10, 2013.

147. Ibid.

148. Susan J. Diem, John D. Lantos, and James A. Tulsky, "Cardiopulmonary Resuscitation on Television—Miracles and Misinformation," *New England Journal of Medicine* 334, no. 24 (1996): 1578–82, doi:10.1056/nejm199606133342406.

149. Sirun Rath, "Is the 'CSI Effect' Influencing Courtrooms?," NPR, February 5, 2011.

150. "[Permanent Intra-hisian Atrioventricular Block Induced During Right Intraventricular Exploration]," *Archives des Maladies du Coeur et des Vaisseaux* 72, no. 1 (January 1979).

151. J. P. Joseph and K. Rajappan, "Radiofrequency Ablation of Cardiac Arrhythmias: Past, Present and Future," *QJM* 105, no. 4 (2011): 303–14, doi:10.1093/qjmed/hcr189.

152. R. Gonzalez et al. "Closed-Chest Electrode-Catheter Technique for His Bundle Ablation in Dogs," *American Journal of Physiology—Heart and Circulatory Physiology* 241, no. 2 (August 1981).

153. Marcelle S. Fisher, "Doctor Serves as an Electrician for the Heart," *New York Times*, June 7, 1998.

154. Michel Haïssaguerre et al., "Spontaneous Initiation of Atrial Fibrillation by Ectopic Beats Originating in the Pulmonary Veins," *New England Journal of Medicine* 339, no. 10 (1998): 659–66, doi:10.1056/nejm199809033391003.

155. Andrea Skelly et al., "Catheter Ablation for Treatment of Atrial Fibrillation," Agency for Healthcare Research and Quality, April 20, 2015.

156. Henry D. Huang et al., "Incidence and Risk Factors for Symptomatic Heart Failure After Catheter Ablation of Atrial Fibrillation and Atrial Flutter," *Europace* 18, no. 4 (2015): 521–30, doi:10.1093/europace/euv215.

157. "Summary," Early Treatment of Atrial Fibrillation for Stroke Prevention Trial, www.easttrial.org/summary.

158. H. S. Abed et al., "Effect of Weight Reduction and Cardiometabolic Risk Factor Management on Symptom Burden and Severity in Patients with Atrial Fibrillation: A Randomized Clinical Trial," *Journal of the American Medical Association* 310, no. 19 (2013): 2050–60,doi:10.1001/jama.2013.280521.

159. Rajeev K. Pathak et al., "Long-Term Effect of Goal-Directed Weight Management in an Atrial Fibrillation Cohort," *Journal of the American College of Cardiology* 65, no. 20 (2015): 2159–69, doi:10.1016/j.jacc.2015.03.002.

160. Rick A. Nishimura et al., "Dual-Chamber Pacing for Hypertrophic Cardiomyopathy: A Randomized, Double-Blind, Crossover Trial," *Journal of the American College of Cardiology* 29, no. 2(1997): 435–41,doi:10.1016/s0735-1097(96)00473-1.

161. Michael Doumas and Stella Douma, "Interventional Management of Resistant Hypertension," *Lancet* 373, no. 9671 (2009): 1228–30, doi:10.1016/s0140-6736(09)60624-3.

162. World Health Organization, *A Global Brief on Hypertension* (2013), http://www.who.int/cardiovascular_diseases/publications/global_brief_hypertension/en/.

163. Centers for Disease Control and Prevention, "High Blood Pressure Facts," www.cdc.gov/bloodpressure/facts.htm.

164. Deepak L. Bhatt et al., "A Controlled Trial of Renal Denervation for Resistant Hypertension," *New England Journal of Medicine* 370 (April 10, 2014): 1393–401, doi:10.3410/f.718329296.793495177.

165. Chris Newmaker, "Medtronic Loses $236 Million After Renal Denervation Failure," QMed, February 18, 2014, www.qmed.com/news/medtronic-loses-236-million-after-renal-denervation-failure.

166. Larry Husten, "WSJ Attack on Sham Surgery Is About Healthy Profits, Not Patients," *Forbes*, February 20, 2014.

167. World Heart Federation, "World Heart Federation Introduces 'DIY Pulse Test' to Help Fight Against Atrial Fibrillation & Stroke" (news release), October 22, 2012, www.world-heart-federation.org/press/releases/detail/article/world-heart-federation-introduces-diy-pulse-test-to-help-fight-against-atrial-fibrillation-s/.

168. Fergus Walsh, "Superbugs to Kill 'More Than Cancer' by 2050," BBC News, December 11, 2014.

169. Fergus Walsh, "Antibiotic Resistance: Cameron Warns of Medical 'Dark Ages,'" BBC News, July 2, 2014.

170. "Hereditary Leiomyomatosis and Renal Cell Cancer," Genetics Home Reference, June 21, 2016, https://ghr.nlm.nih.gov/condition/hereditary-leiomy-omatosis-and-renal-cell-cancer.

171. Ibid.

172. Food and Drug Administration, "What Are Stem Cells? How Are They Regulated?," May 31, 2016, www.fda.gov/AboutFDA/Transparency/Basics/ucm194655.htm.

173. David Cameron, "A New—and Reversible—Cause of Aging," Harvard Medical School, December 19, 2013, https://hms.harvard.edu/news/new-reversible-cause-aging.

174. Ed Yong, "Clearing the Body's Retired Cells Slows Aging and Extends Life," *The Atlantic*, February 13, 2016.

175. The median cost of embalming: National Funeral Directors Association, "Trends in Funeral Service," www.nfda.org/newstrends-in-funeral-service.

176. "I Need a Loan," First Franklin Financial Corporation, www.1ffc.com/loans/#.V4gGoY54O8Y.

177. National Funeral Directors Association, "Trends in Funeral Service."

178. "The Official Vatican Observatory Foundation Mahogany Casket, Sacred Heart II," Walmart, www.walmart.com/ip/The-Official-Vatican-Observatory-Foundation-Mahogany-Casket-Sacred-Heart-II/38042564.

179. Funeral Consumers Alliance, "Embalming: What You Should Know," www.funerals.org/what-you-should-know-about-embalming/.

180. K. Kelvin, P. Lim, and N. Sivasothi, "A Guide to Methods of Preserving Animal Specimens in Liquid Preservatives," 1994, http://preserve.sivasothi.com.

181. "Formaldehyde: Toxicology," Carcinogenic Risk in Occupational Settings (CRIOS), www.crios.be.

182. Joann Loviglio, "Kids Use Embalming Fluid as Drug," ABC News, July 27, 2014, http://abcnews.go.com/US/story?id=92771.

183. "Coffin Plans to Make Your Own Plywood Coffin," Piedmont Pine Coffins, http://piedmontpinecoffins.com/diy-coffin-plans/.

184. "About the USPHS Syphilis Study," Tuskegee University, www.tuskegee.edu/about_us/centers_of_excellence/bioethics_center/about_the_usphs_syphilis_study.aspx.